结核病学继续医学教育培训系列教材

许绍发◎丛书主编

结核病诊断新进展

首都医科大学附属北京胸科医院
北京市结核病胸部肿瘤研究所
组织编写

陈效友◎主编

北京科学技术出版社

图书在版编目(CIP)数据

结核病诊断新进展 / 陈效友主编. — 北京：北京科学技术出版社，2017.1

（结核病学继续医学教育培训系列教材）

ISBN 978-7-5304-8766-2

Ⅰ.①结…　Ⅱ.①陈…　Ⅲ.①结核病－诊断－继续教育－教材　Ⅳ.①R520.4

中国版本图书馆CIP数据核字（2016）第291856号

结核病诊断新进展

主　　编：陈效友
策划编辑：宋玉涛
责任编辑：刘瑞敏
责任校对：贾　荣
责任印制：李　茗
图文制作：樊润琴
出 版 人：曾庆宇
出版发行：北京科学技术出版社
社　　址：北京西直门南大街16号
邮政编码：100035
电话传真：0086-10-66135495（总编室）
0086-10-66113227（发行部）　0086-10-66161952（发行部传真）
电子信箱：bjkj@bjkjpress.com
网　　址：www.bkydw.cn
经　　销：新华书店
印　　刷：三河市国新印装有限公司
开　　本：720mm × 1000mm　1/16
字　　数：320千字
印　　张：23
版　　次：2017年1月第1版
印　　次：2017年1月第1次印刷
ISBN 978-7-5304-8766-2/R·2225

定　价：62.00元

结核病学继续医学教育培训系列教材

丛书编委会

名誉主编 端木宏谨 傅 瑜 马 玙

主　　编 许绍发

副 主 编 张宗德 蔡 超 李 亮

编写秘书 周 爽 黄艳伶

《结核病流行和预防控制》

主 编 刘宇红 李 亮

《结核病诊断新进展》

主 编 陈效友

《结核病治疗新进展》

主 编 唐神结 李 亮

《结核病护理新进展》

主 编 王秀华 聂菲菲

《结核病合并相关疾病》

主 编 初乃惠 高微微

《结核病相关疑难病例》

主 编 高孟秋

编者名单

主　编

陈效友（首都医科大学附属北京胸科医院）

副主编

周新华（首都医科大学附属北京胸科医院）

吕　岩（首都医科大学附属北京胸科医院）

贺　伟（首都医科大学附属北京胸科医院）

编　者（以姓氏笔画为序）

丁卫民（首都医科大学附属北京胸科医院）

马　玙（北京市结核病胸部肿瘤研究所）

王凌航（首都医科大学附属北京地坛医院）

车南颖（首都医科大学附属北京胸科医院）

卢水华（上海市公共卫生临床中心）

吕　岩（首都医科大学附属北京胸科医院）

刘一典（同济大学附属上海肺科医院）

闫世明（长春市传染病医院）

孙　力（长春市传染病医院）

李　月（北京京煤集团总医院）

李　涛（上海市公共卫生临床中心）

李　琦（首都医科大学附属北京胸科医院）

杨江华（皖南医学院弋矶山医院）

杨新婷（首都医科大学附属北京胸科医院）

沙　巍（同济大学附属上海肺科医院）

张宗德（北京市结核病胸部肿瘤研究所）

张海青（首都医科大学附属北京胸科医院）

陈　曦（北京市结核病胸部肿瘤研究所）

陈东进（北京京煤集团总医院）

陈效友（首都医科大学附属北京胸科医院）

陈雪林（北京老年医院）

范　琳（同济大学附属上海肺科医院）

周新华（首都医科大学附属北京胸科医院）

郑晓静（北京市结核病胸部肿瘤研究所）

贺　伟（首都医科大学附属北京胸科医院）

秦世炳（首都医科大学附属北京胸科医院）

高微微（首都医科大学附属北京胸科医院）

唐神结（首都医科大学附属北京胸科医院）

黄海荣（首都医科大学附属北京胸科医院）

梁建琴（中国人民解放军第三〇九医院）

韩利军（长春市传染病医院）

序

人类与结核病的斗争经历了漫长的岁月，结核病至今仍是危害人体健康的主要传染病之一。人体以肺为主的多个组织器官都会感染结核分枝杆菌，结核病的临床诊断费时耗力，现代短程化疗也需历时 6 个月以上，还有复发和耐药之虞。在我国，结核病死亡率居各种传染病之首。

有效控制结核病是我们肩负的重任，面对摆在面前的诸多难题，我们首要的任务是学习、掌握相关的知识和技术，应对结核病危害的挑战。医学知识浩如烟海，在互联网上可以搜索到的结核病相关结果约 2430 万个。“结核病学继续医学教育培训系列教材”为我们解答了结核病相关难题，帮助我们提高结核病临床诊断的能力，从而使结核病患者获得更快、更好的治疗效果。

“结核病学继续医学教育培训系列教材”由首都医科大学附属北京胸科医院组织编写，总主编为首都医科大学附属北京胸科医院院长、北京市结核病胸部肿瘤研究所所长许绍发教授。该丛书的编写和出版将为解决结核病临床诊治面临的难题提供正确的思路和科学的方法。

“结核病学继续医学教育培训系列教材”共分为六册：《结核病流行和预防控制》《结核病诊断新进展》《结核病治疗新进展》《结核病护理新进展》《结核病合并相关疾病》《结核病相关疑难病例》。全套书涵盖内容全面，共 100 余万字。

首都医科大学附属北京胸科医院精心组织100余位来自全国各地各单位的专家，汇集了国内结核病及相关学科的高精尖人才，其中有白发苍苍的老专家，也有风华正茂的学科领军人物，更不乏年轻有为的后起之秀，他们来自结核病及相关学科的知名单位，大多是本学科的骨干，在临床、科研、防治领域辛勤耕耘，具有丰富的经验，取得了明显的成绩，获得了多项成果。专家们积极参与编写，使该丛书得以博采众长。该丛书体现了结核病的多学科特点，结核分枝杆菌多侵入肺部，但人体各组织器官皆可由此发病，不断发展的医学逐步将分子生物学、介入技术和磁共振等现代高科技手段引入结核病的诊断、治疗和预防。该丛书着眼于“三个结合”——理论与实际相结合、普及与提高相结合、临床与科研及防治相结合，对相关新技术在结核病领域的应用做了重点论述，对传统学科和新学科在结核病领域的应用做了全面介绍，并将多种相关疾病以及患者护理、感染控制、健康教育等融为一体。

期盼该丛书成为广大医务人员，尤其是从事结核病医疗、教学、科研和防治工作者的良师益友。让我们展望未来，共同实现控制结核病的远大目标。

端木宏谨

2016年11月

前 言

结核病是一种呼吸道传染病，其发病规律和流行特点决定在相当长的时期内其危害持续存在。结核病是一个重大的全球性公共卫生问题，全球结核病疫情依然严峻，耐多药结核病的危害日益凸显，结核病的控制任重而道远。

结核病的诊断与鉴别诊断是治疗结核病的前提，是控制结核病疫情的重要环节。本书系对肺结核、肺外结核、结核病合并相关疾病（艾滋病合并结核病、糖尿病合并结核病等）以及非结核分枝杆菌病等的诊断技术、诊断方法及其相关新进展的全面和系统介绍，其中包括细菌学、影像学、血清学、分子生物学及内镜诊断等技术，重点突出结核病常用诊断技术及新技术的应用。结核病的诊断以临床表现为基础，结合影像学、细菌学、分子生物学等传统技术及新技术的应用，综合诊断要点及诊断标准在本书下篇的各个章节逐一详细叙述。

全书分上下篇，共20章30余万字。本书的编者云集了国内诸多从事结核病诊疗的知名专家，耄耋之年的马玙教授亲自执笔撰写了结核病血清学诊断章节。所有编写专家不仅具有丰富的临床诊疗或基础研究经验，还对国内外的文献和相关指南资料进行了大量收集和引用，力求做到内容新颖、可靠和可读性强。

本书是“结核病学继续医学教育培训系列教材”之诊断部分，适用于高等医学院校本科及研究生教学或作为从事结核病临床的医学工作者及从事基础研究的科研工作者的参考书籍。

本书在编著过程中，受到人力和水平的限制，虽竭尽心力却犹恐不及，公诸同道衹予指正。

编　者

2016年12月

目 录

上篇 结核病诊断技术及新进展

第一章 结核病细菌学诊断

第二章 结核病影像学诊断

第三章 结核病血清学诊断

上　篇

结核病诊断技术及新进展

第一章
结核病细菌学诊断

传统的结核病实验室诊断技术基本上都是基于细菌学的检查方法，这些方法虽然已经有了几十年，甚至上百年的历史，但目前仍然作为结核病实验室诊断的主要检查手段，并且分枝杆菌培养技术目前仍然被看作结核病诊断的金标准。究其原因，是由于传统技术可靠、直观、实用性强，而且价格便宜。

第一节　涂片显微镜检查

结核病是以呼吸道疾病为最常见类型的传染性疾病，肺结核患者痰涂片经抗酸染色后显微镜检查可能会发现抗酸杆菌。抗酸染色显微镜检查虽然已有100多年历史，但由于其简便快速、经济实用，所以目前仍然是结核病筛查的最重要手段。鉴于涂片阳性的患者被认定为重要的传染源，因此，涂片检查对疾病控制具有重要的价值。众所周知，涂片显微镜检查的一个重要缺陷是灵敏度低，近年来，在显微镜设计和染色技术两方面都取得了一些技术进步，使此项技术的灵敏度得到了一定程度的提高。

一、分类

涂片显微镜检查按照涂片的制备方法不同分为直接涂片法和浓缩涂片法，常用的浓缩涂片法包括离心法和浮游法；依照染色方法和所使用的显微镜的差别，分为齐-内（Ziehl-Neelsen，ZN）染色-光学显微镜法和荧光染色-荧光显微镜法。

直接涂片时，痰标本无须处理，用竹签等物挑取脓样痰液 0.05 ~ 0.1ml于载玻片正面右侧2/3处，均匀涂抹成2cm × 2.5cm的卵圆形痰膜。待自然干燥后，通过火焰2 ~ 3次固定后染色镜检。此方法简单、实用，适用于标本量较大的实验室。浓缩法在制备涂片之前，需要首先将痰样本进行液化和稀释处理，把黏蛋白包裹的菌体释放出来，之后再通过离心力沉淀或是借助分枝杆菌胞壁疏水性强的特性使其浮游于水表面的特点，达到富集细菌的目的。充分的液化和稀释是浓缩法涂片的关键，否则不仅不能提高阳性检出率，反而由于操作步骤中细菌的丢失降低阳性检出率。

齐-内染色过程包括涂片、干燥、固定，之后由碱性复红初染、酸性酒精脱色、亚甲蓝复染等步骤。在涂片制备完成后，应用普通的光学显微镜检测涂片。结核分枝杆菌（MTB）在油镜下的形态为细长或略带弯曲的杆菌，有的呈分枝状，单个存在或聚集成团。菌体被复红染成红色，其他细菌及背景物质呈蓝色。通常认为，若齐-内染色后显微镜检查阳性，标本中的分枝杆菌的量至少在10000条/ml以上。即便是运行良好的实验室，对痰菌阳性标本的检出率也只能达到40% ~ 50%。荧光染色过程类似于齐-内染色，不同的是初染的染色剂应用金胺O和苯酚（石炭酸），最后用高锰酸钾复染。涂片制备完成后，需用荧光显微镜进行检查。在荧光显微镜下，抗酸菌发出黄绿色杆状荧光。通常认为，若荧光染色后显微镜检查阳性，标本中的分枝杆菌量至少在5000条/ml以上。

大量的研究报道显示，荧光显微镜检查较光学显微镜检查的阳性检出率高出10%以上。虽然荧光染色法的灵敏度要优于齐-内染色法，并且绿色荧光更易于观察，但荧光显微镜价格相对昂贵，限制了此技术的普及。发光二极管荧光显微镜（light emitting diodes， LED）是近年来新兴的新型显微镜，其将传统荧光显微镜使用的价格昂贵、维护费用高、对使用环境要求高的汞灯光源替换为价格便宜、便于维护、对使用环境要求低的LED光源，大大降低了显微镜的价格，而其使用性能则与传统荧光显微镜接近。来自不同国家的报道都认同，在涂片检查中，LED显微镜较齐-内染色-普通光学显微镜检查灵敏度高，具有与荧光显微镜媲美的高灵敏度和相似的特异性，并且LED显微镜检测不需要暗室，技术人员阅读涂片所需时间少，不易造成视觉疲劳。诸多优势决定了未来LED显微镜在涂片检查中将逐步取代光学显微镜和传统荧光显微镜。

二、临床评价

涂片染色镜检法灵敏度较差，并且灵敏度易受标本质量、检查者技术水平和责任心的影响。一般认为40%～50%的活动性肺结核患者可涂片阳性，空洞性肺结核涂片检查阳性率是无空洞性肺结核患者的2倍。与培养相比，不同实验室报道的涂片灵敏度为35%～80%，但对于结核病/艾滋病（TB/HIV）共感染者和儿童，涂片检查的阳性率很低。

抗酸染色性是分枝杆菌的重要特征，是指细菌在经苯胺染料染色后，耐受酸或（和）醇脱色的着色性，它依赖于细胞壁的分枝菌酸和细胞壁结构。实际上抗酸染色性不只是分枝杆菌属的特征，棒状杆菌属、诺卡菌属、玫瑰红球菌属和一些细菌孢子都存在程度不同的抗酸染色性，它们的抗酸染色性也与各自细胞壁中所含的脂质有关。正是如此，在被检样本中发现具有抗酸染色特性的杆状细菌时只能报告为抗酸杆菌阳性，需要与受检者的临床症状和体征结合，才能保证临床诊断的可靠性。大多数发表的文献都支持涂片染色镜检的高特异性，如Gordin（1990）认为特异性可超过99%，阳性预期值为91.5%～98%。实际上，这样的数据都是在对研究对象经过临床症状初筛基础上获得的，也和当地非结核分枝杆菌（NTM）感染和HIV流行程度有关。NTM种类很多，并且都具备抗酸染色的特点，单纯的涂片显微镜检查无法区分结核分枝杆菌和NTM。HIV感染者不仅是结核病的高发人群，同时也是NTM的易感染者。因此，对于NTM感染和HIV流行程度较高的地区，应该时刻关注结核病与NTM感染的鉴别诊断问题。

第二节　结核分枝杆菌的培养

尽管现代分子生物学技术在结核病研究中发挥着越来越重要的作用，但是结核杆菌的培养在结核病的诊断、流行病学调查、菌种鉴定、基因分型、药物敏感性试验、结核病药物的研究等方面依然有着不可替代的作用，而且至今仍然作为结核病诊断的金标准。培养技术在标本中菌量达到10～100条/ml即可培养阳性，较涂片显微镜检查的灵敏度要高，因此，开展培养技术有利于及时发现传染源。一般大、中量排菌的患者均能引起患者及其周围人的注意；而排菌量小、涂片检查阴性的患者则不然，此种情况下分枝杆菌培养有利于发现更多传染源，对疫情控制有重要价值。分枝杆菌培养可用于各类标本，包括痰液、胸腔积液、腹腔积液、脑脊液、尿液和脓液等。然而培养技术报告结果时间通常需要2～8周，这一特点降低了其用于诊断的价值。另外，培养技术的操作相对复杂，并且需要相应的生物安全防护设施，也限制了其在基层实验室的普及。

一、分类

培养法是以结核分枝杆菌体外生长为基础的。结核分枝杆菌生长的最重要特点是生长缓慢，其在液体培养基倍增的时间为15～20小时，并显示出生长速度因株而异的异质性特征。临床标本原代培养的时间受标本中菌量多寡、患者用药情况等因素影响。培养技术按照所使用的培养基的不同可分为固体培养和液体培养，按照标本的处理方式不同又分为简单法和离心法。

分枝杆菌培养最常使用的固体培养基是以鸡卵为支撑剂的罗氏培养基，而最常用的液体培养基Middlbrook 7H9则常与自动培养系统结合应用。

（一）罗氏培养

由于罗氏培养基制备简单，价格便宜，并且能够用于分枝杆菌初次分离培养、传代培养、菌落观察、保存菌种、药物敏感性测定及初步菌种鉴定等，因此，是目前使用最为广泛的一种培养基。罗氏培养基接种后4天和7天需观察是否有快速生长分枝杆菌的生长。生长者在抗酸染色证实后以次代培养证实为快速生长分枝杆菌。此期间未见生长的斜面继续培养，每周观察结果直至菌落出现。除了快速生长分枝杆菌外，常见的致病性分枝杆菌培养阳性的标本在2～5周可以获得阳性结果，但报告培养阴性需要在8周以后。结核分枝杆菌复合群在罗氏培养基上培养后，呈现乳白色或米黄色颗粒，表面粗糙、边缘不整齐、较为干燥坚硬、形似菜花状。报告阳性培养结果前需做镜检证实为抗酸染色阳性后，方可报告抗酸杆菌培养阳性。

根据多项研究的综合报道，推测罗氏培养对排菌的结核分枝杆菌感染患者的灵敏度可能在85%左右。由于在标本的收集、运输和保存过程中，在标本的去污染和离心过程中，很多步骤会导致细菌的丢失和活力降低甚至死亡，因此，涂阴培阳的情况时有发生。另外，由于细菌在体内长期生存面临着复杂的生存环境，包括免疫压力和药物压力，使细菌对生存环境有较高的要求，也是导致培养失败的一个重要原因。罗氏培养虽然就灵敏度而言还属于一项很好的技术，但由于操作较为复杂、对生物安全设施有较高的要求、报告结果的时间较长等因素，大大降低了此项技术的灵敏度优势。

（二）液体培养

液体培养目前已经与现代先进的仪器设备、技术进行了结合，较固体培养灵敏度高而所需时间短，但所需设备昂贵、耗材成本较高、操作相对复杂、较易发生污染等不利因素限制了其在不发达国家和地区的使用。大量研究已经证实，液体培养的阳性率高于固体培养的阳性率10%以上，而且阳性结果多在1～3周内报告，报告阴性结果则在培养满6周后，总体较固体培养缩短了2～3周的时间。鉴于液体培养较罗氏培养更易于发生污染，因此，当液体培养系统报告培养阳性时，需要进行涂片显微镜检查以证实有抗酸杆菌存在，同时要接种血培养平板，判断杂菌污染的存在。

目前我国最为常用的液体培养系统有以下2种。

1.MGIT 960系统　20世纪70年代末，美国Becton Diskinson（BD）公司研制的培养系统BACTEC 460TM TB是全球第一台专业的全自动分枝杆菌培养鉴定仪，依靠监测培养基中细菌代谢产生CO_2的量了解细菌生长情况。由于存在废弃物放射性环境污染等缺陷，BD公司又推出无放射性污染的BACTEC 9000MB及BACTEC MGIT 960全自动快速分枝杆菌培养鉴定药敏系统，真正实现了分枝杆菌的快速、安全、无放射性检测。BACTEC MGIT 960系统以Middle brook 7H9为基础，添加配方优良的BBL PANTA TM抗菌剂和OADC营养剂。由于采用一种荧光物质作为分枝杆菌生长指示剂，因此，也称为分枝杆菌生长指示试管法（mycobacteria growth indicator tube，MGIT），是目前使用最为广泛的分枝杆菌培养、鉴定、药敏系统。对多个报道的系统性分析显示，结核分枝杆菌平均报告阳性结果时间为14.4天，最快10天。鉴于MGIT 960系统需要昂贵的设备，不利于此项技术的普及，BD公司近年来又研制出了BACTECTM MicroMGITTM荧光判读器，该仪器能利用荧光增强检测技术直接测定培养管内分枝杆菌生长消耗氧气所致的荧光强度的变化，快速判断是否有分枝杆菌生长，所需设备的价格低廉，但需要每天进行人工判读。

2.BacT/Alert3D全自动快速结核分枝杆菌培养检测系统　该系统由法国生物梅里埃公司生产。其原理是当检测标本经前处理接种于专用的7H9 培养管后，如有分枝杆菌生长时，分枝杆菌生长过程中代谢产生CO_2，导致pH改变，传感器颜色从绿色变为黄色，仪器每10 分钟自动连续地检测、报告结果。BacT/Alert 3D在试验操作、诊断效能、使用范围方面与MGIT960接近。

世界卫生组织（WHO）在全球范围内推荐使用液体培养，在发达国家和地区，液体培养已基本普及。液体培养虽然较固体培养报告结果的时间缩短，但仍不能满足临床需要在患者就诊期间及时获得实验室结果的要求，并且技术操作复杂、价格较昂贵、易于发生污染等特点导致液体培养还不能在经济欠发达地区广泛使用。

（三）简单法和离心法

去污染处理结束后可直接将处理过的标本接种于酸性罗氏培养基，也可在采用大量的中性磷酸盐缓冲液中和碱处理标本后，再经过离心的方法收集沉渣接种至缓冲能力弱的中性罗氏培养基、琼脂培养基和液体培养基。前者被称为简单法，后者被称为离心法。离心法理论上能够富集分枝杆菌，提高阳性率，但已有数据提示，当离心力未达到3000g的相对离心力和离心时间不充分时，反而影响了培养的阳性率，这是因为增加了离心步骤也增加了分枝杆菌丢失和死亡的可能。

二、临床评价

分枝杆菌培养技术与涂片显微镜检查相比更为敏感，而且特异性也很高，同时又能检测各种类型的标本，因此，对于结核病的诊断是一项关键技术。由于培养技术又常常为后续的药物敏感性试验、菌种鉴定、一些分子生物学诊断、各种科学研究提供研究对象，因此，又进一步扩大了培养技术的应用范围。另外，培养阳性意味着患者标本中的分枝杆菌是活菌，这一点对于疗效判定有重要价值，但报告结果的延迟又削弱了其疗效评估的价值。

培养不能很好地区分结核分枝杆菌复合群和NTM。虽然有一些NTM菌种由于生长速度快、菌落呈特殊形态和颜色，易于被发现，但大多数菌种无法通过细菌的生长状态被区分，在考虑有可能是NTM感染时应该进行菌种鉴定。不同培养基对菌种也有一定的选择性，如罗氏培养基主要用于结核分枝杆菌复合群的培养，相比起来，液体培养基Middlbrook 7H9适宜的菌种更加宽泛，因此，更容易培养出NTM。当临床考虑患者有可能为NTM感染时，至少应进行液体培养检查。

虽然培养的灵敏度要远高于涂片显微镜检查，但在实际工作中，涂片检查阳性而培养阴性的情况并不少见。引起上述结果的原因可能涉及多个方面。首先，标本的收集、运输和保存不当会影响培养阳性率。有研究发现，室温存放的标本随着时间的延长，标本的培养阳性率明显降低，表明标本中的分枝杆菌经长时间存放会失去活力，因此，建议及时处理标本，在无法及时处理时标本要冷藏，并且冷藏时间最好也不超过1周。另外，临床痰标本中结核分枝杆菌常包裹在坏死组织或是支气管分泌物中，在分离培养前需要对痰样本进行预处理，水解糖蛋白，稀释痰液便于游离出包裹的结核分枝杆菌。由于分枝杆菌细胞壁富含脂质，因此，其能够抵抗较强酸或碱的杀灭作用，细菌的这一特点被用于去污染的过程，目的是杀死普通的细菌和真菌，但保留分枝杆菌的活力。目前最常用的去污染的方法是*N*-乙酰半胱氨酸和氢氧化钠法，目的是杀灭标本中的杂菌，虽然这种处理方法对分枝杆菌也有杀伤作用，但一般不会杀死标本中所有的分枝杆菌。然而分枝杆菌对酸碱的耐受性不是绝对的，能够成功处理杂菌的酸碱处理也往往会造成一定比例的分枝杆菌死亡，因此，应严格掌握使用的酸碱浓度和处理时间，处理结束后立即接种或立即进行中和等处理，以此减少前处理对样本内分枝杆菌的损伤作用，这对提高培养的成功率至关重要。在样本较多的情况下应分段进行处理，留足处理后接种的时间。即使如此，前处理尚不足以抑制全部污染，一般在罗氏培养基中添加孔雀绿，在7H9培养基中添加抑菌剂都是为了降低培养发生污染的可能，保证分离培养成功。培养操作中去污染效率和对分枝杆菌的损伤是一个难以两全的过程，一般以临床实验室的分离培养污染率作为调整前处理的依据。污染率高于5%，提示前处理强度不足，若污染率低于2%则提示前处理过强。

第三节　药物敏感性试验

结核病耐药疫情的不断加剧导致临床对药物敏感性试验的需要不断增加。目前药物敏感性试验方法多采用表型药物敏感性试验，即通过将细菌直接与一定浓度的药物接触，观察细菌是否能够生长，由此判定药物敏感性。药物敏感性试验（drug susceptibility test， DST）依照标本类型可以分为直接法和间接法。直接法是指将临床标本进行前处理后，根据涂片镜检的菌量进行稀释，再直接接种到对照和含药培养基上的药物敏感性试验方法，适用于经显微镜验证含菌量较多的标本。而间接法则是首先对临床标本进行分离培养，待得到肉眼可见的细菌纯培养物后再进行药物敏感性试验。直接法的优点是分离培养和药物敏感性试验同时进行，可以比间接法提前3～4周报告结果，缺点是接种量不易量化、难以控制污染。与之相反，间接法报告结果较慢，但基于纯培养物的操作相对容易控制菌量、结果比较准确、污染率较低，因此，在实际操作中以间接法更为常用。

一、分类

药物敏感性试验依照所使用培养基的不同也可以分为固体培养基药物敏感性试验和液体培养基药物敏感性试验。

（一）固体培养基药物敏感性试验

应用罗氏培养基开展的药物敏感性试验在我国使用广泛，是依据细菌在含有特定浓度药物培养基上的生长状态，与不含药的培养基上细菌的生长状态进行对比，判定细菌对药物的敏感状态。理论上讲通过设定适当的药物浓度，所有抗结核药物均可以应用固体培养基开展药物敏感性试验，然而吡嗪酰胺除外。吡嗪酰胺仅在pH为5.5左右的酸性条件下才能转化为具有杀菌作用的吡嗪酸，而结核分枝杆菌在酸性条件下生长很差，甚至不生长，从而导致吡嗪酰胺的药物敏感性试验一直是实验室中的一个难题。虽然曾经有过应用酸性罗氏培养基法进行吡嗪酰胺药物敏感性试验的尝试，但由于罗氏培养基中所含蛋白质对药物有吸附作用，且在酸性条件下结核分枝杆菌生长缓慢甚至不生长，从而使酸罗氏法耗时长且结果不够稳定，可靠性差。

以固体培养基为基础的药物敏感性试验常用的有绝对浓度法和比例法，这两种方法在国际上均被广泛采用，对二者的选择往往与习惯有关，孰优孰劣并无定论。一些临床株的比较研究显示，应用绝对浓度法或比例法的结果存在较小比例的差异，但对存在差异菌株的最小抑菌浓度（MIC）检测显示这些菌株的MIC值一般接近液体药物敏感性试验的阈值。我国进行的耐药菌流行病学监测中考虑到资料的国际可比性，多采用比例法进行。

1.绝对浓度法（absolutely concentration method）　绝对浓度法由Meissner（1963）提出，采用一个或数个临界药物浓度作为敏感或耐药的临界浓度。我国采用罗氏培养基上的两浓度的绝对浓度法。

要求接种细菌处于生长旺盛的状态，一般需要将培养2～3周的次代培养物研磨成均匀菌悬液后每管接种103cfu，35～37℃培养2周，在无药对照管满斜面生长的情况下，在含药斜面上生长超过20个菌落时，即可认定被检菌的临床耐药性。在绝对浓度法中临界耐药菌比例是以103cfu 菌群中出现20个耐药菌落的比例来确定的，大体是一个1%比例法的简化。

2.比例法（proportion method）　比例法由Canetti（1963）提出，采用临界药物浓度和临界耐药菌比例两个方面来限定有临床意义的耐药性。比例法需要接种两个菌量相差100倍的菌悬液来确定耐药菌在整个菌群中的实际比例。比例法的临界耐药菌比例几经变化，目前大体确定在1%水平上，即如果在所限定的临界药物浓度培养基上能够生长菌落数超过了整个菌群的1%比例时，可能意味着在未来数月内由于药物选择效应，此1%比例的耐药菌将成为宿主体内优势菌群。

（二）液体培养基药物敏感性试验

鉴于液体培养基营养丰富，因此，应用液体培养基进行药物敏感性试验相对于固体培养基需要的时间短。如果与液体培养联合使用，液体培养基药物敏感性试验可将固体培养基法从获得标本到报告药敏结果通常所需的2～3个月缩短至3～5周，因此，对于临床及时制定个体化治疗方案有积极意义。液体培养基药物敏感性试验同液体培养一样，一般需要特定的设备，用于分枝杆菌液体培养的设备同样也可用于液体培养基药物敏感性试验。液体培养基药物敏感性试验有与固体培养基药物敏感性试验相似的菌悬液制备过程，所不同的是制备好的菌液接种到含不同药物的液体培养管中，之后由专用设备检测培养管中细菌的生长状态，以含药培养管中菌量超过对照不含药培养管中菌量的1%时定义为耐药。目前商业化的液体培养基药物敏感性试验技术包括的药物种类很多，包括目前唯一被WHO认可的吡嗪酰胺药物敏感性试验方法也是液体培养基药物敏感性试验方法。液体药敏技术在很多发达国家已经成为结核分枝杆菌药物敏感性试验的主要方法，在我国，由于液体培养基药物敏感性试验价格昂贵，因此，没有固体培养基药物敏感性试验普及程度高。

（三）板式药物敏感性试验

板式药物敏感性试验是以自动化设备为基础的液体培养基药物敏感性试验的一个变通方法，由于不需要特殊设备、试剂耗材价格便宜，但又具有液体培养基药物敏感性试验需要时间短的优势，因此，具有很强的实用性。板式药物敏感性试验技术目前已经有商业化的产品，在培养板上不同孔内包被不同的待检测药物，用户使用时仅需添加一定体积的液体培养基，之后将其与制备好的菌悬液接种至孔中，然后将培养板放至培养箱中孵育培养，1～2周内通过肉眼观察不同孔中细菌生长的浊度变化即可判断细菌是否耐药。已有的报道显示板式药物敏感性试验技术与固体培养基药物敏感性试验和液体培养基药物敏感性试验有很好的一致性，表明这项技术在耐药诊断方面具有应用价值。

二、临床评价

影响药物敏感性试验准确性的因素有很多，技术本身的限制、操作人员的技术水平、药品和培养基的质量、标本中细菌的特性等，都会对药物敏感性试验的结果造成影响。药物敏感性试验精确度也因药物而异，抗结核药物中以利福平和异烟肼最高，链霉素和乙胺丁醇次之，而一些临界浓度与MIC接近，或是临床疗效不显著的药物（如二线抗结核药物）的药物敏感性试验结果需要慎重解读。临床观察到的涉及药物敏感性试验结果可靠性的问题越来越多。例如，不同药物敏感性试验方法不一致的问题、同一患者不同标本药物敏感性试验结果不一致的问题、不同操作者药物敏感性试验结果不一致的问题等越来越多，表明药物敏感性试验技术仍然存在很多问题。如何合理地、科学地判读实验室的药物敏感性试验结果，从而制定更合理的化疗方案，需要临床医生根据实际情况进行综合的判断。

（黄海荣）

参考文献

1. 马玙,朱莉贞,潘毓萱.肺结核病学. 北京:人民卫生出版社,2006.
2. Kim SJ. Drug-susceptibility testing in tuberculosis: methods and reliability of the results. European Respiratory Journal, 2005, 25:564-569.
3. Kunkel A, Abel Zur Wiesch P, Nathavitharana RR,et al.Smear positivity in paediatric and adult tuberculosis: systematic review and meta-analysis. BMC Infect Dis,2016,16(1):282.
4. Mathew P, Kuo YH, Vazirani B,et al. Are three sputum acid-fast bacillus smears necessary for discontinuing tuberculosis isolation? J Clin Microbiol,2002,40:3482-3484.
5. Rüsch-Gerdes S,Pfyffer G,Casal M,et al. Multicenter laboratory validation of the BACTEC MGIT 960

technique for testing susceptibilities of Mycobacterium tuberculosis to classical second-line drugs and newer antimicrobials. J Clin Microbiol,2006,44(3):688-692.

6. King L,Ahuja S.TB and HIV coinfection:Current trends,diagnosis and treatment update. The PPN Notebook,2006,11(2):17-24.
7. Cain K, McCarthy K,Heilig C,et al. An Algorithm for Tuberculosis Screening and Diagnosis in People with HIV. N Engl J Med,2010, 362(8):707-716.
8. Monkongdee P,McCarthy KD,Cain KP,et al. Yield of acid-fast smear and mycobacterial culture for tuberculosis diagnosis in people with human immunodeficiency virus. Am J Respir Crit Care Med,2009,180:903-908.
9. Paramasivan CN, Narayana AS, Prabhakar R, et al.Effect of storage of sputum specimens at room temperature on smear and culture results. Tubercle,1983,64(2):119-124.
10. Kim SJ. Drug-susceptibility testing in tuberculosis: methods and reliability of results. European Respiratory Journal, 2005, 25:564-569.
11. Viveiros M, Portugal I,Bettencourt R,et al.Isoniazied-induced transient high-level resistance in mycobacterium tuberculosis.Antimicrob Agents Chemother,2002,46(9):2804-2810.
12. Zhang Y, Yew WW. Mechanisms of drug resistance in Mycobacterium tuberculosis.Int J Tuberc Lung Dis, 2009,13(11):1320-1330.
13. Small P M, Shafer R W, Hopewell P C,et al. Exogenous reinfection with multidrug-resistant Mycobacterium tuberculosis in patients with advanced HIV infection. N Engl J Med,1993,328:1137-1144.
14. Van Rie A, Warren R, Richardson M, et al. Exogenous reinfection as a cause of recurrent tuberculosis after curative treatment. N Engl J Med,1999, 341: 1174-1179.
15. Warren R, Victor T, Streicher E,et al. Patients with Active Tuberculosis often Have Different Strains in the Same Sputum Specimen. Am J Respir Crit Care Med,2004,169: 610-614.
16. Heifets L. Qualititive and quantitative drug-susceptibility tests in mycobacteriology. Am Rev Resipr Dis, 1988,137:1217-1222.
17. Griffith M,Bodily H. Stability of Antimycobacterial Drugs in Susceptibility Testing. Antimicrob Agents Chemother, 1992,36(11): 2398-2402.
18. Yu X, Jiang G, Li H, et al. Rifampicin stability in 7H9 broth and Lowenstein-Jensen medium.J Clin Microbiol,2011,49(3):784-798.
19. Gu Y,Yu X,Jiang G,et al. Pyrazinamide resistance among multidrug-resistant tuberculosis clinical isolates in a national referral center of China and its correlations with pncA, rpsA and panD gene mutations. Diagn Microbiol Infect Dis,2016,84:207-211.
20. Yu X, Ma Y, Jiang G,et al. Evaluation of the Sensititre MYCOTB Plate for Susceptibility Testing of the Mycobacterium tuberculosis Complex Isolates.IJTL,2016,20(3):329-334.

第二章
结核病影像学诊断

第一节　结核病的X线诊断

结核病系结核分枝杆菌引起的慢性传染性疾病，约90%侵犯肺部而表现为肺结核，仅约10%累及其他系统与脏器，统称为肺外结核，其中以累及骨与关节者相对多见。

一、肺结核的X线诊断

虽然痰结核菌阳性是诊断肺结核的金标准，但其菌阳比例一般仅为50%左右，而菌阴肺结核的诊断必须依赖影像学的检查、分析及与临床表现的综合诊断。由于肺部含有大量气体，具有良好的自然对比，传统的胸部X线片不仅能够清楚地发现肺部结核病变，而且对部分典型的肺结核病变亦能做出准确的诊断。因此，影像学诊断在肺结核的诊断中仍然具有重要价值。

（一）肺结核X线检查方法

胸部X线摄影是当前最常用的影像学检查方法。随着技术的发展，胸部X

线摄影已经从普通X线摄影发展到管电压大于或等于120kV的胸部高电压X线摄影。后者的特点是X线波长较短，穿透力增强，组织吸收X线量减少，使不同组织的密度差减小，可以避免影像遮盖效应，增加影像信息量，因而提高了影像识别能力，较普通胸部X线摄影能够更清楚地显示纵隔旁、肋膈窦及心影后的病变，同时也有利于显示病变的内部结构，如病灶内的钙化和空洞等。

目前胸部直接数字X线摄影（direct digital radiography，DDR），即DR（digital radiography）已经广泛运用，所获得胸片影像信息量大，层次丰富，图像清晰、细腻。同时还具备后处理功能，可以对感兴趣区的影像信息加以处理，如病灶放大和对比观察等，有利于肺结核病变的显示与细节的分析。

（二）肺结核影像学诊断要点

在结核病变的发展过程中，由于人体的抵抗力和免疫状态不同，所感染的结核分枝杆菌毒力不同，其病变过程、临床特点及影像学表现形式亦不相同。根据中华医学会结核病学分会的肺结核分类指南，将肺结核分为原发性肺结核、血行播散性肺结核、继发性肺结核和结核性胸膜炎四种类型，现分述如下。

1.原发性肺结核　为机体初次感染结核分枝杆菌所致，主要见于儿童和青少年，成人较少见。结核分枝杆菌侵入细支气管和肺泡内可引起炎性浸润，即原发病灶，且以肺上叶后段多见，其次多发于下叶背段，直径多在0.5～2.0cm。而将发生于锁骨下区者又称为“Ghon”病灶。原发病灶经淋巴管向肺门部淋巴结蔓延，产生淋巴管炎和肺门淋巴结炎，进一步可形成肺门和纵隔淋巴结的结核病变。

（1）原发综合征。①原发病灶：上叶尖段、后段或下叶背段的斑片状、片状或结节状阴影，边缘模糊或相对清楚；②淋巴管炎：自肺内病变引向肺门的索条状阴影；③肺门或纵隔的肿大淋巴结：表现为肺门增大或纵隔局限性增宽，边缘清楚或模糊。若同时具有原发病灶、淋巴管炎和肺门淋巴结肿大，则称为原发综合征的“双极像”或“哑铃像”。

（2）肺门和纵隔淋巴结结核。肺内原发病灶已经吸收，仅肺门和纵隔淋巴结结核继续进展，或者原发结核病变直接感染淋巴结而形成，在胸片上主要表现为肺门或纵隔淋巴结的肿大，呈圆形或椭圆形边缘清楚的结节状影凸向肺野，即“肿瘤型”。当同时合并肺门淋巴结周围炎或继发性浸润时，则表现为边缘模糊的肺门增大阴影，即“炎症型”。

此外，部分纵隔淋巴结结核显著液化坏死者，往往包膜破溃，直接累及邻近的肺组织而形成肺结核及支气管播散性结核，部分病例还可破入胸腔而出现胸腔积液，甚至形成两肺血行播散性结核等。

2.血行播散性肺结核

（1）急性血行播散性肺结核。急性血行播散性肺结核又称急性粟粒性肺结核，多是继发于纵隔淋巴结核或肺外结核，是由大量结核分枝杆菌一次或短时间内多次进入血循环而形成。亦多见于儿童和青少年，成人较少见，但部分机体免疫力低下的患者亦可患粟粒性肺结核。

X线表现主要为两肺弥漫分布的粟粒样结节影，结节直径1～3mm大小，最初边缘不清，待合并的渗出性病变吸收后，则结节边缘清楚。粟粒病灶在分布、大小和密度上表现为“三均匀”状态为其特点。结合临床高热等病史和肺外的结核病变即可确诊。值得注意的是，粟粒性肺结核早期阶段X线显示不明确，有时仅表现为肺野透过度减低。据报道，急性血行播散性肺结核需3～6周以后才能在胸片上显示，若临床怀疑为急性粟粒性肺结核时，应进一步做CT检查和结合临床表现诊断。

此外，随着时间的推移，急性粟粒性肺结核的粟粒病灶出现融合而失去“三均匀”的特点，此时与弥漫性细支气管肺泡癌的影像学表现极其类似，值得注意。

（2）亚急性或慢性血行播散性肺结核。急性或慢性血行播散性肺结核由少量结核分枝杆菌或在较长时间多次进入血循环而形成，且多见于成人。其X线表现主要为两肺上中肺野分布的结节或斑片状阴影，形态大小不一，密度不等。

3.继发性肺结核　多见于成人，其病理演变与原发性肺结核不同，主要特点：①肺部组织反应表现在将肺部感染局限包围，消灭致病分枝杆菌；②结核分枝杆菌的破坏作用和机体的抵抗和修复作用使病程趋于慢性。

继发性肺结核的X线影像学表现多种多样，多数局限于一侧或两侧肺尖和锁骨下区及两肺下叶背段，往往斑片、结节、空洞或索条影等多种形态病灶同时并存。

（1）斑片、结节和片状实变影，边缘模糊不清，是继发性肺结核的最常见表现，慢性者常与索条影合并存在。值得注意的是，多发性索条影的出现代表着病变处于吸收好转的修复状态。

（2）腺泡结节影（玫瑰花结影）。在解剖上腺泡为直径约7mm的肺实质单位，由终末细支气管及其所属的肺组织构成。当腺泡内的气体被结核病变取代时，在胸片上显示为边缘或清晰或模糊、密度稍高、直径5～8mm的略不规则的结节影，有时形成玫瑰花结状。此种表现往往多见于支气管播散性肺结核。

（3）融解、空洞及播散征象。干酪样坏死灶的溶解液化或经支气管排出后形成空洞，以及空洞周围及其他肺叶的支气管播散性病灶，也是继发性肺结核中的最常见表现。

继发性肺结核的空洞可以单发，多发，也可以出现于干酪样坏死的病灶内。可分为以下类型：①无壁空洞，常见于干酪样坏死的大片状阴影中，呈多个大小不一、形态不规则的低密度区或透亮影；②孤立或多发的厚壁空洞，内缘可不规则，一般无明显液平，但外壁常多较光整，与肺癌空洞的边缘分叶和脓肿空洞的边缘模糊均不相同；③纤维空洞，是空洞较长时间不能闭合，洞壁出现纤维化改变，即空洞形态略不光整，洞壁厚薄不一，空洞外壁可见有多少不等的索条影；④硬壁空洞，是空洞长期不能闭合、洞壁显著纤维化的结果，空洞形态往往极不规则，大量索条影连接洞壁与周围结构及胸膜等。

准确评价空洞的形态、空洞壁的厚薄变化及空洞周围的纤维化改变程度等具有重要意义，肺实变影内存在小空洞提示结核病变向干酪样改变进展；厚壁空洞洞壁逐渐变薄提示空洞内坏死物质逐渐排出，向好转发展；伴有大量纤维化的硬壁空洞则表明此空洞难以愈合。

（4）结核球。又称结核瘤，指纤维包裹的干酪样坏死病灶直径大于或等于2.0cm者（也有认为1.0cm以上者）。主要表现为单发或多发的结节影，常呈圆形，边缘光滑，无分叶或有浅分叶，病灶内部有时出现大小不等的溶解空洞，以近心端多见是其特点，慢性者往往可见多发性小点状或条状钙化的高密度影。

（5）肺损毁。继发性肺结核没有得到及时有效的治疗，或者耐药肺结核患者，病情反复恶化、进展，长期迁延可形成慢性纤维空洞性肺结核，即肺损毁。其X线表现主要为损毁的肺叶内常可见纤维厚壁空洞及多发性支气管扩张改变，并可见较为广泛的纤维化病灶与显著增厚的胸膜粘连。由于纤维组织的收缩牵拉，使得肺体积缩小，肺门上提，下肺纹理呈垂柳状，纵隔、气管、心影向患侧移位，肋间隙变窄，胸廓塌陷。此外，同侧或对侧肺野可见多发性新旧不等的斑片或结节状支气管播散性病灶，并常常合并肺气肿、肺大疱等多种病变。

4.结核性胸膜炎　为结核分枝杆菌经血液循环、淋巴管或肺部结核病变直接波及胸膜而致病，虽非为肺结核，但在胸部结核中最为常见，且与肺结核之间存在密切的关联性。通常结核性胸膜炎胸片上很少能发现肺部病灶。

结核性胸膜炎可分为干性胸膜炎和渗出性胸膜炎两种，干性结核性胸膜炎胸片上无阳性征象，渗出性胸膜炎则根据渗出液量的多少，以及渗出液存在于胸腔内的位置与状态等而表现不同。

（1）胸腔内游离积液。①少量胸腔积液：在正位胸片上，少量胸腔积液仅表现为肋膈角变钝。此时若旋转至斜位，或侧位胸片观察时方可显示；②中量胸腔积液：在正位胸片上，表现为典型的渗液曲线，即外高内低，上淡下浓的弧线状阴影，约平第4前肋间隙高度。在侧位胸片上，可见在前后胸壁形成与正位胸片一样的2个外高内低的渗液曲线阴影；③大量胸腔积液：在正位胸片上，表现为一侧胸腔均匀的致密阴影，上缘约平第2前肋间隙高度，有时仅肺尖部可见一小部分稍透亮的被压缩的肺组织。患侧肋间隙增宽，气管及纵隔心影向健侧移位等。侧位胸片上亦呈均匀的致密阴影。

（2）胸腔内局限积液。胸腔内局限积液是游离的液体被局限、包裹，分布于粘连的胸腔内所形成。①胸腔内包裹性积液。一般多发生于下部胸腔的侧壁和后壁，少数发生于上部胸壁或前胸壁。在胸片上，非切线位表现为片状阴影，边缘不清。切线位表现为凸向肺内的“D”字征，即呈半圆形均匀密度增高阴影，宽基底紧贴胸壁，边缘光滑锐利，与胸壁夹角呈钝角。②叶间积液。为胸腔内游离液体积聚于叶间胸膜内而成。其表现视液体积聚于叶间的部位而不同：当水平叶间积液时，在正、侧位胸部平片上均表现为边缘光滑的梭形阴影。当斜裂叶间积液时，在正位胸部平片上无一定的形态特点，但在侧位上亦呈边缘光滑的梭形阴影。③纵隔叶间积液或胸壁叶间积液。是指胸腔内游离液体积聚于纵隔叶间或胸壁叶间部位而成。在正、侧位胸部平片上，均表现为三角形阴影，其尖端沿着叶间裂指向肺野，宽基底贴在胸壁或纵隔面。纵隔叶间积液的三角形阴影在前弓位上显示的更加清楚。④肺底积液。为胸腔内游离液体积聚于肺底与膈面之间的胸膜腔而成。在正位胸片上主要表现为：膈肌位置升高；“膈”顶弧度不如正常者自然，较平坦，其最高点比正常者偏外；在右侧“膈肌”与水平裂或肺门之间距离缩短，在左侧“膈肌”与胃泡间距离增宽；两下肺血管纹理因肺受压略密集或稍呈水平走行。若怀疑肺底积液，可在透视下嘱患者向患侧尽量倾斜并深呼气，可将肺底积液倒出来；或取卧位透视，使肺底积液流向后胸壁，可见患侧透过度减低；取患侧向下的侧卧水平投照，使液体沿侧胸壁分布，即使是少量积液亦能分辨。

（3）胸膜腔结核瘤。部分胸腔积液患者在接受抗结核治疗胸腔积液吸收后，脏壁层胸膜或叶间胸膜内出现结节或团块状病灶，手术病理证实病灶周围包绕一层厚薄不一的纤维组织，内壁为结核性肉芽组织，其内为干酪样坏死物质，部分中央伴有溶解坏死，即胸膜腔结核瘤形成。因此，有学者认为这可能系多种原因引起的胸膜表面的淋巴滤泡或淋巴结结核性肿大并干酪化而形成。

胸膜腔结核瘤在胸片影像上，根据其发生部位可分为4种类型：①胸壁型；②肋膈窦型；③叶间型；④膈上型。其主要影像学特点与局限包裹积液所形成的“D”字征相似，可呈长圆形或不整形，紧贴胸壁或膈面，与肺之分界大多数光整，若与肺之分界面毛糙时，可能为部分病变侵入肺实质。但值得注意是，叶间型者往往与肺内肿块不易区分。一般认为结合大量胸腔积液与胸膜腔结节或肿块影出现的先后顺序，或参照胸腔积液化验检查的结果，基本可以做出胸膜腔结核瘤的诊断。必要时可在CT定位下经皮行胸膜腔病灶穿刺活检进一步确诊。

（三）肺结核的非活动性病变

肺结核的非活动性病灶又称相对静止性肺结核或陈旧性肺结核。肺结核在肺部的表现是结核分枝杆菌与机体不断相互作用的结果，不仅存在着特异性炎症反应，而且也发生了非特异性组织反应。从病理解剖学炎症转归的角度分析可知，肺结核渗出性炎症可通过淋巴管和血管逐渐吸收，直至完全吸收，增生性肉芽肿也可被完全吸收而不留痕迹，而干酪样坏死病灶也能部分被吸收，但由于伴有局部组织结构的破坏，需要通过纤维组织增生进行修复，即上皮样细胞变为网状纤维，继而胶原化改变而形成胶原纤维，或由成纤维细胞变为纤维细胞直接形成胶原纤维。

从肺部病变的基本影像可知，钙化病灶代表病变的完全愈合，纤维性病灶代表着病变的临床愈合。因此，分析肺结核病灶的非活动性重点在于分析病灶密度、病灶形态和病灶边缘的锐利清晰度等。①病灶密度。肺部病灶内部分或大部分钙化是非活动性病灶的特征性表现。②病灶形态和边缘。星芒状和单支索条影提示病灶以纤维化改变为主，可认为是临床愈合的一种表现。形态不规则边缘清楚的结节病变通常是纤维性结节病灶，一般可认为是相对静止性结核病变。③净化空洞。薄壁空洞（小于2mm），内壁光滑锐利，洞内无液体或坏死物，空洞周围或有纤维硬结病灶，并长时间无变化者，可认为是净化空洞的愈合形式。④肺硬变。是继发性肺结核的基本愈合阶段，结核性肺硬变常常表现为段性、叶性或不规则形态软组织阴影，境界清楚，密度高于肌肉组织，病变内部无空洞，亦无局限液化坏死区，并可见不同程度的钙化灶，呈结节、条状或多发性点片状散在分布，肺部其他部位病灶亦呈纤维硬结状改变，长时间观察无变化。

此外，由于肺结核病灶本身具有迁延反复的特点，对在X线影像上完全吸收和表现为肺结核吸收后残留病灶者，除确定其密度致密、轮廓清楚、边缘锐利外，尚需观察一定时间无变化，方可确定肺结核病灶的非活动性诊断。故有学者认为其观察时间标准如下：①病灶完全吸收，观察6个月无复发；②病变吸收到最小限度，如直径小于2.0cm，观察1年不发生改变；③病灶吸收到最小限度，如直径大于2.0cm，观察2年不发生改变；④空洞闭合，观察1年不发生改变，并符合上述条件者。

二、肺外结核的X线诊断

肺外结核大多数继发于肺结核的血行播散或潜伏病灶而发病。中枢神经系统、腹腔脏器和骨关节等部位均可被累及。中枢神经系统及腹腔脏器的病变，由于缺乏自然对比，传统X线检查很难清楚分辨，即使采用造影等人工对比方法，所获得的影像信息仍然存在很大局限性。但骨关节与软组织之间也存在良好的自然对比，传统X线平片就能够清楚显示骨关节与周围软组织的结构，故在骨关节结核的诊断方面仍然具有重要意义。

（一）骨结核的X线诊断

骨结核易发生于血运丰富的松质骨（如长骨的骨骺或干骺端），如股骨上端、尺骨近端、桡骨远端、胫骨上端、肱骨远端和股骨下端等部位，也可累及长骨骨干、不规则骨、颅骨和扁骨等。

骨结核的X线表现可分为中心型和边缘型2种类型。中心型者早期主要表现为骨小梁稀疏与模糊，随后出现局限性透亮区，其内可见泥沙状及斑片状死骨，病灶边缘相对清楚，无硬化或轻度硬化，一般不累及骨膜。但破坏骨骺后可侵入关节。边缘型主要发生于骺板愈合后的骺端，早期可表现为局部骨结构的模糊，随后出现局限不规则骨质破坏，并累及局部骨皮质，骨膜反应性增生，局部软组织肿胀等。而发生于短管状骨的结核可表现为局部囊状破坏，长径与骨干长轴一致，骨皮质变薄并向外膨胀，形成骨“气臌”，有时可出现层状骨膜增生等。

（二）关节结核的X线诊断

关节结核约占骨关节结核的1/3，青少年多见。按其发病部位可分为骨型和滑膜型2种类型。骨型多由骨骺及干骺端结核发展而发生，早期除有骨骺及干骺端结核的骨质破坏和局部软组织肿胀表现外，往往仅伴有轻度的关节囊及滑膜肿胀、少量关节腔积液等。滑膜型往往为结核分枝杆菌的播散所致，其X线表现多较为典型，主要为滑膜肿胀明显、关节腔积液典型，并不同程度累及邻近骨质，其破坏往往多为非承重部位对称性，有时可以见到死骨，当关节软骨破坏后出现关节间隙狭窄，所累及的两侧骨端骨质疏松明显。晚期破坏修复可出现骨质硬化，最后形成纤维性关节强直等。

（三）脊柱结核的X线诊断

脊柱结核是骨关节结核中最常见病变，占骨结核的50%左右，以腰椎受累最为多见。其典型的X线表现主要为椎体破坏、椎间隙狭窄、椎旁脓肿形成。值得注意是，边缘型椎体骨质破坏最为多见，往往累及相邻的两个椎体，而中心型椎体骨质破坏多发生于儿童，与椎体的供血血管被累及有关，严重椎体破坏可以造成椎体的后凸畸形。椎旁脓肿是椎体结核的重要征象，颈椎椎旁脓肿主要表现为椎体前缘（咽后壁）软组织肿胀；胸椎椎旁脓肿往往表现为对称性的梭形；腰椎椎旁脓肿往往累及两侧腰大肌，对称或不对称，但有时出现向下流注，可以累及盆腔，甚至累及股骨上部肌肉间隙等，值得注意。

此外，椎体附件既可以在椎体结核时被累及而破坏，也可以单独出现破坏形成椎体附件结核，也可以合并局限软组织脓肿形成，不可忽视。

第二节　结核病的CT诊断

按照结核病的诊断标准，结核病可以分为原发性肺结核、血行播散性肺结核、继发性肺结核、结核性胸膜炎和肺外结核。CT检查对肺结核、腹部结核、骨关节结核、淋巴结结核，尤其是肺结核的诊断、鉴别诊断和治疗疗效的观察，均起着重要的作用。

肺结核CT检查可显示胸片隐蔽部位的病变，可对病变做多个方位、多个平面的重建，显示纵隔淋巴结病变较胸片明显优越，可较明确地显示支气管腔内病变，有无狭窄和阻塞，有助于发现早期粟粒性结核病变，显示胸壁结核等。高分辨率CT（HRCT）可以更好地显示弥漫性病变及支气管扩张等特点。

经典的肺影像学模式分为原发性肺结核和继发性肺结核，每一种都有特征性的表现。然而，在实际工作中，很难将这两种影像学模式划分出明显区分的界限，它们的影像学表现有一定的重叠。

一、原发性肺结核

原发性肺结核最常见于儿童，亦可见于成人。胸部X线一直是诊断的主要依据。原发性肺结核分为原发性综合征和胸内淋巴结结核。前者由原发病灶、淋巴管炎和淋巴结炎三部分组成，CT可以清楚地显示原发病灶、引流的支气管炎及肿大的肺门淋巴结，也易于显示淋巴结压迫气管引起的肺叶或肺段的肺不张；而后者是原发综合征演变过程中的一种形式。

在CT影像学上，原发性肺结核主要表现在四个方面：实质性病变，淋巴结肿大，胸腔积液和粟粒性病变，或者上述的任何表现组合出现。

原发性肺结核实质性病变主要表现为任何肺叶的实变，文献报道肺的原发病灶好发于右肺，但关于肺上、下叶的报道不一，有报道以中叶和下叶多发。多叶实变可见于约25%的患者中。肺内原发灶典型CT表现为均质、边界清楚的段或叶性实变，但Leung报道，也可见斑片、结节、线状影以及“磨玻璃密度样”影。在10%的患者中，原发性肺结核亦可表现为孤立的空洞性病变。CT尚可见平片所不能显示的其他肺野沿支气管树分布的边缘模糊的“树芽征”、小叶中心结节或分支状影，即急性支气管播散病灶，对肺结核的诊断与鉴别诊断有着重要意义。淋巴结增大和结核性肺炎共存时强烈提示原发性肺结核。

在儿童，最常见的异常为淋巴结肿大，见于90%～95%的患者中；相对而言，成人中最高可达到43%。CT可见肺门、纵隔单发或多发的淋巴结肿大。尽管双侧淋巴结受累见于1/3的患者中，右侧气管旁、肺门和隆突下淋巴结是最常见的部位。淋巴结肿大的部位与原发灶的部位有关，90%以上的患者可见多组淋巴结肿大，最多可见于双侧9个分区，并且每个区尚可见多发淋巴结肿大。淋巴结肿大的形式可以表现为肿瘤型和炎症型。若呈圆形或类圆形、边缘清楚的结节状影凸向肺野时，即“肿瘤型”；当同时合并周围肺组织继发性浸润或不张时，则表现为边缘模糊的肺门增大影，即“炎症型”。增强扫描对于判断淋巴结病变的性质有着重要的意义，可较好地观察到肿大淋巴结的形态、密度及边缘情况。CT平扫显示淋巴结可以密度均匀，增强扫描可均匀强化；当病变直径超过2cm，增强CT显示典型的“边缘强化”的特点，淋巴结中心低密度、周边强化，并且病变周围脂肪消失，有助于诊断纵隔淋巴结结核。然而，这些也是非特异性的，由干酪样坏死的低密度中心和边缘肉芽肿性炎症导致的增强的环组成。陈耀强报道，小于2cm而边缘强化的淋巴结，可能更能提示淋巴结结核的诊断。淋巴结结核病变可以发生钙化。

胸腔积液在原发性肺结核中常见，可达到25%。这些积液被认为代表着对结核蛋白的过敏性反应，很少能把细菌从积液中分离出来。

大约2/3的患者，原发性病灶在传统影像学上不留痕迹地消失，剩下的1/3患者中，大约15%的患者可见钙化的瘢痕存在，而存在肿块样表现的称为结核瘤的影像表现可见于9%的病例中。通常，既往患过结核病的唯一的影像学证据称为“兰克综合征”：包括一个钙化或未钙化的实质性的瘢痕；钙化的肺门和（或）气管旁淋巴结。肺实质破坏和纤维化的结果导致纤维性病变内支气管扩张的形成。

二、血行播散性肺结核

有文献报道，血行播散性肺结核中43.1%伴纵隔和（或）肺门淋巴结肿大，44.6%合并肺外结核，常见于脑膜、浆膜腔、淋巴结、脑、肝、脾、骨等。

（一）急性血行播散性粟粒性肺结核

CT主要表现为两肺弥漫大小相等、分布均匀的粟粒状阴影，无钙化，直径1～3mm，呈圆形或椭圆形，大部分结节境界较为清楚，少部分境界模糊，广泛均匀地弥散于两侧整个肺叶。结节为随机分布结节，但多与小叶间隔、血管支气管鞘、胸膜下间质和中轴间质有关，CT上粟粒性结核通常与小叶间隔增厚和小叶内小网格相联系，高分辨率CT（HRCT）可以更好地显示结节的分布特点。两肺尖常首先受累；有些患者肺尖的结节较大；较大的粟粒病灶，密度较高，可有融合倾向。

此外，急性血行播散性肺结核在X线片上显示的“三均匀”，在CT上可见表现为“三不均匀”，反映了病变在不同的播散时期。

（二）亚急性及慢性血行播散性肺结核

CT表现为结节病灶大小不一，分布不均匀，密度不相等。粟粒结节可以融合，大小从粟粒状至直径1cm左右；分布上以两肺上中野为主，也可局限于一侧肺；有的为较淡的渗出增殖性病灶，有的则伴有钙化灶；病灶可融合产生干酪样坏死，出现空洞和支气管播散。

三、继发性肺结核

（一）CT表现

"多叶、多段、多种形态影像共存"是继发性肺结核有价值的CT表现。

继发性肺结核最常见的CT表现发生于上叶尖后段和下叶背段的灶性或斑片状的不均匀的实变影。在大多数病例中，病变累及多段，可以伴有空洞和钙化。

1.空洞　空洞是肺组织发生液化坏死经支气管排出后的组织缺损，是肺结核的影像特征之一，有报道20%～45%继发性肺结核可见空洞，然而空洞中气液平面仅见于10%的患者。空洞可能发展为支气管播散，导致除了空洞以外典型的"树芽征"分布的结节。肺结核空洞可分为5种形态：无壁空洞、薄壁空洞，厚壁空洞、纤维空洞和净化空洞，净化空洞是肺结核空洞的一种愈合形式。"洞壁光滑、规则的空洞"影像是肺结核的常见形态。

2.结节影　单发或多发，多数小于2cm，内可见空洞及钙化。部分结节位于小叶中心，是结核病支气管播散较为特征性的CT征象，对活动性肺结核的诊断有重要价值。CT表现为直径2～4mm的边缘模糊的小叶中心结节影，伴或不伴有分支线影，代表位于小叶中心的细支气管周围的结核炎性渗出结节。随着疾病的进展，结节可增大或融合，形成直径5～8mm小叶中心结节影或直径大于8mm的小叶样阴影。

3.树芽征　被认为是活动性肺结核的一个可靠的标志，是小叶中心的小结节的群集和伴随的分枝状阴影，模仿一棵发芽的树的分枝状模式。小叶中心结节分布于周围的胸膜下肺组织，与胸膜有一定距离，它表示在细支气管和支气管周围肺泡的炎性病变。高分辨率CT是显示早期支气管播散有效的方法。结核性"树芽征"成簇状或节段性分布，芽多枝少。

4.实变　指段及段以上肺的实变，中心主要由干酪样坏死物及肉芽肿构成，周围则以渗出为主，纵隔窗上的软组织密度影面积不小于肺窗所见50%，约1／3伴有空洞形成。结核性实变中可见空洞影，空洞多为无壁多发，呈沿支气管走行的裂隙状、椭圆形，洞壁边缘呈多弧状，是结核性实变特征性的征象，有的伴有支气管播散病变。

5.肺门或纵隔淋巴结肿大　在继发性肺结核少见，只有5%～10%的患者有些改变。

6.结核瘤　尽管肺的结核瘤通常是原发性肺结核愈合的结果，但肺部结核瘤是影像学的主要或唯一异常表现大约发生于5%的复发患者中。

CT扫描显示了一个圆形或椭圆形的结节或肿块，直径0.4～5cm大小，伴有内衬肉芽组织的壁或由结缔组织包裹。以单发多见，边界多数光滑而整齐，密度均匀或不均匀；少数边缘有分叶和毛刺；结核瘤可以形成空洞，而钙化见于20%～30%的病灶中。在80%的情况下，紧邻主病灶可以观察到“卫星灶”。一组研究资料表明，约占95%的肺结核球增强后CT值无增加，时间CT值曲线低平，50%为病灶无任何强化，44.5%为包膜细条样强化，仅极少数病灶表现为广泛强化和边缘强化。由于活跃的肉芽肿性炎症使得葡萄糖代谢增加，结核瘤可能积聚2-氟-2-脱氧-D-葡萄糖（18F-FDG）。最大标准摄取值（SUV_{max}）在结核瘤和恶性病变往往不会有明显不同。一项研究表明，与18F-FDG PET不同，C-胆碱（C-choline）PET扫描可以帮助区分肺癌和肺结核，因为结核瘤对C-choline PET扫描显示低示踪剂摄取。

7.磨玻璃影　CT表现为分布不均匀的斑片影，密度淡，边缘模糊，其内可见血管纹理，出现在结核病的早期或病灶进展时，也可见于近期咯血的患者中。

8.支气管壁增厚　双轨征或袖套征，管壁厚度大于同级支气管，管腔不规则狭窄，管壁粗糙。也是提示结核活动性的征象。

9.肺间质改变　少部分患者表现肺间质改变为主的继发性肺结核，表现为以多发小叶内细网织影、小叶间隔增厚、结节影、树芽征、磨玻璃样密度影及支气管血管束异常间质性改变为主，是一种特殊类型的继发性肺结核。年轻患者中发病率较高，不同于以往的渗出、增殖性改变。经抗结核治疗后随着结核性增殖灶的减少和吸收，间质性改变也会减轻，不需要再进行抗感染治疗。

10.病变发展与转归　常常出现纤维索条，支气管扩张，钙化，病变受累部位肺体积缩小，支气管扭曲，病变周围肺野肺气肿及肺大疱，胸廓塌陷，对侧代偿性肺气肿、肺大疱、肺毁损等。

（二）总结文献

肺结核活动性CT征象包括：结节、树芽征、小叶性实变影、磨玻璃影、空洞、叶段性肺实变、支气管壁增厚及肿块（直径>3cm）、反晕征、间质性改变、坏死性纵隔及肺门淋巴结肿大等征象；非活动性征象包括纤维索条状阴影、肺气肿、支气管扩张及钙化。

四、结核性胸膜炎

作为第四型肺结核易于被发现，若同时合并其他类型肺结核诊断较容易。诊断第四型肺结核的同时不应忽视其他类型肺结核的存在，而不合并其他类型肺结核又没有胸膜钙化的结核性胸膜炎由于缺乏特征性，经常需要结合临床表现及胸腔积液化验结果才能做出诊断。

（一）结核性干性胸膜炎

早期CT检查也无异常发现，CT可以肺窗和纵隔窗转换观察，更为敏感地显示出局部胸膜变厚样改变，但出现少量纤维渗出或胸膜增厚、粘连时，CT能够敏感地显示。

（二）结核性渗出性胸膜炎

CT能够敏感地显示积液的量及部位，CT值约为0或±15Hu。少量胸腔积液，在CT肺窗上常难于发现，在纵隔上，表现为后胸壁内侧与胸壁平行一致的弧形窄带状液体密度影，边缘光滑整齐，俯卧位检查可见液体分布于前胸壁下。

中量胸腔积液，CT上表现为后胸壁内侧新月形的液体密度影，密度均匀，边缘整齐，局部肺组织轻度受压。大量胸腔积液，CT上可见胸腔中部以上凹面向上的大半月形液性密度区。患侧上叶后段和大部分下叶组织明显受到挤压向前萎陷，肺被压缩于肺门呈软组织影，有时很像肿块，其内有时可见支气管影。CT上可见被压缩不张肺的边缘，所见肺野透亮度减低。可见横膈下降、膈肌倒转征。纵隔可向对侧移位。

结核性胸膜炎易出现包裹，可见侧胸壁包裹性积液、叶间积液、纵隔包裹积液。在CT纵隔窗上侧胸壁的包裹性积液表现为自胸壁向肺野突出的凸镜样液体密度影，基底宽而紧贴胸壁，与胸壁的夹角多呈钝角，边缘光滑，邻近胸膜多有增厚，形成胸膜尾征，局部肺组织可受压，有时表现为多发。叶间积液在CT肺窗上，表现为叶间少血管区呈片状或带状的高密度影，有时呈梭形或球状高密度影。在纵隔窗上，少量叶间积液可不显示，积液量多时可形似肿瘤，易误诊为肺内实质性肿块，但其两端的叶间胸膜常有增厚，结合上下层面了解整个形态及其位于叶间裂位置上，密度均匀近似水密度，诊断多可明确。纵隔包裹性积液，CT可以明确显示液体聚集在纵隔胸膜与脏层胸膜之间。

膈附近出现液体密度影时，可以通过膈征、膈角移位征、界面征、裸区征来鉴别胸腔积液和腹腔积液。

结核性胸膜炎后期出现胸膜肥厚、粘连、钙化，好发于后胸壁及侧胸部。正常时壁层胸膜在CT上不显示，因此，CT上一旦显示壁层胸膜就表明胸膜有肥厚。胸膜增厚表现为胸壁下方的局限性、带状、广泛性高密度影像，厚薄不均匀，与肺的交界面可见小的粘连影。粘连常与肥厚同时发生，广泛的粘连导致胸廓塌陷或肺被牵拉，并影响呼吸功能。钙化是陈旧胸膜肥厚的表现，多呈点状、带状或块状的极高密度影，CT值接近骨骼。多见于结核性胸膜炎，也可见于脓胸及胸腔出血后机化。

杨露露等应用能谱CT研究结果显示结核性与恶性胸腔积液具有不同的CT能

谱曲线和能谱特征物质含量。结核性胸腔积液能谱曲线斜率明显小于恶性胸腔积液能谱曲线斜率，结核性与恶性胸腔积液有效原子序数值的比较差异有统计学意义；结核性与恶性胸腔积液碘（水）含量比差异有明显统计学意义，恶性胸腔积液中碘的含量明显高于结核性胸腔积液。

结核性胸膜炎影像学诊断特点如下。①胸腔积液的量与位置：无特异性；②胸膜增厚：一般肋胸膜增厚多见，纵隔胸膜及叶间增厚少见，胸膜面大多数较规则、光滑，胸膜增厚大多数小于1cm；③肋胸膜斑片状或带状增厚多见，多发结节少见；④常常合并其他类型肺结核或肺外结核；⑤短期内部分患者胸腔积液很难完全吸收消散；⑥容易发生胸膜钙化；⑦肋胸膜容易形成局部包裹积液、球形肺不张并具多发性及移动性。

（三）结核性脓胸

结核性脓胸是由结核分枝杆菌或干酪样物质进入胸腔特异性化脓性疾病，有时合并其他细菌感染。最可靠的X线征象是胸膜分离征，增强扫描显示壁层胸膜增强明显，形成"脏层壁层胸膜分离征"，后期胸膜往往有钙化。还可以通过扭曲的支气管或环绕病灶周围的肺血管识别被压迫的未受累肺组织。当出现脓气胸时，要考虑支气管胸膜瘘的可能。

五、支气管结核

CT是该病的最佳检查方法。气管大支气管的多平面重建（MPR）、三维(3D)重建及仿真内窥镜检查等后处理图像能为气管大支气管病灶形态提供更为立体、更为形象的显示。主支气管，两肺上叶、中叶、舌叶支气管为支气管结核的好发部位。左主支气管多于右主支气管，可能与左主支气管纤弱、细长有关。气管结核则多见于气管下段。

支气管结核表现为支气管壁增厚、腔内结节、管腔狭窄阻塞，有时可见支气管管腔扩张、支气管黏液嵌塞。往往伴有肺不张、局限性肺气肿及支气管播散等，诊断时需综合几种征象诊断支气管结核。支气管结核所致气管狭窄多数比较长，常常累及2个以上气管及支气管，且经常伴有主支气管受累，借此可以与中央型肺癌相鉴别。同时出现肺内结核、管壁不规则增厚、管腔扭曲变形以及支气管走行僵直等典型改变时，诊断较易。如果没有肺内结核，一定要紧密结合临床及支气管镜检等检查。

六、肺外结核

（一）腹腔结核

1.腹腔淋巴结结核　腹腔淋巴结结核是腹部结核最常见的表现，55%～66%的腹部结核患者中可单独出现，也多伴有其他腹腔结核，CT是最好的评价方式。以肠系膜、小网膜、胰周区域以及横膈平面以上腹主动脉周围淋巴结较多，且腹腔淋巴结受累程度明显重于腹膜后间隙淋巴结，多呈簇集状排列。CT可表现为均匀强化的软组织密度结节，典型表现为环形强化，数个环形强化堆积成多房状或蜂窝状，晚期病变内见点状钙化或呈结节状钙化。

2.结核性腹膜炎　可表现为腹腔积液，腹膜增厚、粘连，网膜、肠系膜增厚、粘连，腹膜结节，典型表现为“污垢状腹膜”。壁腹膜增厚多位于肝、脾旁肋间或剑突下；可伴有梭形结节（腹膜结核瘤），增强扫描边缘强化或分房样强化。

3.肝结核　粟粒性肝结核多见，可见多发粟粒状低密度灶，或肝大伴密度减低，细小病灶CT平扫显示不清。结节型肝结核表现为单发或多发结节，CT平扫为低密度结节影或混合密度结节，圆形、卵圆形和花瓣形等，其中“花瓣形”较有特征性，常为多个粟粒结节聚集呈“簇状”排列，对提示结核性肉芽肿具有重要的指导意义；文献报道，“中心粉末状钙化”亦是典型的CT表现，比较少见。增强扫描有助于病变的显示；病变可表现为无强化、轻中度边缘强化，中心干酪样坏死不强化，液化坏死形成脓肿。

4.脾脏结核　与肝脏结核相似，可以分为粟粒型（脾大；相对早期，直径<2mm，CT平扫难以显示）、结节型（5～20mm，中心可液化，CT表现为多发低密度或等密度，增强多无强化，少数环形强化）、脓肿型（进展期，结节融合而成；或中心干酪样变、液化，CT表现为单发或多发圆形低密度影，边缘强化）和钙化型（稳定期，CT表现为花瓣状或羊毛状钙化影）。

5.肾上腺结核　以双侧多见，肾上腺增大：三角形、卵圆形或不规则结节状。平扫呈软组织密度，均匀或不均匀，可见小囊状低密度，典型表现增强后周边强化，呈“单环征”及“分隔征”，环厚薄不均；病变出现钙化与病程较长、病变相对静止有关。

6.胰腺结核　多侵犯胰腺实质，胰头颈多见，胰管较少受累。最典型的影像表现是胰腺内局灶型蜂房状强化的肿块。其辅助征象为胰周和门脉周围的淋巴结肿大伴环形强化以及其他部位结核灶。

7.肾脏结核　典型的CT表现，肾内多发低密度灶，增强后静脉期呈花瓣样强化，不对称性肾积水、多发钙化、肾盂肾盏输尿管及膀胱壁的增厚，伴随肾周筋膜模糊。

（二）椎体及骨关节结核

与X线平片相比，CT具有很高的密度分辨率，可显示X线平片难以发现的征象或更清楚地显示某些异常改变。特别是近年来的多层螺旋CT功能更加完善，可进行高质量的任意层面的MPR和容积显示技术，CT可更早发现轻微的骨质破坏和椎旁软组织改变，更清晰地显示椎旁脓肿的范围、椎间隙和关节间隙的改变等等。与磁共振相比，CT对于显示病变内死骨和椎旁软组织内及脓肿内钙化具有优势。

1.脊柱结核　在全身骨关节结核中最多见，约占50%。椎体结核的CT主要表现为溶骨性骨质破坏，破坏区周围形成骨硬化，破坏区内沙砾或米粒大小的死骨，椎间隙变窄或消失，冷脓肿和异常软组织密度影，脊柱曲度改变（后突、侧弯，以及椎体相互嵌入）。多发的伴有硬化边的圆形、类圆形软组织密度骨破坏和破坏区内沙砾样死骨以及冷脓肿，为脊柱结核颇有价值的诊断征象。

2.关节结核　占全身骨关节结核的30%～40%，最多见于髋、膝关节，其次为肘、腕和踝关节、骶髂关节结核。髋关节结核多见于儿童；膝和踝关节结核好发于青壮年。

分滑膜型关节结核和骨型关节结核。骨型关节结核于骨骺或干骺端可见局限性骨破坏，继之在骨骺与干骺结核基础上，出现关节囊及周围软组织肿胀，关节间隙于早期增宽，关节面完整。晚期，关节面破坏，关节间隙呈不对称狭窄。滑膜型结核起源于滑膜，主要CT表现为关节间隙增宽、关节腔积液、周围软组织肿胀和脓肿形成、骨质疏松、关节囊肿胀，逐渐关节面周边部分骨质破坏（多为上下缘对称性破坏）；晚期骨破坏广泛，并可出现小块死骨、肌肉萎缩、窦道形成，严重者关节脱位与强直。关节腔、骨破坏区和周围脓肿内多有颗粒状或长条状碎骨片或钙化。

3.骨结核　CT影像特点为骨质疏松、骨质破坏、周围软组织肿胀或萎缩，没有明显的骨质增生硬化。发生于骨骺和干骺端者较多见。

（三）颈部淋巴结结核

CT是颈部淋巴结首选检查方法，尤其是多层螺旋CT扫描MPR冠状面、矢状面重建及增强扫描能更直观地显示淋巴结的部位、数目、大小、密度变化以及与周围结构的关系，对颈部淋巴结结核诊断、鉴别诊断都起着重要的作用。

颈部淋巴结结核好发部位为颈静脉链周围及颈后三角区。分为四型，Ⅰ型为肉芽肿淋巴结炎，CT表现均匀的软组织密度结节影，直径多小于1cm，增强扫描明显均匀强化；Ⅱ型为受累的淋巴结干酪样坏死，表现为病变中心呈单发或多发小低密度坏死，边缘呈环形强化，周围脂肪间隙保存；Ⅲ型为淋巴结包膜坏死，淋巴结相互融合伴有淋巴结周围炎，表现为淋巴结的正常结构消失，多发的中心呈低密度坏死，周围环形强化，病变可融合成中央较大的低密度区，边缘模糊而不规则的环形强化，呈“花环状改变”，为颈部淋巴结结核的典型表现，其周围脂肪间隙消失，周围脂肪密度增高及短小索条影，如果累及周围肌肉可出现肌性脓肿，以胸锁乳突肌脓肿常见；Ⅳ型，为淋巴结破溃，窦道形成，可见皮肤增厚伴不连续。治疗过程中或愈合病变内可出现钙化灶。

（四）胸壁结核

CT检查尤其是增强CT能很好地显示出胸壁结核的影像学特征，反映其病理基础，同时能发现肺部、胸膜及纵隔内的结核分枝杆菌感染证据，故CT检查对胸壁结核的诊断有十分重要的临床价值。平扫CT可清楚显示胸壁肿块影，单发肿块约占3/4。软组织包块可呈梭形、不规则形或类圆形，病变最大长径可达16cm，内部密度相对较低，其CT值6～37 Hu，很少部分累及邻近肋骨，导致溶骨性破坏，并导致骨膜增生硬化。增强CT扫描，肿块可见周边囊壁环形线样强化，边缘较光滑连续，而内部低密度区呈不强化的囊腔。多同时发现肺实质和（或）胸膜以及纵隔内伴有结核灶。

第三节　结核病的磁共振诊断

磁共振成像（magnetic resonance imaging，MRI）是断层成像的一种，它利用磁共振现象从人体中获得电磁信号，并重建人体组织信息。MRI技术与其他断层成像技术（如CT）有一些共同点，如它们都可以显示某种物理量（如密度）在空间中的分布。同时，也有其自身的特色，MRI无骨性伪影，有高于CT数倍的软组织分辨能力，能敏感地检出组织成分中水含量的变化，对颅脑、脊柱和脊髓等的解剖和病变的显示，尤优于CT，常比CT更有效和更早期地发现病变。另外，MRI可以得随意做直接的多方向（横断、冠状、矢状或任何角度）切层，3D图像，甚至可以得到空间—波谱分布的四维图像。目前，MRI已应用于全身各系统的成像诊断，在结核病中，除肺结核的一些成像及诊断正在研究中，MRI已广泛应用于肺外结核，包括颅脑及脊髓、关节骨骼、腹腔结核及生殖系统结核等。

一、中枢神经系统结核

按照解剖部位分为颅内结核和脊膜脊髓结核两种。

（一）颅内结核

2015年中华医学会结核病学分会组织全国结核病影像学及临床专家制定了“颅内结核影像学分型专家共识”，按照结核病发病部位及临床与影像学特点，将颅内结核分为3种基本类型：脑膜结核、脑实质结核和混合型颅内结核。

1.脑膜结核　脑膜炎性渗出和增殖导致脑膜增厚，最常累及的部位是颅底部脑池，其次为外侧裂池、大脑纵裂池，大小脑凸面脑膜及室管膜亦可受累。MRI图像上，表现为基底池、脑裂和脑沟内的脑脊液信号被增厚的脑膜部分或者全部替代，T1加权图像表现为高于脑脊液且与脑实质相仿的信号，T2加权图像表现为低于脑脊液但等于或者略高于脑实质的信号，表面欠光整或不光整，增强扫描后病变均质或不均质强化，或者线样强化，软脑膜的增厚可以是薄线样，也可以是不均匀的增厚；增厚脑膜邻近的脑实质可出现水肿，表现为不强化的稍长T1、稍长T2信号，T1加权图像表现为低于脑实质但高于脑脊液的信号，T2加权图像表现为高于脑实质但低于脑脊液的信号。另外，室管膜的改变表现为室管膜的增厚，T1加权图像病变信号高于脑脊液，T2加权图像等于或略低于脑脊液信号，增强扫描明显强化，室管膜粘连时可见不同程度的脑室不规则狭窄及扩张而致脑室扭曲变形。

脑膜结核的脑膜增厚多数不光整，并且常常伴发结核结节或结核瘤，结核结节少数散在分布，“簇状”排列更多见，MRI影像根据病变不同病理阶段，表现各不相同。结核结节或结核瘤由肉芽肿的环和干酪样坏死或液化的中心构成。

干酪样坏死中心在T1加权图像表现为低信号，T2加权图像可为高信号（完全液化）或低信号（未液化），也可以是混杂信号（部分液化），边缘肉芽肿部分与脑实质相比，以等T1、稍长T2信号为主，增强后的T1加权图像上肉芽肿环明显强化，干酪样坏死中心则不强化，病变呈环形高信号，多个病变融合则呈“分隔状”或“蜂窝状”强化。

当脑膜结核进展，除病变本身异常改变之外，可出现继发改变。当邻近的血管、神经受累时，引起相应供血区域脑缺血、梗死、白质脱髓鞘和神经炎等改变，还可以直接侵入小血管引起血管炎性改变。基于结核好发于基底池，脑梗死最常出现的部位为大脑中动脉供血区，在MRI图像上，表现为局灶性稍长T1、稍长T2信号，急性期在弥散加权成像（diffusion weighted imaging，DWI）上病变呈明显高信号。另外，结核病变易导致脑池粘连或脉络丛吸收障碍，从而继发梗阻性脑积水或交通性脑积水，表现为三脑室及侧脑室不同程度扩张，脑积水严重时可伴发脑室旁间质性脑水肿而出现片状稍长T1、稍长T2信号。

2.脑实质结核　病变呈散在多发性分布于大脑、小脑及脑干，易聚集成“簇状”，为结核的相对特征性表现。

脑实质结核初期为增生的肉芽肿结节，病灶内有丰富的炎性细胞及增生的血管肉芽组织，继而形成结核瘤，由富含脂质内容物的乳酪样物质为主的实性干酪形成中心核，炎性细胞组成其壁，接着干酪坏死从中心开始液化，一旦结核瘤中心完全液化形成结核性脑脓肿，包围的壳由肉芽组织及被压缩的脂质物质组成，此时抽取脓液的抗酸染色阳性，基于以上病理基础，影像学中将其分为增生结节、结核瘤、结核脓肿及混合性四种类型，MRI表现各不相同，几种类型在T1加权像上，与脑实质信号相比，基本呈稍低信号或中心明显低信号，在T2WI上有所不同，增生结节呈均匀稍高信号，结核瘤中心低信号边缘高信号，结核脓肿表现为中心明显高、边缘低等或稍高信号。另外，T2WI上可见病灶周围水肿区呈片状高信号，少数范围较大的水肿区边缘呈“指状”。增强扫描增生结节表现为均匀强化，结核瘤及结核脓肿以环形强化为主的不均匀强化。DWI序列对鉴别中心液化的结核瘤和脓肿有一定帮助，结核瘤中心液化水的弥散不受限而呈低信号，脓肿内所含成分不同，水的弥散受限而呈高信号。

3.混合型结核　同时具备脑膜结核和脑实质结核的MRI表现，可以某种类型为主，或以脑膜病灶为主，或以脑实质病灶为主。

（二）脊膜脊髓结核

结核病变可单独发生于脊膜或脊髓内，亦可混合存在。脊膜脊髓结核大多是由颅内结核随脑脊液向下播散所致，其次为血行直接播散或椎体结核向椎管内蔓延所致，其病理特征与颅内结核的脑膜改变基本相似，主要为含有丰富血管的软硬脊膜发生广泛炎性反应，导致脊膜增厚，可伴有结核结节及结核瘤。随病变进展，累及脊髓和神经根，出现脊神经根刺激症状，亦可累及脊髓血管，出现缺血及梗死病灶。蛛网膜与硬脊膜、软脊膜或神经根粘连，可形成继发性蛛网膜囊肿推压脊髓，产生脊髓压迫症状。脊髓结核与脑实质结核相似。

MRI图像上，受累的脊膜多表现为连续性增厚，以颈胸段常见，累及范围可达几个椎体节段，少数可累及脊柱全长，多连续发生，薄厚不均，病变边缘不光滑、毛糙，T1WI序列呈等或稍高信号，T2WI序列呈高信号，T2WI-FS序列亦呈高信号，增强扫描明显强化；另外，部分病变区T1WI可见脑脊液-脊髓交界面毛糙、不光滑。脊膜和脊髓内结核结节或结核瘤表现与颅内结核病变类似，增殖病变T1加权像呈稍低信号，T2加权像呈稍高信号，当其内出现干酪样坏死呈低信号，出现液化呈高信号，增强扫描病变均匀或环形强化，“簇状”或“串珠样”排列较具特征性。

脊膜脊髓结核同颅内结核一样，可出现继发性改变。继发性蛛网膜下腔不均匀扩张形成囊肿样改变，多位于粘连的脊膜近端，T2加权像上显示较清晰，呈多房状高信号，部分可见纤细分隔，此特点多见于脊膜脊髓结核较重患者。脊髓受到结核性炎症的累及，表现为脊髓肿胀，可局限或弥漫，由于发现时间不同，增强扫描可表现为强化或不强化，亦可累及血管，脊髓中心部细小的动脉内膜发生炎性反应，使内膜增厚，管腔狭窄或闭塞，表现为脊髓缺血，形成中央部缺血、梗死及软化灶，于中央灰质区见长T1、长T2信号。

二、骨关节结核

多数为血行感染，结核分枝杆菌进入骨髓腔内，经历渗出、肉芽肿、坏死、增生等复杂的炎性病理过程，好发于负重大、活动多、积累性劳损肌肉附着处，其中脊柱最多见，约占50%，其次是膝、髋、踝、肘、腕关节等。

（一）脊柱结核

脊柱中，以腰椎、胸椎多见，骶椎及颈椎次之，其中以侵犯胸10至腰2椎体更常见。

早期发生结核性椎体骨炎。MRI对组织的水、蛋白质含量变化高度敏感，使之反映结核的早期病理变化成为可能。早期椎体病变区充血、水肿使其在T1WI上信号减低，与正常骨髓内脂肪的高信号形成对比；T2WI上病变部分的椎体信号增高，由于正常骨髓内脂肪在T2WI也呈高信号，可能病灶显示不清，但可显示病变椎体的信号不均，结合脂肪抑制技术，便可很好地显示出病灶。

随着椎体结核的进展，椎体出现“虫蚀状”骨质破坏并形成椎旁脓肿。典型病变发生于相邻的两个椎体，偶可见单椎体结核、椎体后部受累、附件单独受累以及多椎体跳跃式受累的不典型结核，MRI图像具有相应表现。

典型椎体结核在T1WI上呈混杂低信号或均匀低信号，在T2WI上多呈混杂高信号或均匀高信号，信号不均匀多由于病变内干酪样坏死物、死骨和椎体边缘增生硬化的骨质所致；由于抑制了骨髓内脂肪T2WI信号，因而对病变显示清楚；增强后骨质破坏区多呈不均匀强化，周边增生的肉芽肿区强化较明显，中心干酪样坏死及液化区、死骨无强化。椎间隙狭窄或消失是椎间盘破坏的表现，当邻近椎体受累，椎间盘可能失去营养而继发性受累，病变早期椎间盘在T1WI上呈低信号，在T2WI上信号增高。随着病变进展，椎间盘破坏，髓核突入椎体或消失，在T2WI上呈不均匀略高信号或高低混杂信号，与相邻椎体分界不清，增强后有不均匀强化或无强化。椎旁软组织影常见于结核性肉芽肿和冷脓肿，其范围、大小不一，常跨椎体生长。典型的脊椎结核多有冷脓肿形成，在T1WI上呈不均匀的等信号或低信号，在T2WI上呈混杂信号或均匀高信号，增强扫描冷脓肿壁可见强化，边界显示更清楚，中心区域无强化。

不典型椎体结核中，单椎体结核大多数发生于腰椎和胸椎，颈椎和骶椎少见，起源于椎体中央的单椎体结核可导致椎体呈向心性压缩，MRI表现为T1WI呈低信号，T2WI呈高信号，相邻的椎体终板结构完整，椎间盘和椎旁软组织无受累，MRI表现缺乏特征。同样，椎体后部受累、附件单独受累以及多椎体跳跃式受累的不典型结核，当椎旁脓肿不典型，仅有椎体水肿或骨质破坏时，影像诊断困难，均需注意同其他感染及椎体肿瘤鉴别。

（二）关节结核

关节结核分为滑膜型、骨型及全关节型，以滑膜型及全关节型常见，单独骨型结核少见。病变早期为关节滑膜炎性渗出、增生，关节囊肿胀，关节腔积液，病变进展累及关节面软骨、软骨下骨及骨质，骨髓腔水肿及骨质破坏，间隙变窄，关节周边软组织肿胀、脓肿，愈合期多以纤维性强直为主。

MRI图像上，滑膜增生在T1加权图像上表现为较为均一的中等偏低信号，质子密度加权图像上表现为中低信号混杂图像，T2加权图像上表现为中高低混杂信号，并可见不规则的低信号条状、突起状结节或团块影，高信号的液体渗出信号可分布于混杂信号间，并可见液体信号积聚于结节或团块间，T2 加权图像上关节腔及关节隐窝内积液表现为高信号影。关节软骨异常时，表面毛糙不平、软骨局部缺损变薄、软骨全层缺失及大面积剥脱。骨质异常表现为骨皮质中断，正常骨髓高信号为异常的骨髓水肿及骨质破坏信号所取代，骨髓水肿在 T1 加权图像上表现为稍低信号、T2加权图像上表现为稍高接近于骨髓信号的片状模糊影，T2脂肪抑制序列中，表现为片状高信号；骨质破坏表现为特征性的“虫蚀样”破坏，骨质破坏在T1加权图像上表现为骨质中较均一的信号阴影，在T2加权图像上表现为骨质中高信号或高低混杂信号。关节结核周围冷脓肿，在 T1 加权图像上表现为较为均一的低信号，T2加权图像上表现为中高低混杂信号，并可见不规则的低信号条状、突起状结节影，较易形成窦道、皮肤破溃。

三、腹腔结核

按解剖部位分为腹膜结核和腹腔脏器结核及淋巴结结核。

（一）腹膜结核

腹膜结核病理改变分为渗出型、粘连型、干酪样坏死型，临床上，以渗出型最多见，粘连型次之，干酪样坏死型较少见，与之相对应的影像表现为湿性-腹腔积液型、纤维粘连型和干酪型，病变发展过程中，影像表现随着病理改变而变化，常常几种征象重叠出现，称为混合型。

MRI上，腹腔积液表现为长T1、长T2信号，早期少量积液分布于腹膜反折处，随着液体量增多，逐渐出现于肝、脾或结肠旁沟外围及腹腔脏器周围，脏器向心性集中，系膜皱襞间的腹腔积液将系膜衬托成迂回状；因渗出液内含有纤维素及其沉积等因素，易形成条索状及粘连等改变，故在影像学上腹腔积液中常见条索状及分隔样表现，甚至部分积液形成局部包裹样改变。

腹膜增厚、粘连是腹膜结核的另一常见表现，包括网膜、肠系膜及壁腹膜的改变，网膜及肠系膜因结核分枝杆菌的播散及浸润，形成粟粒或结节样结核病灶，多合并病灶周围渗出，表现为边缘模糊不清的结节或斑片，T1加权像上脂肪间隙内呈稍低信号，T2抑脂序列呈等及稍高混杂信号，增厚及粘连严重时可以形成“饼状”或团块状混杂信号，增强扫描不均匀强化，其内干酪样坏死区不强化，此种表现相对少见；壁腹膜增厚在诊断中较具价值，以中上腹部为主，肝周壁腹膜受累常见，常合并丘状或椭圆形凸起形成结节状，结节多位于肋间及剑突下区，增厚的腹膜多边界清晰光滑，腹膜凸起结节邻近肝脏可呈弧形受压改变，受压边缘呈钝角、较柔和，多数腹膜凸起结节呈边缘稍长或等T1、稍长或等T2信号，中心更明显长T1、等低或长T2信号，增强扫描腹膜凸起结节边缘及与之相延续的增厚腹膜可见强化，结节中心干酪样坏死或液化区无强化。

（二）腹腔脏器结核

除腹腔空腔脏器结核外，MRI对肝、脾、胰腺及肾结核的诊断均具一定诊断价值。

腹腔实质脏器结核多数为继发性结核，多由血行感染结核分枝杆菌所致。主要病理变化为结核性肉芽肿形成，可见干酪样坏死、液化坏死、纤维组织增生及钙化等。

肝结核和脾结核影像表现依据病理变化主要分为粟粒型、结节型，当病变形成结核性脓肿时，可称为脓肿型，较多钙化时可称为钙化型，极少数肝结核由于干酪样结核病灶或结核脓肿溃破入胆道，可形成结核性小空洞而称为肝内胆管型。MRI表现为粟粒或结节状稍长T1、稍长T2信号，边缘欠光滑，当病变进展，其内出现干酪样坏死或液化，亦或脓肿形成时，病变中心出现不均匀信号，T2加权像上表现明显，呈等、低或高信号，边缘稍高信号，增强扫描，粟粒病变可轻度强化或强化不明显，如MRI机分辨率足够高时，无明显强化的病变边缘可见轻度强化，较大病变多以环形强化为主。

肾上腺结核双侧多见，增大肾上腺多呈结节状相互融合而表现形态多样，三角形、卵圆形或不规则结节状，结核性肉芽组织增生合并新生毛细血管形成及周围纤维组织包裹，平扫呈稍长T1、稍长T2信号，中心出现干酪样坏死及液化时信号不均，T2加权像上呈等、低或高信号，增强扫描病变可均匀强化，但以环形强化较具特征性；病变出现钙化时低信号，不强化。

胰腺结核影像最常见的表现是胰腺内局灶型蜂房状强化的肿块，胰周和门脉周围的淋巴结肿大伴环形强化以及其他部位结核灶可辅助诊断，胰腺结核多侵犯胰腺实质、胰管较少受累可作为与胰腺癌等病变的鉴别依据。

肾结核是泌尿生殖系结核中最常见的。病理学分为病理型肾结核阶段及临床型肾结核阶段。影像学上仅能发现临床型肾结核，表现为肾的体积增大、正常或缩小，外形分叶状或正常，肾髓质多发空洞或脓腔形成，常呈囊状影并围绕肾盂似“花瓣状”排列，继而肾皮质局部或普遍萎缩变薄，肾盂、输尿管及膀胱壁增厚，管腔狭窄或扩张，肾盂积水或积脓，肾功能损害，自病灶内逐渐出现沙砾状、弧线状、斑片或结节样钙化，MRI上病变呈稍长T1、稍长或混杂T2信号，钙化在MRI上显示不敏感，呈低或等信号，增强扫描病变区边缘强化多与邻近强化的肾实质高信号重叠显示不清，仅可见无强化表现，伴随的肾盂及输尿管壁增厚部分可见轻度强化。

（三）腹腔淋巴结结核

腹腔淋巴结结核表现为淋巴结肿大，多呈“簇状”排列，以肝门区及下腔静脉和腹腔干周围多见，平扫呈结节状稍长T1、稍长T2信号，T2加权象上常见其信号不均匀，增强扫描以边缘环形强化、中心不强化为主，“簇状”排列时呈分隔状或蜂窝状强化，邻近结构推移改变不明显。

腹腔淋巴结结核与腹膜结核及腹腔脏器结核合并存在时，三者具有相互辅助诊断价值。

四、生殖系统结核

生殖系统结核包括女性生殖系统结核和男性生殖系统结核。

（一）女性生殖系统结核

女性生殖系统结核是指由结核分枝杆菌引起的生殖器炎症，包括卵巢结核、输卵管结核、子宫内膜结核、宫颈结核、阴道和外阴结核、盆腔腹膜结核。输卵管被认为是女性生殖系统结核的始发部位，几乎所有生殖系统结核均累及输卵管，双侧居多，易伴发盆腔腹膜结核，累及宫旁韧带，其余部位结核相对少见。MRI可发现输卵管积水呈管状或迂曲扩张的长T1、长T2信号，盆腔包块内可有肠曲或包裹性输卵管卵巢组织，呈团块状不均匀稍长T1、稍长T2信号，伴有干酪样坏死或液化区表现为信号不均匀，增强扫描不均匀强化，其内见不强化低信号影，病变可伴钙化或淋巴结肿大。盆腔内积液限制性居多。子宫内膜结核少见，表现为内膜增厚，较重者可伴有干酪样结节形成。

（二）男性生殖系统结核

根据解剖部位分为前列腺结核、精囊结核、睾丸结核、输精管结核、阴茎结核。临床上最常见的是附睾及睾丸结核和前列腺结核。

1.附睾及睾丸结核　主要病变为结核性肉芽组织、干酪样变和纤维化。MRI表现取决于病变程度及病理成分，可分为结节型和弥漫型，结节可呈实性和囊实性，实性部分在T1加权像呈等或稍高信号，T2加权像上均呈低信号，增强扫描可见强化，囊实性病变呈环形强化。弥漫型可见附睾明显肿大，可伴结节，可完全或部分干酪样变，其结构模糊不清，输精管可以增粗变硬，呈串珠状。睾丸结核同附睾结核相似，早期睾丸结构完整，晚期可有脓肿形成，T1加权像上多表现为等或稍高信号，T2加权像上表现为低信号，出现脓肿时可见长T2信号，出现钙化时表现为明显低信号区，细小钙化MRI常不敏感，可伴少量鞘膜积液。

2.前列腺结核　结核分枝杆菌进入前列腺后腺管中形成结核结节，进一步发展，破坏腺体上皮，形成结核肉芽肿、干酪样变，最后干酪区液化或形成脓肿，坏死组织排出后可形成空洞，修复时可纤维化。MRI上可分为结节型和弥漫型，病变大多同时侵犯双侧，中央叶和周围叶均可受累，表现为前列腺体积增大，T1加权像上病变呈稍低信号，T2加权像上呈极低信号，与闭孔内肌信号相似或略高，弥漫型病变T2加权像上可见多发片状或弥漫信号减低，可伴条纹状改变，磁共振波普（MRS）代谢正常；当形成结核性脓肿时，T2加权像上可见高信号。精囊腺受累可以见到精囊腺管扩张，囊壁增厚，囊内容物T2WI 呈低信号，增强扫描囊壁强化。

（周新华 贺伟 吕岩）

参考文献

1. 王陇德. 结核病防治.北京:中国协和医科大学出版社,2004.
2. 严碧涯,端木宏谨.结核病学.北京:北京出版社,2003.
3. 刘同伦. 实用结核病学.沈阳:辽宁科学技术出版社,1987.
4. 中华医学会结核病学分会. 中国结核病分类法.中华结核和呼吸杂志,1998,21:716-717
5. 谢宝屿. 胸部X线诊断基础. 2版.北京:人民卫生出版社,2000.
6. Skoura E, Zumla A, Bomanji J. Imaging in tuberculosis. Int J Infect Dis, 2015, 32:87-93.
7. Burrill J, Williams CJ, Bain G, et al. Tuberculosis: a radiologic review. Radiographics,2007,27(5): 1255-1273.
8. Van Dyck P, Vanhoenacker FM, Van den Brande P, et al. Imaging of pulmonary tuberculosis. Eur Radiol, 2003, 13(8):1771-1785.
9. Leung AN, Muller NL, Pineda PR, et al. Primary tuberculosis in childhood: radiographic manifestations. Radiology,1992,182(1):87-91.
10. Pombo F, Rodriguez E, Mato J, et al. Patterns of contrast enhancement of tuberculous lymph nodes demonstrated by computed tomography. Clin Radiol,1992, 46(1):13-17.
11. Kim WS, Moon WK, Kim IO, et al. Pulmonary tuberculosis in children: CT evaluation. Am J Roentgenol ,1997,168(4)):1005-1009.
12. 郑穗生,高斌,鲍家启.CT诊断与临床.合肥: 安徽科学技术出版社,2005.
13. Lee KS,Song KS,Lim TH,et a1.Adult—onset pulmonary tubereulosis:findings on chest radiographs and CT scans.AJR,1993,160(4):753-758.
14. Lee KS,Im JG.CT in adults with tuberculosis of the chest:characteristic findings and role in management.AJR,1995,164(6):136l-1367.
15. 周新华.肺结核的影像学诊断——从形态分析到分子影像诊断.中国防痨杂志,2014,36(08):638-642.
16. 贺伟,谢汝明,周新华.颈部淋巴结结核的CT表现.中国防痨杂志,2004,26(04):212-214.
17. Kashyap S,Mohapatra PR,Saini V.Endobronchial tuberculosis. Indian J Chest Dis Allied Sci,2003, 45(4):247-256.
18. Jeong YJ, Lee KS.Pulmonary tuberculosis: up-to-date imaging and management. AJR Am J Roentgenol 2008,191(3):834-844.
19. 吕岩,李成海,谢汝明,等.初治活动性继发性肺结核的HRCT影像研究.中华实验和临床感染病杂志(电子版),2015,9(05):643-648.
20. Bomanji JB, Gupta N, Gulati P, et al. Imaging in tuberculosis. Clinical tuberculosis. Cold Spring Harb

Perspect Med. 2015 20;5(6).
21. 贺伟,李成海,谢汝明,等.活动性肺结核抗结核治疗后的HRCT影像动态分析及残余病变的临床意义.中华实验和临床感染病杂志(电子版),2015,9(06):38-42.
22. Lee JJ,Chong PY,Lin CB,et al.High resolution chest CT in patients with pulmonary tuberculosis: characteIistic findings before and after antituberculous therapy. Eur J Radiol,2008,67(l):100-104.
23. 伍建林,沈晶,徐凯,等.肺间质改变为主的继发性肺结核的CT诊断价值与疗效评价.中国防痨杂志,2012,34(04):207-211.
24. 迟竹云,孟凡波,刘波.成人急性粟粒性肺结核的影像表现及临床分析.医学影像学杂志,2008,18(4):419-421.
25. 张天华,袁吉欣,汤艳,等.继发性初治涂阳与涂阴活动性肺结核CT影像对比分析.临床肺科杂志,2009,14(10):1285-1287.
26. 田锦林."树芽征"的CT表现及其相关疾病.中国医学影像学杂志,2002.10(6):458-459.
27. 刘连荣,张雪君,程湘.肺间质改变为主的继发性肺结核的CT表现,.实用放射学杂志,2014,30(02):219-222.
28. McGuiness G,Naidich DP,Jagirdar J,et al.High resolution CT findings in military lung disease.J Comput Assist Tomogr,1992,16(7):384-390.
29. Park S,Hong YK,Joo SH,et al.CT findings of pulmonary tuberculosis presenting as segmental consolidation.Comput Assist Tomogr,1999,23(5):736-742.
30. 结核病临床诊治进展年度报告(2014年) (第一部分 结核病临床诊断).中国防痨杂志,2015,37(06)549-582.
31. 郭启勇.实用放射学. 3版.北京:人民卫生出版社,2007.
32. 唐神结,高文.临床结核病学.北京:人民卫生出版社,2011.
33. 綦迎成.结核病影像诊断学.北京:人民军医出版社,2010.
34. 王云钊,曹来宾.骨放射诊断学.北京:北京医科大学,中国协和医科大学联合出版社,1994.
35. 曹来宾.实用骨关节影像诊断学.济南:山东科学技术出版杜,1998.
36. 全昌斌,敖国昆,李红,等.胸壁结核的CT诊断.中华临床医师杂志(电子版),2011,05(20):5925-5929.
37. 王承胜,丁晓毅,王明亮,等.肾上腺结核的MSCT诊断及临床价值.放射学实践,2012,27(12):1347-1350.
38. 中华医学会结核病学分会,颅内结核影像学分型专家共识编写组.颅内结核影像学分型专家共识.中华结核和呼吸杂志,2015,38(11):805-809.
39. 过丽芳,吕岩,周新华,等.颅内结核的MRI特点及抗结核治疗动态分析.中华放射学杂志,2014,48(03):202-206.
40. 吕岩,李成海,周新华,等.脑膜结核147例核磁共振影像分析.中华结核和呼吸杂志,2015,38(11):815-820.
41. 刘彤华.诊断病理学.2版.北京:人民卫生出版社,2006:904.
42. Kalita J,Prasad S,Maurya PK,et a1.MR angiography in tuberculosis meningitis.Acta Radiologica,2012,53(3):324-329.

43. 贺伟,宁锋刚,周新华,等.脑实质结核的核磁共振影像特点及动态分析.中华结核和呼吸杂志,2015,38(11):821-827.
44. 过丽芳,周新华,谢汝明,等.82例脑实质结核和肺癌脑转移瘤的MRI鉴别.中国防痨杂志,2011,33(12):785-789.
45. 王东坡,吕岩,周新华,等.脊膜脊髓结核23例核磁共振影像分析.中华结核和呼吸杂志,2015,38(11):828-832.
46. 宁锋钢,赵泽钢,周新华,等.193例脊椎结核的MRI表现分析.中国防痨杂志,2014,36(03):161-165.
47. 吕岩,赵泽钢,周震,等.56例结核性腹膜炎患者CT影像分析.中国防痨杂志,2012,34(04):220-223.
48. 余日胜,章伟敏,李蓉芬.结核性腹膜炎的CT影像表现及其病理基础.中华结核和呼吸杂志,2002,25(4):243.
49. 张志伟,王丽英.胰腺结核的CT及MRI诊断.中国中西医结合影像学杂志,2015,13(05):533-535.
50. 严福华,曾蒙苏,程伟中,等.肝结核瘤的MRI征象.临床放射学杂志,2002,21(06):439-442.
51. 胡学梅,胡道予,夏黎明,等.肾结核的MRI表现(附12例分析).放射学实践,2006,21(03):281-283.
52. Okada H, Gotoh A, Kamidono S. Multiple hypoechoic lesions in bilateral testes. J Urol,2003,61(4):833-834.
53. Tsili AC, Tsampoulas C, Giannakis D, et al. Case report. Tuberculous epididymo-orchitis: MRI findings. Br J Radiol, 2008, 81(966): e166-169.
54. 罗琳,何炳均,方友强,等.附睾结核的MRI 诊断价值.中华腔镜泌尿外科杂志(电子版),2012,06(04):312-315.
55. Engin G, Acunas B, Acunas G. Imaging of extrapulmonary tuberculosis. Radio Graphics, 2000, 20(2):471-488.
56. 程悦,季倩,沈文.前列腺结核的MRI特征.中华放射学杂志,2014,48(4):342-343.
57. Chen YQ,Liu MJ,Guo Y.Proton magnetic resonance spectroscopy in prostate tuberculosis.Urology,2010,75:1065-1066.

第三章
结核病血清学诊断

第一节　血清学诊断对结核病的诊断意义

一、概述

人体暴露于结核分枝杆菌后，一般可能有三种不同的结局：可无任何感染结核分枝杆菌的临床和实验室检查证据[结核菌素皮试试验（TST）及（或）干扰素-γ释放试验（IGRAs）]均为阴性，或无任何活动性结核病临床表现，但TST（+） 及（或）IGRAs（+）的潜伏性结核分枝杆菌感染（latent tuberculous infection， LTBI）及感染后近期发展为活动性结核病。在LTBI中，5%～10%可因各种已知的危险因素如贫困、营养不良、老年、糖尿病、HIV/AIDS、各种免疫抑制剂的使用以及宿主遗传学背景等的影响而再活化（reactivation）。不同的结局主要取决于感染的菌量及其致病力以及宿主固有免疫和适应性免疫系统清除、控制结核分枝杆菌的能力。O’Grarra等综合既往多方面的研究和近年的进展，描述了宿主经气道感染的免疫应答过程。结核分枝杆菌进入宿主肺内，通过肺泡巨噬细胞表面清道夫受体、补体受体、免疫球蛋白Fc受体（FcR）、甘露糖受体等的识别得以被吞噬，从而启动固有免疫应答。近年来研究也发现中性粒细胞和树突状细胞也参与构成第一道防线，产生分泌Cathelicidin等各种抗菌肽、促炎症因子、趋化因子，释放肿瘤坏死因子-α（TNF-α）、白细胞介素（IL-6）、IL-12p40、IL-1α/β、干扰素-γ（IFN-γ）、干扰素-β（IFN-β）和趋化因子CC配体CCL2、CCL5和CCL8，以募集吞噬细胞、T细胞、B细胞等炎症细胞，对肉芽肿形成、启动适应性免疫具有重要作用。

还有报道表明，感染结核分枝杆菌的肺泡巨噬细胞内脂质介质前列腺素E2和脂毒素LXA4的平衡在决定巨噬细胞凋亡、自噬和坏死中具有重要作用，前二者有利于宿主，而后者则有利于结核分枝杆菌启动抗炎反应、阻断吞噬细胞产生活性氧和氮中间产物、阻止吞噬小体和溶酶体融合、逃避固有免疫的防御机制，得以增殖乃至在宿主体内传播。感染结核分枝杆菌的树突状细胞移行至肺内患病部位的区域淋巴结，在IL-12p40、IL-12p70和趋化因子CCL19、CCL21等作用下，启动了抗结核的适应性免疫。抗原呈递细胞加工处理后的抗原通过T细胞受体的识别，结核分枝杆菌抗原/MHC复合物活化，从而活化T细胞，通过分泌各种细胞因子而发挥其免疫调控功能，激活巨噬细胞发挥更强的抗结核活性。

根据早年经典的实验及Th1/Th2的范例，Th1细胞是保护宿主免受细胞内病原体损害，Th2细胞则是针对细胞外病原体，而一直认为细胞介导免疫在抗结核免疫中占有主导地位，之后一系列研究也证实结核分枝杆菌的保护性免疫是以T细胞为基础的，T细胞活化是抗结核免疫的关键，而体液免疫发挥的作用较小，相关研究也较少。B细胞受到结核分枝杆菌抗原刺激后产生的IgM、IgG和IgA三种免疫球蛋白可反映机体抗结核的体液免疫应答水平，甚至认为可以被忽视。但也有一些研究表明：除了Th细胞外，许多细胞和抗体也是参与免疫调控的。事实上，B细胞除了产生抗体和抗原呈递功能外，还能调控T细胞的分化和细胞介导免疫的发展。活化B细胞可产生许多细胞因子，如一些效应B细胞1（B1细胞）可以分泌与Th1应答相关的细胞因子IFN-γ和IL-2，B2细胞可以产生Th2细胞为特征的IL-4，此外B细胞还可产生IL-6、IL-10等。一些动物实验还表明：抗结核多克隆抗体的被动血清治疗可以保护重症联合免疫缺陷（SCID）小鼠免于结核分枝杆菌感染的再活化，而且，去毒结核分枝杆菌提取物（RUTI）治疗小鼠的血清被动免疫后，可获得明显的免疫保护作用。Lopez等也报道了抗16kD和抗38kD两个IgA单克隆抗体TBA61和TBA48治疗小鼠活动性肺结核的保护性结果。早年也有一些关于人类的研究，如抗Ag85-IgG可抗结核分枝杆菌，卡介苗（BCG）接种后的血清可预防分枝杆菌的感染，BCG诱导抗体可增加结核特异$CD4^{+}$、$CD8^{+}$T细胞产生IFN-γ细胞的增殖等。

二、结核病血清学诊断的历史

结核病的血清学诊断乃是根据结核分枝杆菌抗原与感染宿主产生的相应抗体间特异性免疫反应的原理，采用多种技术检测血清、胸腔积液、脑脊液中抗原、抗体、抗原抗体复合物，以达到诊断或辅助诊断的目的。因为最早也是最多用于血清的检测，而被冠以血清学诊断的名称。

血清学诊断的历史由来已久，早在1898年，Arloing就试图以结核分枝杆菌悬液与患者血清进行凝集试验，阳性率57%，但健康及疾病对照组假阳性率高达11%。1948年，Middlebrook 与Dubos以结核分枝杆菌的丙酮提取物致敏绵羊红细胞，进行血细胞凝集试验，继而，沉淀试验、补体结合试验、免疫扩散试验等免疫技术被采用。1941年，Coons和Kaplan建立了荧光免疫分析（fluoroimmunoassay，FIA），但结果均令人失望。1959年，Bersan和Yelow创立了放射免疫分析（radioimmunoassay， RIA）。1972年Engvall和Permann建立了高效可重复的ELISA技术，再次引起人们对结核血清学诊断的兴趣，又由于免疫化学研究的进展，各种“特异性抗原”的分离、鉴定和纯化，血清学诊断的包被抗原由粗制抗原发展至“纯化”抗原。1979年，Daniel等以山羊抗血清，通过亲和层析分离、纯化鉴定的结核分枝杆菌 “特异性抗原”——Ag5，以后被证实为38kD蛋白。随之，Ag6、Ag7、Ag60等抗原纷纷被用于血清学诊断。但1987年Daniel曾综述28篇相关研究，发现其诊断价值差异甚大，灵敏度为31.7%~94%，特异性为78.6%~100%，从而提出血清学诊断仅可作为辅助性诊断、初筛性诊断和肺外结核的诊断。

随着各国不同包被抗原或联合抗原的商品试剂盒纷纷问世，又由于已有的结核病诊断技术不能满足临床的需求，尤其在低收入、结核病高疫情国家，血清学诊断被广泛应用。2007年Steingart等先后对产自各国的商品化结核病血清学诊断试剂盒进行了评估与分析，发现其对肺结核、肺外结核诊断的灵敏度、特异性和准确性差异甚大。Steingart等又于2011年对67项相关研究（48%来自低收入国家）进行了荟萃分析，发现活动性肺结核诊断的灵敏度和特异性各为0~100%和31%~100%，肺外结核各为0~100%和59%~100%。鉴于上述报告及Grenier等调查的22个结核病高负担国家广泛采用结核病血清学诊断的状况，以及儿童结核病血清学诊断的综述发现，抗结核抗体检测在特异性86%~100%的前提下，阳性率仅为14%~85%，上述观察结果提示结核病血清学诊断的高度不一致性和不准确性，鉴于假阴性结果可能导致漏诊、误诊而增加结核病传播的机会，假阳性结果则会增加公共卫生机构和患者的负担，以及因治疗可能引起不良反应，WHO于2011年7月发布相关声明：无论HIV感染状况，不推荐商品化血清学诊断用于怀疑活动性肺结核和肺外结核，此推荐适用于儿童结核；但是仍主张对结核病血清学诊断进行进一步研究。

三、结核病血清学诊断存在的问题及相应的研究探索

血清学诊断具有技术简单、快速、价廉、不需精密仪器、最符合即时检验、直接为患者服务的优势，但目前结核病血清学诊断仍存在诸多难题。

（1）首先要承认机体抗结核病的体液免疫应答是十分复杂的。B细胞是体

内唯一能产生抗体的细胞，B细胞表面具有众多的膜分子参与抗原的识别，形成了识别抗原的受体库，不同发育分化阶段的B细胞膜免疫球蛋白（mIg）构成B细胞受体的重要组分，类别各异，而且机体体液免疫应答是依赖于细胞免疫应答的，B细胞对抗原如蛋白质的应答需Th细胞的辅助，免疫球蛋白重链或轻链类或亚类的同型性，以及有些细胞因子对免疫球蛋白类别的转换具有调节作用，如IFN-γ可下调IgM、IgG1、IgE，而上调IgG3、IgG2a；TNF-β下调IgM、IgG3，而上调IgG2b和IgA。又如B2细胞亚群在T细胞辅助下可大量增殖，其中少数为长寿记忆B细胞，在抗原刺激下可迅速活化，产生大量高亲和力的、以IgG为主的特异性抗体。

（2）被研究观察结核病患者的年龄（如婴幼儿、老年、超高龄等不同年龄阶段）、患者的确诊依据、不同的临床类型、不同的病程和病情等均可能反映不同的体液免疫应答而影响检测结果。

（3）在血清学检测中，抗原的特异性至关重要，有时结核病与其他疾病的抗体谱表达存在着交叉性，如She等采用美国Seatle生产的含结核分枝杆菌81、结核分枝杆菌8、MPT32、38kD和两个专利抗原等多种抗原的试剂盒，检测了来自37例活动性结核病、58例NTM病、105例自身免疫性疾病等，329份血清标本中活动性结核病组阳性率54.1%，NTM病组假阳性率24.1%（NTM菌种包括鸟胞内复合群、龟分枝杆菌、脓肿分枝杆菌、猿分枝杆菌和戈登分枝杆菌），自身免疫性疾病组假阳性率10.5%，LTBI组假阳性率14.3%。而且，抗原的生物种类不一样，也会有不同的结果，如蛋白质抗原所导致的是IgG的应答，多糖抗原则引发的是IgM抗体，而IgM抗体常是早期体液免疫的反映，但结核特异性IgM常不易被捕获，且多为低滴定度。

（4）检测技术的影响，如ELISA技术是一项较为敏感、可重复的技术，但在具体操作过程中，时间、温度的稳定是必须的。抗体阳性滴定度cutoff值的确定一般常以阴性对照组的OD均值±2SD或OD均值+3SD，为了提高特异性也可采用OD均值+6SD，但无疑将会降低其灵敏度，故一般主张确定一项检验技术诊断价值，需在特异性≥95%条件下来评定其灵敏度。此外，某地区、某国家的患病率与阳性预测值（PPV）和阴性预测值（NPV）有关，患病率越高，阳性预测值也越高，患病率越低，则阴性预测值也低。总之，结核病患者抗体的异质性，使血清学诊断的评价更为复杂。

正如早年Lyashchenko等的研究发现，在59例HIV（－）活动性肺结核患者及80例对照（非结核性肺部疾病40例、NTM病6例、健康者34例），对ESAT-6、14kD、MPT-63、19kD、MPT-64、MPT51、MTC28、Ag85B、38kD和KatG 10种抗原的IgG抗体检测结果显示，88%患者至少对一种抗原的相应抗体阳性（52/59），但无一例对全部抗原有阳性反应。关于结核病患者对抗原的异质性识别，作者推测有5种可能原因：①感染者免疫遗传学背景不同；②结核病发展不同阶段对抗原识别的异质性；③感染不同的菌株具有不同的基因表达，导致异质性抗原识别，但也有报道，豚鼠雾化吸入H37Rv也可有不同类型的抗原识别；④痰菌负荷量不同；⑤接受结核治疗的影响。Fujita等也获得类似的结果：在924例住院活动性结核病患者血清中，抗6种脂质抗原（BCG索状因子，MAC-TMM-M，三酰基脂蛋白脂酶-2，tetraacyl CPL-1，磷脂酰肌醇和BCG trehalose 6 monomycolate）任一抗原的IgG（+）者占91.5%，210例初诊者则为93.3%。作者还发现抗体水平与细菌负荷正相关，化学治疗后抗体水平显著降低。

研究发现活动性结核病患者血清中，88%～91.5%患者可检测到抗结核抗体，又鉴于目前结核病诊断仍存在诸多难题：临床症状仅是患者就医和医生发现疾病的重要线索，缺乏特征性和肯定性；胸部影像学检查发现异常阴影的灵敏度较高，但表现多种多样，常与其他肺部疾病交叉重叠；病原体诊断方面，显微镜检查阴性率20%～60%，培养需3～6周，核酸扩增技术特异性结核分枝杆菌 DNA不能鉴别死或活结核分枝杆菌，且需与NTM鉴别；IGRAs，不能鉴别活动性结核病（ATB）与LTBI，约有20%的假阴性，且不能监测治疗的效应；当前推荐的

Gene Xpert MTB/RFP，价格不菲，不适用于常规检查，而且当前较难诊断的菌阴肺结核的检出率≤70%。故WHO仍鼓励继续研究，至今仍有不少研究者对结核病血清学诊断的研究热情不减。针对目前存在的问题，从特异性抗原的筛选、鉴定、优选联合抗原及联合抗体的检测和检测技术等方面进行探索。

（一）采用分子生物学等先进技术，进行特异性抗原的筛选与鉴定

Sritharan等报道，HupB蛋白是结核分枝杆菌的铁调节蛋白，是Mycobactin生物合成的正性调节剂，作者曾发现肺结核患者血清中有高水平的抗全长的rHupB的抗体，作者进一步将HupB根据氨基酸长度分段为三个抗原，检测血清中相应抗体，发现在肺结核中未治疗者及肺外结核患者中，重组HupB-F2（aa 63-161）具有显著的免疫原性，且其抗体水平与血清铁呈负相关。Khurshid等报道作者构建了TB16.3-tnPsts1（截断“Psts1”）和 TB16.3-echA1两种融合蛋白，发现64%结核病患者对任一融合蛋白均呈阳性反应，尤其TB16.3-echA1更具有潜力。Afzal等选择分枝杆菌抗原的截断区通过连接酶构建了HSP截断片段与FbpC1截断片段的融合蛋白Hsptn1-FbpC1，以及tn2FbpC1与截断的PstS1的tn2FbpC1-tnPSTS1两种融合蛋白，以期提高血清学诊断灵敏度。经ELISA检测结核病患者血清中的相应抗体，发现tn2FbpC1-tnPST-S1融合蛋白更具有潜力，抗体检出率72%。

Sarpe等合成结核分枝杆菌的脑硫脂-3类似物（Sulfolipid-3）和M.paraaffinicicum的乙酰化的四海藻糖脂（tetraacetylated trehaloglycolipid），认为可作为血清学诊断的有潜力的候选抗原。Yang等利用结核病患者特异性IgG作为靶分子，在噬菌体显示随机肽文库中筛选结核分枝杆菌特异性免疫活性模拟表位肽，经噬菌体-ELISA检测，发现结核病噬菌体H12、TB6、TB15、TB18与结核病患者IgG有较高的亲和性，284份人血清的检测结果显示，合成TB15的敏感性和AUC较高。Zhou等经高通量GST-融合蛋白芯片筛选出14个高反应性蛋白，其中6个（38kD、LprG、Rv566c、Rv623c、MPT64和HSPX）抗原通过96例结核病患者和49例健康对照进行验证，结果为：各个抗原的特异性均大于或等于95.9%。

66.7%的患者（65/96）至少识别一个抗原，65例中有4例能识别6个抗原，各个抗原的灵敏度为15.6%～33.3%。联合6个抗原的灵敏度为67.7%，特异性为91.8%。

Abraham等报道，PPE 蛋白是一类具有高度抗原性、可较强诱导B细胞免疫应答的免疫蛋白。结核分枝杆菌 PE/PPE家族因其免疫优势和病理性免疫的重要性，而被认为是分枝杆菌基因组中的免疫原之岛。既往研究发现Rv2401（PPE41）、PE蛋白25可使血清学诊断灵敏度增至75%。作者进一步研究发现Rv1168C（PPE）在ELISA检测中，以健康对照OD均值±3SD为阳性标准，可达到灵敏度72.72%，特异性91.66%。Lagrange等在印度进行了一项多中心研究：评估酚糖脂（phenolic glycolipid）、PGL-Tb1和ESAT-6/CFP-10融合蛋白作为包被抗原在778例活动性结核病患者[HIV（+）102例，HIV（-）336例和HIV不明360例]及945例非活动性结核病患者的血清学诊断价值。结果显示：活动性结核病/HIV（+）患者中，ELISA-PGL-Tb1和ELISA-ESAT-6/CFP-10的特异性均为91%，灵敏度各为72.3%和63.7%。但Zhao等也评估了抗结核分枝杆菌糖脂类抗体对中国结核病患者的诊断价值，结果则为TBGL-IgG和TBGL-IgA的特异性虽可达81%和89.7%，但其灵敏度欠理想，肺结核组灵敏度各为68.9%和46.7%。

Yang等曾对我国国家食品药品监督管理局批准的四个检测抗结核抗体IgG的试剂盒进行了评估，252份血清来自活动性结核病患者，其中检测抗LAM-38kD-16kD-MPT63-IgG抗体的试剂盒，灵敏度71.8%、特异性91.8%。捷克还有报道，利用离子交换层析技术，分离了H37Rv 5个抗原。ELISA检测结果发现6KD、27kD、30kD、38kD抗原对活动性肺和肺外结核具有诊断价值。采用鸡尾酒抗原，特异性、灵敏度可高达98.06%和98.67%。

鉴于以前曾有研究报道RD11区Rv3425蛋白抗原具有强免疫原性，Zhang等进一步鉴定结核分枝杆菌 RD5编码蛋白Rv3117-Rv3121，并予以重组。经ELISA对HIV（-）肺结核患者60例和健康对照32例的鉴定，发现Rv3117和Rv3120抗原可区别活动性结核病和健康对照（$P<0.05$），两者的特异性均为96.9%，但敏感

性较低，各为25%和31.7%。Brust等还比较了4种结核分枝杆菌脂溶性酶Lipy、Rv0183、Rv1984c和Rv3452在活动性结核病血清学诊断的价值。105例活动性患者的阳性率各为73.4%、81.0%、81.9%和90.3%，特异性各为97.3%、93.3%、94.0%和 94.6%，具有相当满意的应用价值，值得进一步研究。

（二）多种特异性抗原的联合在结核病血清学诊断的探索

鉴于结核病体液免疫应答的异质性，众多学者采用已有的和（或）新鉴定的抗原，包括蛋白抗原和脂质抗原的联合，用于结核病血清学诊断。早年，Raja等采用了4个结核分枝杆菌抗原的不同组合，包括两种分泌抗原[38kD和30kD（Ag85B）]和两个重组抗原[16kD（MPT63）和27kD（MPT51）]检测476份血清，发现38kD+16kD联合涂阳培阳肺结核患者血清抗体阳性率85%，特异性100%，而38kD/16kD/30kD联合的相应抗体灵敏度89%，特异性99%，结果令人满意。

Kumar等也报道Ag85A复合物（Ag85A，B，C）和ESAT-6及CFP-10的联合可望减少成人结核病患者血清免疫应答的异质性，Ag85C相应抗体的检测对儿童结核病具有诊断潜力，灵敏度、特异性各为89.7%和92%。Wu等研究也显示重组38kD、rMTB/48、rCFP-10/ESAT-6三种抗原的联合对119例菌阳肺结核灵敏度可达90.8%，对131例菌阴肺结核灵敏度为84.7%。Zhang等构建了ESAT-6/14kD/38kD和14kD/38kD两个融合抗原，检测了活动性肺结核患者和BCG接种过的健康对照各98例，血清IgG的灵敏度各为77.6%和74.5%，特异性可达84.3%和90.2%。

Rv0057和Rv1352蛋白是T淋巴细胞的新抗原，最近Yang等采用Western Blot技术发现Rv0057-Rv1352和38kD/16kD融合抗原血清学诊断的特异性均可达93.3%，两个融合蛋白联合的灵敏度和特异性各为85.5%和86.7%。Goyal等还基于RD1（ESAT-6，CFP-10）和RD2（CFP-21，MPT64）的B细胞抗原决定簇的7个肽段，用于涂阳和涂阴肺结核、结节病和健康对照组的免疫学诊断，研究发现

7个肽段抗原中有4个对肺结核具有免疫反应性，可与结节病鉴别，联合检测的特异性100%，涂阳和涂阴组的灵敏度各为83.3%和62.5%，而结节病组仅为4.16%。德国也曾有报道，以38kD（Rv0934）、MPT64（Rv980c）、AdK（Rv0733）和BfrB（Rv3874）四个重组抗原评估肺结核（80）、HIV（+）、结核病家庭接触者（108）和健康对照组（100）的IgG血清学诊断的价值，结果显示：涂阳培阳组四个抗原联合的灵敏度、特异性各为89.6%和89%，而HIV/TB则仅为51.2%和89%。

委内瑞拉Araujo还报道，采用结核分枝杆菌跨距ESAT-6和Ag85A序列的20个氨基酸长、无交叉覆盖的合成肽为抗原，共检测涂阳培阳肺结核455例、70%涂阳培阳肺外结核60例、非结核分枝杆菌肺外病变40例、麻风33例、健康对照514例的免疫反应，发现ESAT-6的12033肽和12034肽肺结核组的诊断灵敏度、特异性可高达96.9%和96.2%，Ag85A的29878肽特异性为97.4%。肺外结核组Ag85A的11005肽和11006肽的灵敏度98.3%，Ag85A的29878特异性为96.4%。联合12033～12034肽或11005～11006肽，肺结核和肺外结核组灵敏度可达99.5%和100%。但可惜的是，此等令人鼓舞的结果近年来未见进一步报道。Liu等评估了包含结核分枝杆菌 RD1区的新抗原Rv3871、Rv3874（CFP-10）、Rv3875、Rv3876（ESAT-6）及Rv3879等5个抗原对298例活动性肺结核患者（涂阳培阳117例，涂阴培阳101例，涂阴培阴80例）的血清学诊断价值。结果显示：Rv3871、Rv3876及Rv3879的联合对三组患者诊断特异性均可达到90.53%，灵敏度各为76%、85%和79.21%。对涂阴培阳的诊断灵敏度、特异性各为85%和90.53%。

（三）结核分枝杆菌特异性抗原相应IgG、IgA和IgM抗体联合检测

为了提高结核血清学诊断灵敏度，又鉴于体液免疫的异质性和免疫球蛋白的异质性，不少研究者评估了结核病患者血清中针对多种抗原的相应IgS的检测意义。Baumann等对南非HIV（－）肺结核患者42例和67例对照组[IGRAs+的LTBI 47例，IGRAs（－）/TST（+）的LTBI 8例和未感染者12例]血清中抗

MPT32（Rv1860）、HSP16.3（Rv2031c）、HSP20（Rv0251c）、LAM、PE35（Rv3872）、TPX（CFP-20，Rv1932）6种重组抗原的IgG、IgA或IgM。结果显示：LAM-IgG灵敏度、特异性各为71.4%和86.6%，为鉴别结核病与LTBI的最佳指标，联合5个抗体的检测，LAM-IgA、LAM-IgG、TPX-IgA、TPX-IgG、MPT32-IgM鉴别结核病与LTBI的准确率为86.5%。还有一些报道进行了综述，虽可提高诊断的灵敏度，但无助于提高特异性，且IgA、IgM抗体的阳性率较低。

Raja也曾通过分子筛层析纯化结核分枝杆菌 16kD抗原，同时检测涂阴培阳/涂阳培阳肺结核患者的相应IgG、IgA和IgM抗体，特异性均可达到100%和95%，但灵敏度分别为62%、52%和11%；三者联合灵敏度、特异性则可增至83%和97%；循环免疫复合物的IgG、IgA和IgM抗体水平涂阳培阳/ 涂阴培阳可达97.5%和100%。印度Kaushik等研究结果显示：16kD（HSPX，α-crystalline）具有结核病血清学诊断潜力，在肺结核、结核性脑膜炎和结核性胸膜炎的灵敏度各为73.8%~81.2%、42.8%和63.3%，特异性可达94.7%。

鉴于脂阿拉伯甘露糖（LAM）是分枝杆菌细胞壁的重要成分，早年已有研究结核病患者的血清、尿、痰的LAM-ELISA，可获中度敏感的结果（74%~81%），特异性可达99%。又有研究HIV感染相关结核病患者Xpert MTB/RIF（+）中，近半数血清LAM（+）。Gupta-Wright等荟萃分析结果显示：1172例艾滋病/结核病患者中，512例（44%）尿LAM（+），且随访2~6个月期间发现，尿LAM（+）者的死亡率高于尿LAM（-）者（*RR*=2.3）；其中5项研究结果的OR值则为2.5。还有作者对分枝杆菌细胞壁的各种多糖的相应抗体[包括多聚糖（glucan）、LAM、糖脂类、MPT51（27kD，Rv3803c）、分枝杆菌蛋白（81kD，Rv1837c）]在艾滋病不同状态下的结核病患者、对照者进行了比较性研究。

（四）检测技术的改进

根据以上介绍，各家采用了多种先进技术进行高度特异性抗原的筛选，取得了多方面的进展，值得进一步研究。在结核病血清学检测技术方面，在众多的临床免疫学检验技术中，最常用的仍是ELISA。除了ELISA方法外，在结核病诊断方面还有免疫层析技术。最近有报道，基于波导的光学生物传感器平台（wave guide-based optital biosensor platform）可检测LAM、ESAT-6和Ag85A，但由于抗体稳定性差，尚未用于临床标本检测。近年来也有一些创新性探索。Lee等采用Bioplex 悬浮芯片系统（Bioplex multiplex suspension array system）和ELISA检测了20岁以上、痰培养阳性肺结核患者初治诊断时和抗结核治疗2个月时血浆多种细胞因子，分析、比较167例患者及其中26例持续培阳患者的细胞因子水平，发现初治诊断时RANTES（CCL5）<400pg/ml、涂阳及治疗2个月时MMP-8 >3000pg/ml，与痰持续培阳有关联性，可预测抗结核治疗的效果。

Mehta等建立了以分枝杆菌RD抗原为基础的超敏感的免疫PCR（immuno-PCR），该方法以特异性抗体和核酸分子的结合为基础，核酸分子用作PCR扩增的分子标志物，结合常用的ELISA技术检测了活动性肺结核（120例）、肺外结核（35例）、健康对照（20例）和疾病对照（40例）ESAT-6、CFP-21、MPT-64、RD鸡尾酒抗原（ESAT-6、CFP-21、MPT-64）的水平。涂阳和涂阴肺结核患者痰抗原水平的检出率可达91%和72%。据作者介绍，此技术具有PCR和ELISA两方面的优势。该技术检测ESAT-6和其他抗原可至0.1 fg的水平。

Kasempimolporn等根据免疫层析的原理，自制了包被ESAT-6、MPT64和优先表达与非复制结核分枝杆菌的Rv3615c和Rv2031c多种抗原的条带（Strip test），检测15岁以下儿童（包括活动性结核病、LTBI、结核病接触者和非结核性疾病患者），并与TST、IGRAs比较，活动性结核病组中，strip试验灵敏度显著低于TST和IGRAs，各为58.3%、100%和100%。但LTBI组IGRAs和strip 试验阳性率均为37.5%，32例中只有2例两者均为阳性，两者均为阴性者10例，10例IGRAs阴性者strip试验阳性，另外10例strip 试验阴性者IGRAs阳性，提示两者对LTBI有互补作用。

在结核病血清学诊断技术中，也可考虑采用近年来开发的双向侧流胶体金法。该技术为双向侧流免疫层析技术，即被检测的IgG抗体先与固化在检测区的抗原发生免疫结合反应，然后再与胶体金-抗人IgG偶合物发生反应的间接法。标本与抗原反应两次，加入样本时与抗原反应1次，加入缓冲液后，缓冲液和胶体金偶合物会推动未反应完的样本再次与抗原反应一次，并减少了共轭物在试条上的非特异性结合，提高了反应特异性，且该检测法步骤简单、快速、准确度高，避免了手工ELISA法的人为干扰因素，适合于即时检验，值得在结核病血清学诊断领域进行研究与开发。

第二节　细胞因子谱对结核病的诊断意义

细胞因子是由免疫原、丝裂原或其他因子刺激细胞而产生的低分子量的可溶性蛋白质，具有调节固有免疫和适应性免疫功能，通过与细胞表面高亲和受体结合而发挥刺激细胞活化、增殖、分化等生物学效应。

细胞因子多为低分子量（8～30kD）的多肽，共同特征为：高效性，低密度下即有生物学活性；多源性，即多种细胞均可产生一种细胞因子，如IFN-γ的主要产生细胞有活化T细胞、NK细胞，又如TNF-α的主要产生细胞有巨噬细胞、NK细胞和T细胞；多效性，即一种细胞因子可作用于不同的靶细胞，产生不同的生物学效应；重叠性，即几种不同的细胞因子可作用于一种靶细胞，产生相同或相似的生物学效应，如IL-2、IL-4、IL-7和IL-15均可刺激T细胞增殖；拮抗性或协同性，如一种细胞因子可拮抗其他的细胞及其因子的功能，或一种细胞因子可增强另一细胞及其因子的功能，如IL-4可抑制IFN-γ，诱导Th0细胞向Th1细胞分化，而IFN-γ可抑制IL-4诱导Th0向Th2细胞分化。

根据结构和功能，细胞因子又可分为白细胞介素（是主要的细胞因子）、干扰素家族、肿瘤坏死因子家族、集落刺激因子家族和趋化因子家族等多种类型，其他还有转化生长因子β（TGF-β）、血管内皮细胞生长因子（VEGF）、表皮生长因子（EGF）和纤维细胞生长因子（FGF）等。趋化因子家族成员尤为复杂，根据其结构特征和功能，共包括四个家族：① CC亚家族趋化因子，如单核细胞趋化蛋白（MCP-1），对单核细胞、T细胞、树突状细胞有趋化和激活作用；② CXC亚家族，如IL-8是CXC亚家族的趋化因子，可趋化多形核白细胞到达急性炎症部位；③ C亚家族，如淋巴细胞趋化蛋白（lymphotactin）是C亚家族的趋化因子，对T细胞、NK细胞和树突状细胞有趋化作用；④ CX3C亚家族，如Fractalkine是CX3C亚家族趋化因子，对单核细胞和T淋巴细胞有趋化作用。

总之，众多的细胞因子在体内相互促进或制约，形成十分复杂的细胞因子调节网络，如以Th1和Th2细胞为核心的细胞因子调节网络以及Th1、Th2和Th17细胞因子调节网络等。此外，细胞因子间也存在共用亚单位现象，如IL-12是P35和P40亚单位组成的异源二聚体，IL-23则为P40和P19亚单位组成的异源二聚体，故P40是IL-12和IL-23的共用亚单位。

细胞因子和其他免疫分子一样，也具有“双刃剑”的作用，既可发挥免疫调节作用，在一定条件下，如过度表达时又可参与病理性免疫损害及多种疾病的发生。例如，类风湿关节炎，常呈TNF-α、IL-1的高表达；又如急性呼吸窘迫综合征（ARDS）常呈 “细胞因子风暴”现象——TNF-α、IL-1、IL-6、IL-12、IFN-α、IFN-β、IFN-γ、MCP-1和IL-8短期内大量分泌。结核病的细胞免疫和体液免疫应答也是错综复杂的，与宿主结核分枝杆菌暴露后不同结局密切相关，在免疫应答过程中，细胞因子的表达也常是异质性的。例如，最新研究发现的IL-10家族包括6种免疫因子，分别为IL-10、IL-19、IL-20、IL-22、IL-24和IL-26。其中IL-10、IL-22、IL-24和IL-26是宿主感染结核分枝杆菌后产生的重要的调节性细胞因子，尤其是IL-10和IL-26能抑制抗分枝杆菌的免疫反应、促进病原体存活；与之相反，IL-22和IL-24能促进保护性免疫反应、抑制病原体在细胞内的存活。IL-10家族作为参与结核分枝杆菌感染后免疫反应中新的细胞因子，提示可能依据患者的免疫状态（如IL-10家族成员的水平）进行抗结核治疗。

基于近亲繁殖，编码IL-2、IFN-γ、TNF-α基因缺失小鼠和缺失$CD4^{+}$T细胞小鼠对结核分枝杆菌的易感性，TNF-α、IL-12和IFN-γ在人类对结核病控制的重要性以及CD4+T细胞低下的HIV感染者常迅速死于结核病等事实，IFN-γ、IL-2和TNF-α对结核病都是关键性的细胞因子。许多其他$CD4^{+}$T细胞亚群，如产生IL-17的$CD4^{+}$T细胞，也已证明介导募集保护性Th1细胞至肺结核病患处。又如，在活动性结核病时，调节性$CD4^{+}$T细胞（Treg）增多以限制Th1细胞过度应答，而尽可能减轻病理性免疫应答，控制过度炎症反应。

效应性T细胞表达的程序性细胞死亡分子（programmed cell death 1，PD1)以及经典限制性$CD8^{+}$T细胞在体内抗结核分枝杆菌感染中也具有重要作用，包括穿孔素、颗粒溶酶依赖性细胞毒作用。为了增加对结核病不同发展阶段的细胞因子表达特点的了解，以期对诊断提供有益的参考信息，也有不少相关研究已见诸报道。2011年Walzl等对结核病免疫学生物标志物，包括与结核分枝杆菌感染状态、LTBI、活动性结核病、疾病的严重程度相关的细胞因子、趋化因子及相关细胞多达数十篇研究进行了回顾。

一、细胞因子表达对结核病诊断的意义

2012年，Ruhwald等对IP-10释放试验在结核分枝杆菌感染中的诊断价值进行了综述：IP-10是抗原呈递细胞表达的趋化因子，是促炎症免疫应答的重要驱动者。IP-10的产生主要由IFN-γ驱动，也可由IL-2、IFN-α、IFN-β、IL-27、IL-17和IL-23等诱导。2008—2011年研究结果显示，IP-10对确诊和临床诊断的活动性结核病诊断价值与QFT-IT相似，联合诊断可增加其敏感性。对无暴露结核分枝杆菌史的健康者，两者的特异性相似或IP-10试验略低于QFT-IT。而在疑似结核病但最终为其他疾病的疾病对照组，IP-10假阳性率稍高于QFT-IT（35% *vs* 27%）；在艾滋病/结核病共感染者中，IP-10较少受免疫抑制的影响。但

QFT-IT与IP-10均不能鉴别活动性结核病与LTBI。有些研究结果提示增加IL-2、TNF-α、MIP-1β将会作为有希望的诊断标志物。有学者建议，进行提高培养温度、延长培养时间等方法学上的调整，增加营养或促炎性细胞因子、改善培育环境、阻断IL-10等抗炎性细胞因子、增加IL-7等与存活相关的细胞因子，均可能扩大抗原特异性免疫应答；检测技术上可考虑应用定量PCR检测抗原刺激后IP-10 mRNA水平，这也是研究发展的方向。

IL-27主要由抗原提呈细胞分泌，可协同IL-2和（或）IL-12促进初始T细胞和NK细胞IFN-γ的产生。Xia等报道结核性胸腔积液中有IL-27$^+$CD4$^+$T细胞和IFN-γ$^+$CD4$^+$T细胞，部分胸腔积液还有IL-27$^+$ IFN-γ$^+$ CD4$^+$T细胞。30例IL-27$^+$ CD4$^+$T细胞占52.8%±1.9%，显著高于周围血（30.5%±0.8%，$P<0.001$）。进一步检查发现胸腔积液及周围血IL-27$^+$CD4$^+$T细胞中CD45RO占74.1%，CD45RA占18.3%，CD62L占6.5%，CCR7$^+$占13.7%，是典型的周围型效应性记忆细胞。IL-31是2004年美国Dillon在活化的T细胞中分离的新型细胞因子，属IL-6家族，与白血病抑制因子、抑瘤素M等同源性很高。高岩等报道了IL-31在结核性胸腔积液中的表达水平及其诊断价值。黄佳也报道了结核性胸腔积液中IL-31高达[（534.47±307.86） ng/ml]，显著高于恶性胸腔积液和心源性胸腔积液等对照组，具有明显的诊断价值。Wang等通过化学发光免疫测定（chemilumine scent immunoassay）检测IP-10，评估其对结核病的诊断价值，研究对象包括247例结核病、147例非结核肺部疾病和65例健康对照者，经CFP-10/ESAT-6抗原刺激后，结核病组IP-10水平显著高于非结核病组和健康组；结核病诊断的灵敏度、特异性和诊断效能各为75.3%、84.9%和79.7%。

Xiang等采用液相芯片为基础的多重免疫测定，分析结核病患者（151例）、非结核病患者和BCG接种过的健康者血浆中细胞因子和趋化因子的特征，结果显示：与非结核病组比较，在肺结核、支气管结核和结核性胸膜炎患者中，血浆TNF-α、IL-6、IP-10、IFN-γ和MIP-1β均显著增高。此外，Naranbhai等还报道，HIV+ 成年人在启动抗逆转录病毒治疗（ART）过程中，周围血单核细胞/淋巴细胞比例与感染结核分枝杆菌后发展为活动性结核病的风险相关。

最近，南非对11例HIV（－）、无结核病史、QFT（+）的健康、15 ~ 57岁LTBI者B细胞对抗原刺激后功能性应答进行了探索性研究。发现经人类B细胞分离试剂盒Ⅱ分离的90%以上纯度的B细胞，抗原刺激后培育16小时的上清液中存在IL-1β、IL-10、IL-17、IL-21和TNF-α等促炎症和抗炎症细胞因子。TLR4、TLR9刺激后细胞因子水平可达到最高，而BCG 刺激后则以产生IL-1β为明显优势。研究还发现血浆中$CD19^{+}CD27^{+}CD138^{+}$ 记忆B细胞是产生细胞因子的最强亚群，其产生与细胞介导密切相关。

二、活动性结核病与潜伏性结核分枝杆菌感染细胞因子表达谱

早在2007年，Wu等曾报道EAST-6刺激PBMC后编码IL-8（CXCL 8）的mRNA 转录子（transcript）、Treg细胞相关的转录因子Foxp 3和IL-12β有希望用于活动性结核病和LTBI的鉴别。Casey等通过荧光免疫斑点试验进行研究，发现LTBI常以分泌IL-2或IFN-γ和IL-2 T细胞亚群为优势，而只分泌IFN-γ T细胞亚群常见于活动性结核病。有报道发现占优势的$TNF\alpha^{+}$结核分枝杆菌特异性$CD4^{+}T$细胞可鉴别LTBI和活动性结核病，而LTBI常以分泌$IL\text{-}2^{+}CD4^{+}T$细胞为主。Biselli等发现，血清中IL-2/IFN-γ比值有利于活动性结核病、LTBI及对照人群的鉴别。

Kuai等通过PCR和PCR-RFLP检测47例活动性结核病和50例健康者巨噬细胞移动抑制因子MIF启动子编码基因的多态性，同时采用RT-PCR和ELISA检测MIF mRNA 和MIF、IFN-γ、TNF-α血清水平。结果提示：与健康者比较，活动性结核病患者MIF蛋白和MIF mRNA 表达显著增高，同时，伴有IFN-γ和TNF-α的增高，提示可作为活动性结核病的生物标志物。

最近，Suzukawa等通过对活动性结核病（31例）、LTBI（29例）和健康者（10例）经ESAT-6、CFP-10和TB7.7刺激PBMC的QFT上清液中27种细胞因子的

检测，发现特异性抗原刺激后和未经抗原刺激的上清液中，IL-2、IL-5、IL-10、IL-1RA和MCP-1水平有利于活动性结核病与LTBI的鉴别。其中MCP-1和IL-5最能有效区别活动性结核病与 LTBI，Wilk’s lambda=0.718（$P<0.001$）。还发现未经抗原刺激的上清液中IL-10、IFN-γ、MCP-1和IL-1RA4种细胞因子的联合检测对活动性结核病的鉴定率可达100%。此外，作者认为未经抗原刺激的上清液中，IL-2水平高于活动性结核病是LTBI的独特的表现。可惜观察例数较少，且均为冻存标本，对照组中陈旧结核病史、BCG接种史不详。

Adekambi等采用多色流式细胞仪检测表达人类$CD38^+$、$HLA-DR^+$、$Ki67^+$的T细胞，以期达到鉴别活动性结核病与LTBI的目标。研究结果显示，$CD38^+IFN-\gamma^+CD4^+$T细胞、$HLA-DR^+IFN-\gamma^+CD4^+$T细胞、$Ki67^+IFN-\gamma^+CD4^+$T细胞各以18%、60%和5%为切割值，区别活动性结核病与LTBI的特异性和灵敏度可达100%和96%以上；研究还发现，这些标志物与细菌负荷量相关，可用于未治结核病与活动性结核病的鉴别。

Lichtner等选用细胞内细胞因子仪（ICCFC），检测成人活动性结核病（18例）、LTBI（10例）和健康者（10例）单功能和多功能结核分枝杆菌特异性$CD4^+$T细胞和$CD8^+$T细胞分泌。产生IFN-γ或IL-2或TNF-α为活化T细胞；产生IFN-γ或联合IL-2和（或）TNF-α为总$IFN-\gamma^+$T细胞；只产生IL-2 或联合IFN-γ和（或）TNF-α为总$IL-2^+$T细胞；只产生TNF-α或联合IL-2和（或）IFN-γ为总$TNF-\alpha^+$T细胞；同时产生三种细胞因子则为多功能T细胞。分析结果显示，产生任一细胞因子T细胞<0.45%为未感染者，>0.45%为结核分枝杆菌感染者，多功能T细胞<0.182% 为活动性结核病，>0.182%为LTBI。

三、细胞因子表达与结核病病情及治疗的相关性

早年，Inomata等通过ELISA方法，检测了未治肺结核47例、粟粒性结核病7例及在治疗前后19例患者的循环IFN-γ、IL-12、IL-18和骨桥蛋白

[（Osteoportin， OPN，骨中一种唾液酸蛋白）]。结果显示：肺结核患者循环IFN-γ、IL-18、OPN水平显著高于健康对照，粟粒性结核病患者则达极度升高水平。还发现在参与Th1应答的相关分子中，与IFN-γ、IL-12比较，循环IL-18和OPN可反映疾病的活动性，经抗结核治疗后均显著下降。Ridruechai等分别对健康对照（25例）、ATB（23例）、HIV（+）未治（10例）、HIV（+）已HARRT治疗（17例）和艾滋病/结核病共感染者 无HARRT治疗（6例）进行全长骨桥蛋白（F-OPN）、凝血酶剪切N末端的OPN片段（N-half OPN）、IFN-γ、IP-10、IL-18、1L-12/IL-23p40、IL-10、IL-15及C反应蛋白进行检测。在活动性结核病患者中发现：①新诊断的活动性肺结核患者F-OPN、IFN-γ和CRP高于健康对照；②F-OPN、N-half OPN、IFN-γ、IP-10、IL-8和IL-10水平在病变广泛、艾滋病/结核病共感染者高于单纯结核病或HIV患者。在活动性结核病患者中血浆F-OPN水平与IP-10、IL-18和N-half OPN相关。抗结核治疗后，F-OPN、IFN-γ、IP-10和C反应蛋白（CRP）水平显著降低。提示OPN和包括IFN-γ的Th1应答相关分子可作为结核病活动性和治疗效果的标志。

颗粒溶酶（granulysin）为具有细胞溶解活性的细胞释放蛋白，由人类细胞毒T细胞、自然杀伤细胞产生，循环颗粒溶酶水平可反映保护性细胞免疫应答水平。印度尼西亚的一项研究报道了血浆颗粒溶酶和IFN-γ水平与成人活动性结核病的相关性，通过检测成人活动性结核病患者治疗前、中、后与疾病轻、中、重度时，血浆颗粒溶酶和IFN-γ水平的动态变化，发现与对照组比较，活动性结核病患者颗粒溶酶水平显著降低，治疗2个月后则恢复至对照组水平；血清颗粒溶酶水平与结核病活动性呈负相关，但与疾病严重程度无关。相反，活动性结核病患者IFN-γ产生显著高于对照组，治疗后则恢复正常。此结果提示颗粒溶酶水平反映机体的保护性免疫应答状态。

有报道表明，Ag85A抗原刺激后IL-10水平降低，IFN-γ/IL-10比值增高与抗结核治疗成功相关，同样也可鉴别活动性结核病 与LTBI。Dheda等报道IL-

4δ2（一种新的细胞因子，IL-4拮抗的剪接变异体）的增高及IL-4/IL-4δ2比值的早期变化可预测艾滋病/结核病共感染者的结局。

最近，巴基斯坦学者采用流式蛋白阵列（cytometric bead array）技术，研究了15例涂阳肺结核患者在治疗前及治疗6、12和24个月的血浆细胞因子的分布轮廓与胸部X线表现痊愈的治疗时间的关联性（<6个月、<12个月、>12个月分别定为快效、中效和慢效），经等级成簇分析（hierarchal clustering analysis）发现IL-2和IL-4能准确预测抗结核治疗可获快效或慢效的结局，慢效者的基线IL-2、IL-4处于高水平状态。可惜观察患者数太少，且胸部X线表现的确切评定缺少肯定性，虽然文中提及临床症状和实验室检查，但无痰菌检查结果的确切标准。

陈涛等采用高通量人类细胞因子微芯片测定技术（microarray assay），追踪观察21例活动性结核病患者化疗前、化疗2个月和化疗6个月三个阶段的细胞因子全貌和动态变化，研究对象还包括LTBI（21例）、其他肺部疾病（80例）和健康者（12例），结果如下。①LTBI组Eotaxin-2、ICAM-1、MCSF、IL-12p70和IL-11显著增高；而活动性结核病组则表现为上清中1-309、MIG、Eotaxin-2、IL-8、ICAM-1、IL-6s和Eotaxin显著上调，除IL-6外，均伴有mRNA上调，1-309、MIG和IL-8的*AUC*各为0.843、0.898和0.888。三者联合对活动性结核病诊断的AUC为0.894。②与健康对照组比较，诊断未治活动性结核病组，IFN-γ/IL-4和IL-2/TNF-α比值均显著增高（$P<0.001$），而随着治疗及治愈，上述比值均降至正常。

Waitt等采用Luminex检测来自Malavian肺结核患者的全血经抗原刺激后的上清液中IL-1β、TNF-α和IL-7等细胞因子，以及治疗前、治疗7天和治疗56天的动态变化，发现单核细胞无反应性和IL-1β、TNF-α和IL-7产生受损与成人肺结核治疗结局不佳相关。

早前也有报道，结核分枝杆菌特异性T细胞IFN-γ和IL-2动态的关系与抗原负荷相关。Diaz等采用流式细胞仪，以24例年龄、性别相匹配的健康者为对照，观察分析了41例成人肺结核患者（其中21例完成了全程治疗）在抗结核治疗过程中，Tregs(调节性T细胞)的动态变化及其与病理性免疫应答相关的免疫内分泌介质的相关性。结果显示：与健康对照组比较，已诊未治患者的Tregs T细胞增多（$P<0.05$），在治疗2、4个月时Tregs T细胞数目逐渐增高（P值分别小于0.01和0.001），且伴有IL-6、IFN-γ、TGF-β及皮质醇的增高；在治疗开始后9个月，Tregs细胞因子及皮质醇均恢复正常值。该结果提示抗结核治疗患者中较低水平的促炎症细胞因子及增高的Tregs可能反映出Tregs对炎症的下调效应。也有报道发现，临床治愈的结核病患者T细胞活化与促炎症细胞因子的产生呈时间依赖性，常伴有IL-10的上调。

综上所述，结核病血清学诊断和细胞因子表达谱仅为宿主的体液免疫和（或）细胞免疫应答的表现，对结核病的诊断可能只具有一定的辅助性诊断价值。结核病诊断目前仍应为以病原学诊断为基础的综合性诊断。随着基因组学、蛋白组学、转录组学及代谢组学的迅速发展，在确定结核分枝杆菌感染、发病及预测抗结核治疗的结局等方面将会有更大的进步。

附：免疫分子及其功能注释

1. 1-309 又名ccl 1，由活化T细胞分泌的小分子糖蛋白，属炎性糖蛋白。

2. MIG 又名CXCL 9，为IFN-γ诱导的单核因子。

3. IL-8 又名CXCL 8，是趋化因子家族的一种细胞因子，由巨噬细胞和上皮细胞等分泌。

4. IL-6sR 是IL-6的可溶性受体。

5. ICAM-1 是整合素（LFA-1，integrin）的配体，由IL-1和TNF-α诱导，表达于血管内皮细胞、巨噬细胞和淋巴细胞。

6. MCSF和 IL-11 对巨噬细胞增殖、成熟和分化均有重要作用。

7. Eotaxin 又名嗜酸细胞活化趋化因子，可诱导嗜酸性粒细胞、嗜碱性粒细胞、静息T细胞的趋化性。

8. 人类CD38 是广泛分布于各型免疫细胞、具有胞外酶活性的跨膜糖蛋白，还具有促进白细胞活化、B细胞增殖等功能。

9. HLA-DR MHCⅡ类细胞表面受体。

10. Ki67 一种核蛋白，作为循环细胞选择性表达的细胞内增殖标志物。

（马 玙 陈 曦）

参考文献

1. O' Garra A, Redford PS, McNab FW, et al. The immune response in tuberculosis. Annu Rev Immunol. 2013, 31:475-527.
2. Lowe DM, Redford PS, Wilkinson RJ,et al. Neutrophils in tuberculosis: friend or foe? Trends Immunol. 2012, 33(1):14-25.
3. Wolf AJ, Linas B, Trevejo-Nuñez GJ, et al. Mycobacterium tuberculosis infects dendritic cells with high frequency and impairs their function in vivo. J Immunol. 2007, 179(4):2509-2519.
4. Chen M, Divangahi M, Gan H, et al. Lipid mediators in innate immunity against tuberculosis: opposing roles of PGE2 and LXA4 in the induction of macrophage death. J Exp Med. 2008, 205(12):2791-2801.
5. Doherty TM, Andersen P. Vaccines for tuberculosis: novel concepts and recent progress. Clin Microbiol Rev,2005,18(4):687-702.
6. Guirado E, Amat I, Gil O, et al. Passive serum therapy with polyclonal antibodies against Mycobacterium tuberculosis protects against post-chemotherapy relapse of tuberculosis infection in SCID mice. Microbes Infect,2006,8(5):1252-1259.
7. López Y, Yero D, Falero-Diaz G, et al. Induction of a protective response with an IgA monoclonal antibody against Mycobacterium tuberculosis 16kD protein in a model of progressive pulmonary infection. Int J Med Microbiol,2009,299(6):447-452.
8. Engvall E, Perlmann P. Enzyme-linked immunosorbent assay, Elisa. 3. Quantitation of specific antibodies by enzyme-labeled anti-immunoglobulin in antigen-coated tubes.J Immunol,1972, 109(1):129-135.
9. Daniel TM, Ellner JJ, Todd LS,et al. Immunobiology and species distribution of Mycobacterium tuberculosis antigen 5. Infect Immun,1979,24(1):77-82.
10. Steingart KR, Henry M, Laal S, et al. A systematic review of commercial serological antibody detection tests for the diagnosis of extrapulmonary tuberculosis.Thorax,2007,62(10):911-918.
11. Steingart KR, Henry M, Laal S, et al. Commercial serological antibody detection tests for the diagnosis of pulmonary tuberculosis: a systematic review.PLoS Med,2007,4(6):e202.
12. Steingart KR, Flores LL, Dendukuri N, et al. Commercial serological tests for the diagnosis of active pulmonary and extrapulmonary tuberculosis: an updated systematic review and meta-analysis.PLoS

Med, 2011,8(8):e1001062.

13. Grenier J, Pinto L, Nair D,et al. Widespread use of serological tests for tuberculosis: data from 22 high-burden countries. Eur Respir J,2012,39(2):502-505.
14. Achkar JM, Ziegenbalg A.Antibody responses to mycobacterial antigens in children with tuberculosis: challenges and potential diagnostic value. Clin Vaccine Immunol,2012,19(12):1898-1906.
15. WHO 2011 Commercial Serodiagnostic Tests for Diagnosis of Tuberculosis: Policy Statement. World Health Organization,2011.
16. Morris K.WHO recommends against inaccurate tuberculosis tests.Lancet,2011,377(9760):113-114.
17. She RC, Litwin CM.Performance of a Tuberculosis Serologic Assay in Various Patient Populations. Am J Clin Pathol, 2015,144(2):240-246.
18. Lyashchenko K, Colangeli R, Houde M,et al. Heterogeneous antibody responses in tuberculosis. Infect Immun,1998,66(8):3936-3940.
19. Fujita Y, Doi T, Sato K,et al. Diverse humoral immune responses and changes in IgG antibody levels against mycobacterial lipid antigens in active tuberculosis. Microbiology,2005,151(Pt 6):2065-2074.
20. Sritharan N, Choudhury M, Sivakolundu S, et al. Highly immunoreactive antibodies against the rHup-F2 fragment (aa 63-161) of the iron-regulated HupB protein of Mycobacterium tuberculosis and its potential for the serodiagnosis of extrapulmonary and recurrent tuberculosis. Eur J Clin Microbiol Infect Dis,2015,34(1):33-40.
21. Khurshid S, Afzal M, Khalid R, et al. Improving sensitivity for serodiagnosis of tuberculosis using TB16.3-echA1 fusion protein. Tuberculosis (Edinb) ,2014,94(5):519-524.
22. Afzal M, Khurshid S, Khalid R,et al.Fusion of selected regions of mycobacterial antigens for enhancing sensitivity in serodiagnosis of tuberculosis. J Microbiol Methods, 2015,115:104-111.
23. Sarpe VA, Jana S, Kulkarni SS. Synthesis of Mycobacterium tuberculosis Sulfolipid-3 Analogues and Total Synthesis of the Tetraacylated Trehaloglycolipid of Mycobacterium paraffinicum. Org Lett,2016,18(1):76-79.
24. Yang H, Sha W, Song P, et al. Screening and identification of immunoactive peptide mimotopes for the enhanced serodiagnosis of tuberculosis. Appl Microbiol Biotechnol,2016,100(5):2279-2287.
25. Zhou F, Xu X, Wu S, et al. Protein array identification of protein markers for serodiagnosis of Mycobacterium tuberculosis infection. Sci Rep,2015,5:15349.
26. Abraham PR, Udgata A, Latha GS, et al. The Mycobacterium tuberculosis PPE protein Rv1168c induces stronger B cell response than Rv0256c in active TB patients. Infect Genet Evol,2016,40:339-345.
27. Lagrange PH, Thangaraj SK, Dayal R, et al. A toolbox for tuberculosis (TB) diagnosis: an Indian multi-centric study (2006-2008); evaluation of serological assays based on PGL-Tb1 and ESAT-6/CFP10 antigens for TB diagnosis. PLoS One, 2014,9(5):e96367.
28. Zhao J, Zhu Z, Zhang X, et al. Evaluation of Anti-TBGL Antibody in the Diagnosis of Tuberculosis Patients in China. J Immunol Res, 2015: 834749.

29. Yang Y, Wu X, Liu Y, et al. Letter to editor: comparative evaluation of four commercial serological antibody detection kits for the diagnosis of tuberculosis in China. Ann Clin Lab Sci, 2013, 43(1): 101-104.

30. Tiwari D, Tiwari RP, Chandra R, et al. Efficient ELISA for diagnosis of active tuberculosis employing a cocktail of secretory proteins of Mycobacterium tuberculosis. Folia Biol (Praha), 2014,60(1): 10-20.

31. Zhang MM, Zhao JW, Sun ZQ, et al. Identification of RD5-encoded Mycobacterium tuberculosis proteins as B-cell antigens used for serodiagnosis of tuberculosis. Clin Dev Immunol, 2012: 738043.

32. Brust B, Lecoufle M, Tuaillon E, et al. Mycobacterium tuberculosis lipolytic enzymes as potential biomarkers for the diagnosis of active tuberculosis. PLoS One, 2011,6(9): e25078.

33. Raja A, Ranganathan UD, Bethunaickan R. Improved diagnosis of pulmonary tuberculosis by detection of antibodies against multiple Mycobacterium tuberculosis antigens. Diagn Microbiol Infect Dis, 2008, 60(4): 361-368.

34. Kumar G, Dagur PK, Singh M, et al. Diagnostic potential of Ag85C in comparison to various secretory antigens for childhood tuberculosis. Scand J Immunol, 2008, 68(2): 177-183.

35. Wu X, Yang Y, Zhang J, et al. Humoral immune responses against the Mycobacterium tuberculosis 38-kilodalton, MTB48, and CFP-10/ESAT-6 antigens in tuberculosis. Clin Vaccine Immunol, 2010 , 17(3): 372-375.

36. Zhang X, Su Z, Zhang X, et al. Generation of Mycobacterium tuberculosis-specific recombinant antigens and evaluation of the clinical value of antibody detection for serological diagnosis of pulmonary tuberculosis. Int J Mol Med, 2013, 31(3): 751-757.

37. Yang Y, Feng J, Zhang J, et al. Immune responses to a recombinant Rv0057-Rv1352 fusion protein of Mycobacterium tuberculosis. Ann Clin Lab Sci, 2015, 45(1): 39-48.

38. Goyal B, Kumar K, Gupta D, et al. Utility of B-cell epitopes based peptides of RD1 and RD2 antigens for immunodiagnosis of pulmonary tuberculosis. Diagn Microbiol Infect Dis, 2014, 78(4): 391-397.

39. Pukazhvanthen P, Anbarasu D, Basirudeen SA, et al. Assessing humoral immune response of 4 recombinant antigens for serodiagnosis oftuberculosis. Tuberculosis (Edinb), 2014, 94(6): 622-633.

40. Araujo Z, Giampietro F, Bochichio Mde L, et al. Immunologic evaluation and validation of methods using synthetic peptides derived from Mycobacterium tuberculosis for the diagnosis of tuberculosis infection. Mem Inst Oswaldo Cruz, 2013, 108(2): 131-139.

41. Liu Z, Qie S, Li L, et al. Identification of Novel RD1 Antigens and Their Combinations for Diagnosis of Sputum Smear-/Culture+ TB Patients. Biomed Res Int, 2016: 7486425.

42. Baumann R, Kaempfer S, Chegou NN, et al. Serologic diagnosis of tuberculosis by combining Ig classes against selected mycobacterial targets. J Infect, 2014, 69(6): 581-589.

43. Raja A, Uma Devi KR, Ramalingam B, et al. Immunoglobulin G, A, and M responses in serum and circulating immune complexes elicited by the 16-kilodalton antigen of Mycobacterium tuberculosis. Clin Diagn Lab Immunol, 2002, 9(2): 308-312.

44. Kaushik A, Singh UB, Porwal C, et al. Diagnostic potential of 16 kD (HspX, α-crystalline) antigen for

serodiagnosis of tuberculosis. Indian J Med Res, 2012, 135(5): 771-777.
45. Gupta-Wright A, Peters JA, Flach C, et al. Detection of lipoarabinomannan (LAM) in urine is an independent predictor of mortality risk in patients receiving treatment for HIV-associated tuberculosis in sub-Saharan Africa: a systematic review and meta-analysis. BMC Med, 2016, 14(1): 53.
46. Yu X, Prados-Rosales R, Jenny-Avital ER, et al. Comparative evaluation of profiles of antibodies to mycobacterial capsular polysaccharides in tuberculosis patients and controls stratified by HIV status. Clin Vaccine Immunol, 2012, 19(2): 198-208.
47. Bekmurzayeva A, Sypabekova M, Kanayeva D. Tuberculosis diagnosis using immunodominant, secreted antigens of Mycobacteriumtuberculosis. Tuberculosis (Edinb), 2013, 93(4): 381-388.
48. Lee MR, Tsai CJ, Wang WJ, et al. Plasma Biomarkers Can Predict Treatment Response in Tuberculosis Patients: A Prospective Observational Study. Medicine (Baltimore), 2015, 94(39): e1628.
49. Mehta PK, Kalra M, Khuller GK, et al. Development of an ultrasensitive polymerase chain reaction-amplified immunoassay based on mycobacterial RD antigens: implications for the serodiagnosis of tuberculosis. Diagn Microbiol Infect Dis, 2012, 72(2): 166-174.
50. Kasempimolporn S, Thaveekarn W, Kerdpanich P, et al. Performance of a rapid strip test for the serologic diagnosis of latent tuberculosis in children. J Clin Diagn Res, 2015, 9(1): DC11- DC14.
51. 谢志贤,郭健. 双向测流胶体金检测丙型肝炎抗体的临床评价. 中华检验医学技术,2007, 30(5):538-540.
52. Abdalla AE, Lambert N, Duan X, et al. Interleukin-10 Family and Tuberculosis: An Old Story Renewed. Int J Biol Sci, 2016, 12(6): 710-717.
53. Walzl G, Ronacher K, Hanekom W, et al. Immunological biomarkers of tuberculosis. Nat Rev Immunol, 2011, 11(5): 343-354.
54. Ruhwald M, Aabye MG, Ravn P.IP-10 release assays in the diagnosis of tuberculosis infection: current status and future directions. Expert Rev Mol Diagn, 2012, 12(2): 175-187.
55. Xia H, Ye ZJ, Zhou Q, et al.IL-27 and IL-27-producing $CD4^+$ T cells in human tuberculous pleural effusion. Tuberculosis (Edinb), 2014, 94(6): 579-588.
56. 高岩, 欧勤芳, 吴晶, 等. 白细胞介素-31在结核性胸腔积液中的表达水平及其诊断价值. 中华传染病杂志,2015,33(6):323-326.
57. 黄佳. IL-31在结核性胸腔积液中的表达情况及其诊断价值. 临床肺科杂志,2016, 21(7):1289-1292.
58. Wang Y, Yang Y, Li H, et al. Evaluation of a Whole Blood Chemiluminescent Immunoassay of Interferon-gamma Inducible Protein 10 (IP-10) for Diagnosis of Tuberculosis Patients. Clin Lab, 2016, 62(1-2): 165-172.
59. Xiong W, Dong H, Wang J, et al. Analysis of Plasma Cytokine and Chemokine Profiles in Patients with and without Tuberculosis by Liquid Array-Based Multiplexed Immunoassays. PLoS One, 2016, 11(2): e0148885.
60. Naranbhai V, Hill AV, Abdool Karim SS, et al. Ratio of monocytes to lymphocytes in peripheral blood identifies adults at risk of incident tuberculosis among HIV-infected adults initiating antiretroviral

therapy. J Infect Dis, 2014, 209(4): 500-509.

61. du Plessis WJ, Kleynhans L, du Plessis N, et al. The Functional Response of B Cells to Antigenic Stimulation: A Preliminary Report of Latent Tuberculosis. PLoS One, 2016, 11(4): e0152710.
62. Wu B, Huang C, Kato-Maeda M, et al.Messenger RNA expression of IL-8, FOXP3, and IL-12beta differentiates latent tuberculosis infection from disease. J Immunol, 2007, 178(6): 3688-3694.
63. Casey R, Blumenkrantz D, Millington K, et al. Enumeration of functional T-cell subsets by fluorescence-immunospot defines signatures of pathogen burden in tuberculosis. PLoS One, 2010, 5(12): e15619.
64. Harari A, Rozot V, Bellutti Enders F, et al. Dominant TNF-α^+ Mycobacterium tuberculosis-specific $CD4^+$ T cell responses discriminate between latent infection and active disease. Nat Med, 2011,17(3): 372-376.
65. Biselli R, Mariotti S, Sargentini V, et al. Detection of interleukin-2 in addition to interferon-gamma discriminates active tuberculosis patients, latently infected individuals, and controls. Clin Microbiol Infect, 2010,16(8): 1282-1284.
66. Kuai SG, Ou QF, You DH, et al. Functional polymorphisms in the gene encoding macrophage migration inhibitory factor (MIF) are associated with active pulmonary tuberculosis. Infect Dis (Lond), 2016, 48(3): 222-228.
67. Suzukawa M, Akashi S, Nagai H, et al. Combined Analysis of IFN-γ, IL-2, IL-5, IL-10, IL-1RA and MCP-1 in QFT Supernatant Is Useful for Distinguishing Active Tuberculosis from Latent Infection. PLoS One, 2016, 11(4): e0152483.
68. Adekambi T, Ibegbu CC, Cagle S, et al. Biomarkers on patient T cells diagnose active tuberculosis and monitor treatment response. J Clin Invest, 2015, 125(5): 1827-1838.
69. Lichtner M, Mascia C, Sauzullo I, et al. Multifunctional Analysis of $CD4^+$ T-Cell Response as Immune-Based Model for Tuberculosis Detection. J Immunol Res, 2015: 217287.
70. Inomata S, Shijubo N, Kon S, et al. Circulating interleukin-18 and osteopontin are useful to evaluate disease activity in patients with tuberculosis. Cytokine, 2005, 30(4): 203-211.
71. Ridruechai C, Sakurada S, Yanai H, et al. Association between circulating full-length osteopontin and IFN-gamma with disease status of tuberculosis and response to successful treatment. Southeast Asian J Trop Med Public Health, 2011, 42(4): 876-889.
72. Sahiratmadja E, Alisjahbana B, Buccheri S, et al. Plasma granulysin levels and cellular interferon-gamma production correlate with curative host responses in tuberculosis, while plasma interferon-gamma levels correlate with tuberculosis disease activity in adults. Tuberculosis (Edinb), 2007, 87(4): 312-321.
73. Sai Priya VH, Latha GS, Hasnain SE, et al. Enhanced T cell responsiveness to Mycobacterium bovis BCG r32-kDa Ag correlates with successful anti-tuberculosis treatment in humans. Cytokine, 2010,52(3): 190-193.
74. Dheda K, Chang JS, Breen RA, et al. Expression of a novel cytokine, IL-4delta2, in HIV and HIV-

tuberculosis co-infection. AIDS, 2005,19(15): 1601-1606.

75. Iqbal NT, Hussain R, Shahid F, et al. Association of plasma cytokines with radiological recovery in pulmonary tuberculosis patients. Int J Mycobacteriol, 2016,5(2): 111-119.

76. Chen T, Li Z, Yu L, et al. Profiling the human immune response to Mycobacterium tuberculosis by human cytokine array. Tuberculosis (Edinb), 2016, 97: 108-117.

77. Waitt CJ, Banda P, Glennie S, et al. Monocyte unresponsiveness and impaired IL1β, TNFα and IL7 production are associated with a poor outcome in Malawian adults with pulmonary tuberculosis. BMC Infect Dis, 2015,15: 513.

78. Millington KA, Innes JA, Hackforth S, et al. Dynamic relationship between IFN-gamma and IL-2 profile of Mycobacterium tuberculosis-specific T cells and antigen load. J Immunol, 2007, 178(8): 5217-5226.

79. Díaz A, Santucci N, Bongiovanni B, et al. Increased frequency of $CD4^+$ $CD25^+$ $FoxP3^+$ T regulatory cells in pulmonary tuberculosis patients undergoing specific treatment and its relationship with their immune-endocrine profile. J Immunol Res, 2015: 985302.

80. da Silva MV, Figueiredo AA, Machado JR, et al. T Cell Activation and Proinflammatory Cytokine Production in Clinically Cured Tuberculosis Are Time-Dependent and Accompanied by Upregulation of IL-10. PLoS One, 2013,8(6): e65492.

第四章 结核病免疫学诊断

从结核分枝杆菌侵犯机体，在宿主体内形成潜伏性感染，到转变成活动性结核病，机体与结核分枝杆菌之间的作用、宿主对细菌的免疫防御及免疫调节机制贯穿全过程。因此，从宿主的免疫反应的角度对结核病进行免疫学诊断具有重要的临床价值，近年来结核病的免疫学诊断技术经过一系列探索，获得了新的进展。

第一节 结核菌素皮试

结核菌素皮试（tuberculin skin test，TST）是临床上针对结核病最常用、最低廉、最传统的诊断工具。在结核病诊断工具日新月异的今天，TST仍然广泛应用于结核病的筛查及临床诊断。TST的原理是基于Ⅳ型变态反应（迟发型超敏反应），结核菌素包括两种。第一种是旧结核菌素（old tuberculin，OT），是结核分枝杆菌肉汤培养物经过加热灭菌后的浓缩滤液，OT中除结核蛋白外，还具有多糖、核酸、脂类、结核分枝杆菌的代谢产物及制造培养液的物质等一些非活性成分，目前在临床上已经基本不用。第二种是结核菌素纯蛋白衍生物（purified protein derivative，PPD），PPD是OT滤液的沉淀物，目前应用最多的是丹麦血清研究所生产的大批PPD，定名为PPD-RT23，供各国使用至今。我国药品生物制品鉴定所用的人型结核分枝杆菌制成的PPD-C（80-1）被列为国家参考标准。PPD试验的成分目前市面上有两种：一种是BCG-PPD试验，是牛型结核分枝杆菌的减毒株，从BCG原浆提取的蛋白成分；另一种是TB-PPD试验，成分是人型结核分枝杆菌，从流行强毒株（H37RV）提取的蛋白成分。理论上认为，TB-PPD试验适合诊断LTBI及活动性结核病，BCG-PPD试验适合检测新生儿BCG接种的有效性，但目前缺乏临床研究大数据的验证结果，有待于未来研究新型PPD试验的诊断效率。由于其价格低廉，适合在资源缺乏的地区及国家大样本地进行结核病流行病学筛查，如筛查效果理想，则具有广阔的应用前景。

进行PPD试验，正确的方法是使用1ml注射器，前臂掌侧中部皮肤用75%酒精棉球消毒待干后，在前臂掌侧前1/3的中央皮肤内局部缓慢行皮内注射。注射时针口朝上，平刺入皮内，不可过深，48～72小时观察反应情况，测量并记录前臂红肿硬结的平均直径（横径与纵径）的毫米数。直径小于5mm为阴性，5~9mm为弱阳性，10～19mm为阳性，大于20mm或局部有水泡为强阳性。PPD试验结果具有半定量的特点，其不同结果提示了一定的临床意义。各项免疫学诊断技术发展的过程中，均离不开与PPD试验的比较，借以评价其实际临床价值。PPD试验阳性提示：①BCG接种人群；②LTBI人群；③体内结核活动性病灶，皮试水泡提示体内有活动性病灶；④曾经感染过结核分枝杆菌者。PPD试验阴性提示：①没有结核分枝杆菌感染或没有活动性结核病灶；②感染后4～8周以内；③应用糖皮质激素等免疫抑制剂者；④营养不良、麻疹、百日咳等患者PPD反应可暂时消失；⑤严重结核病，各种危重患者；⑥淋巴细胞免疫系统缺陷，如白血病、淋巴瘤、结节病、艾滋病等，其中患者年龄越小，自然感染率越低，PPD试验的意义就越大。

由于传统的针头注射皮肤容易产生较剧烈的疼痛感，最近有研究对TST皮内注射的方法进行了改进，韩国使用新型的显微操作针MicronJet600™进行TST检测，与传统方法比较，检测效果相同，但是局部疼痛感明显减轻。

一、TST与干扰素－γ释放试验

由于TST是一项传统的检查方法，目前的研究离不开与之相辅相成的新的诊断方法——干扰素-γ释放试验（interferon-gamma release assays，IGRAs）。这是一项新的细胞免疫学诊断技术，检测受试者外周血单个核细胞（PBMC）在结核特异性抗原刺激下分泌IFN-γ的水平，检测结果阳性提示受试者为LTBI或者活动性结核病，具有重要的诊断价值，但通过该技术仍然无法区分LTBI及活动性结核病。IGRAs与PPD试验比较，优势在于其使用的是结核特异性抗原ESAT-6/CFP-10，该抗原在BCG中缺如，为结核分枝杆菌复合群所特有，大部分NTM该抗原缺如使检测结果阴性（除了堪萨斯分枝杆菌、海分枝杆菌、苏尔加分枝杆菌、转黄分枝杆菌和胃分枝杆菌可能出现假阳性），而PPD试验无法区分BCG接种及结核病。因此，目前的研究大多推荐联合使用TST与IGRAs进行LTBI、活动性结核病及肺外结核的诊断。

二、诊断LTBI

TST对诊断LTBI具有一定的临床价值，是一种传统方法，在临床使用中，IGRAs较PPD试验具有更强的优势。最近的研究均将TST与IGRAs同时进行比对，比较两者的优势，但目前为止尚没有IGRAs取代TST这一传统方法的趋势。最近的一项研究在中低收入国家的有职业暴露的医务人员中进行TST两步法检测，即皮内注射RT23 PPD 0.1ml，48～72小时由专人阅读硬结的直径，若皮试结果阴性（硬结直径小于10mm），则在7～14天内重复检测一次。该研究检测了2007—2009年入职的护士，观察所有被检测者的不良反应及检测效率，最后的结论认为，TST两步法适合在中低收入国家进行大规模的LTBI的筛查。

目前大多数研究认为TST对LTBI的诊断优势不及IGRAs。韩国的一项最新研究对有结核病接触史和无结核病接触史的健康人群同时采用TST及IGRAs筛查，发现TST在无结核病接触史的健康人群中的阳性率反而高于有结核病接触史的人群，分别为37.7% 及29.9%；而IGRAs在有结核病接触史的健康人群中的阳性率为32.6%，在无结核病接触史的健康人群中为24.1%，其对年龄在30岁以下的人群阳性筛查率更高，显示出一定的优势。巴西的一项研究比较了IGRAs与TST在结核病密切接触者中诊断LTBI的效率，发现以TST硬结大于5mm作为标准，TST及IGRAs诊断LTBI的阳性率分别为40%及46.7%，两者均具有重要价值。巴西的另一项研究中Kussen等选取了140例HIV阳性的受试者，同时给予抽血检测IGRAs及行PPD试验，发现两者的符合值（Kappa值）为0.2， IGRAs诊断LTBI的灵敏度及特异性分别为69%及90%，所有受试者经过2年的随访，发现IGRAs能够比TST多发现8%的LTBI者。

在对医务人员LTBI的筛查研究中，TST同样显示出与IGRAs不一致率较高的特点，一项来自结核病低负担国家挪威的研究表明，仅3.4%的医务人员显示出IGRAs检测的持续阳性，而TST硬结直径大于5mm的阳性率则高达55.3%，即便硬结直径大于15mm，TST的阳性率也有13.7%，仅4.7%的受试者检测结果提示两者均阳性，因此，该研究显示TST检测具有无法区分BCG接种及LTBI等弊端。另一项在职业暴露的医务人员中进行LTBI筛查的研究，发现在807例医务人员中，TST阳性率达34.9%，而IGRAs阳性率仅为14%，结果为中介值者占0.4%，TST与IGRAs不一致率较高，研究者认为IGRAs检测有低估LTBI诊断的可能，因此，建议在职业暴露的医务人员中联合TST与IGRAs共同筛查LTBI，作为临床最终诊断的重要依据。另一项与结核病患者密切接触者的高危人群筛查LTBI的研究也同样认为，TST与IGRAs结果的不一致率较高，建议同时使用TST与IGRAs筛查LTBI，后者对BCG接种人群的LTBI筛查更有优势。

在免疫抑制状态等特殊人群的LTBI筛查中，一项在结核病低负担国家进行的研究发现，TST与IGRAs对合并HIV感染人群的LTBI诊断具有相似的价值，两者诊断一致率为57%，Kappa值为0.14，*P*值为0.177，差异无统计学意义，两项检查均阳性的患者为34%，结论为无论TST还是结核分枝杆菌T细胞斑点试验（T-SPOT.TB）对合并HIV感染人群的LTBI筛查均具有相似的灵敏度。而伊朗的一项HIV感染人群的研究则显示IGRAs与TST对LTBI诊断的一致率达中等度，Kappa值为0.54。在其他结核分枝杆菌感染高危人群中进行LTBI的筛查，如在风湿性疾病使用肿瘤坏死因子拮抗剂治疗的患者中使用TST及IGRAs两项技术进行LTBI筛查，有研究发现两者筛查LTBI的一致率达81%，Kappa值为0.47，因此，建议联合应用两者来诊断LTBI。但是，不同的研究，其结论总有差异，法国的一项研究从慢性关节炎的病例中筛查LTBI，使用TST及IGRAs（T-SPOT.TB），发现TST阳性率为34.8%，IGRAs阳性率为21.7%，两者检测的诊断一致率很低，Kappa值仅0.16，患者是否有BCG接种史是两者不相符的主要原因。由于IGRAs有检测中间值的干扰，也建议同时使用TST与IGRAs在结核病高危人群中筛查LTBI。

对小于5岁的儿童的LTBI筛查，TST以硬结直径10mm作为临界值，TST的阳性率为18.1%，QFT-GIT为15.2%，两者的一致率为87.7%，证明两者检测结果的不一致与年龄无关。

以上研究表明TST与IGRAs对诊断LTBI存在一定的差异，TST仍然具有不可忽视的价值，尤其对于大样本、大规模的流行病学筛查仍然首先推荐使用。

三、诊断活动性结核病

TST是一项传统的诊断方法，在IGRAs问世之前，被广泛用于活动性结核病的鉴别诊断。由于TST无法鉴别BCG接种、LTBI及活动性结核病，在结核病高负担国家、结核分枝杆菌感染率较高的国家或地区，TST的临床应用受到限制；同时，TST由于有测量硬结直径大小的半定量结果，因此，尚具有一定的临床意义。一项较早的在美国纽约进行的研究中，同时使用IGRAs及TST来诊断活动性结核病，发现TST在154例患者中诊断活动性结核病的灵敏度仍然高于IGRAs，两者分别为90%及76%，TST加IGRAs、TST加一次痰涂片的联合诊断灵敏度分别为96%及93%。该项研究对TST的诊断效率较满意，其阴性的排除效率显得更高。随着IGRAs诊断技术及应用的推广，有越来越多的研究表明IGRAs用于诊断活动性结核病要优于TST，尤其是在结核病低负担国家。对于特殊人群如HIV阳性、免疫抑制状态等，TST的诊断优势仍然不及IGRAs。

尽管如此，在资源缺乏的结核病高发区依靠检测简单、价格低廉的TST指导临床诊断仍然具有重要意义。一项在非洲中部的刚果民主共和国进行的临床研究对772例疑似肺结核患者进行诊断，发现胸部X线检查异常、体重减轻、面色苍白、TST阳性、短期内咳嗽是涂阴肺结核的重要征象，依靠典型的X线表现、临床症状及TST检测可以诊断出36%的涂阴肺结核，证明TST在临床诊断中仍然有着举足轻重的地位。

TST对于预测活动性结核病具有重要意义，韩国的Kim等对结核病暴发后的89所学校的7475例有结核病接触史的学生进行了TST检测并随访，平均随访时间为（3.9 ± 0.9）年，结果发现TST阳性的学生中最后发生活动性结核病的比例为31%，而未发生活动性结核病的仅占15.5%，因此，TST适合用于活动性结核病的大样本流行病学筛查，可以有效地预测密切接触者中未来活动性结核病的发生。近期发表的来自土耳其的一项研究对腹膜透析的95例患者进行TST及IGRAs测试之后随访5年，IGRAs检测阳性的5例患者随访5年后均患了活动性结核病，而TST仅检测出了其中的2例，因此，IGRAs较TST能够更好地预测活动性结核病的发生。

第二节 干扰素−γ释放试验

近年来结核病免疫诊断取得的最瞩目的成就即是IGRAs的推广及使用。该方法包括QFT-G或QFT-GIT（QuantiFERON-TB Gold or QuantiFERON-TB Gold In-Tube test）以及T-SPOT.TB。QFT-G或QFT-GIT是由澳大利亚Cellestis公司开发的使用全血进行检测的方法，其使用ELISA法检测外周血结核特异性抗原ESAT-6及CFP-10、TB7.7刺激下IFN-γ的分泌水平。T-SPOT.TB是由英国Oxford Immunotec公司研发的技术，使用ELISPOT方法测试血PBMC对ESAT-6及CFP-10抗原刺激下分泌IFN-γ的细胞数，每一个斑点代表分泌IFN-γ的PBMC。近10年来该技术首先应用于欧美国家、韩国及日本等地，最近5年我国也开始普遍使用。IGRAs检测是目前检测LTBI的最佳工具，但是与TST一样，IGRAs也无法区分活动性结核病及LTBI。

一、诊断活动性肺结核

不同结核病负担水平的国家IGRAs的诊断价值略有差异，在结核病高负担国家，由于受LTBI因素的干扰，其对结核病的诊断价值评价要低于结核病低负担、高收入国家或地区。尽管如此，在临床上具有疑似肺结核的症状及体征、影像学发现时，IGRAs检测结果对诊断肺结核具有重要价值，尤其对缺乏细菌学结果的疑似肺结核患者，价值更为重要。最新的国内研究表明T-SPOT.TB诊断活动性肺结核的灵敏度为84.95 ~ 76.77%， 特异性为76.37% ~ 85.12%，但有研究表明T-SPOT.TB对于涂阴肺结核诊断的灵敏度为81.4%，特异性仅为60.4%，提示T-SPOT.TB方法在结核病高负担国家的使用受结核分枝杆菌高感染率的影响，降低了其对涂阴肺结核的诊断价值。目前认为T-SPOT.TB诊断涂阴肺结核的价值低于涂阳肺结核，且其排除肺结核的价值高于诊断的价值。而使用支气管肺泡灌洗液（BAL）代替外周血检测则能提高T-SPOT.TB对涂阴肺结核的诊断准确度，德国的Jafari等发现，BAL-T-SPOT.TB诊断涂阴肺结核的灵敏度和特异性分别为80%及62.6%，而同批患者使用Xpert MTB检测的灵敏度仅为60.0%，特异性却达97.4%，因此，建议对涂阴肺结核的诊断应该联合Xpert MTB及T-SPOT.TB两种方法以提高诊断价值。近期国内的一项研究数据表明，在浙江省及黑龙江省的患者中，QFT-GIT诊断活动性结核病的灵敏度为80.9%，特异性仅为36.6%，在肺结核患者中有1/3存在QFT-GIT与TST结果不一致的情况，在所有参与者的数据中，有2/3呈现TST阳性而QFT-GIT阴性的结果，提示在中国这样结核病高负担、结核分枝杆菌感染率较高的国家，由于无法区分LTBI及活动性结核病，IGRAs对活动性结核病的诊断价值受到影响。

IGRAs对儿童结核病的诊断同样具有较高的效率，来自北京的一项研究对117例儿童肺结核及413例呼吸道感染的儿童病例进行T-SPOT.TB及TST检测，发现T-SPOT.TB诊断活动性肺结核的灵敏度、特异性均高于TST，分别为82.9%及96.1%，且研究发现，若将T-SPOT.TB与TST结合起来进行诊断，灵敏度能提高到96.6%。一项研究发现，在BCG普遍接种的结核病中等负担的国家和地区，QFT-GIT要优于TST，为儿童活动性结核病的诊断提供重要的依据，特别是TST阳性而QFT-GIT阴性的儿童，要警惕BCG接种诱导的免疫损伤。另一项研究对15项儿童结核病的IGRAs研究进行了*Meta*分析，结果发现QFT-GIT、T-SPOT.TB、TST对儿童结核病的诊断灵敏度差别不大，但QFT-GIT及T-SPOT.TB的诊断特异性（95.3%～96.8%）高于TST（86.3%）。糖尿病患者是结核病的易感人群，有研究表明IGRAs诊断糖尿病合并结核病的灵敏度低于TST，而后者对肺结核的诊断灵敏度不受糖尿病的影响。

IGRAs与TST相比可以更加有效地诊断LTBI并预测LTBI向活动性结核病的发展，具有很高的阳性预测值及阴性预测值，尤其是对于结核病高风险人群。

二、诊断肺外结核

IGRAs对诊断活动性结核病具有重要价值，对肺外结核也不例外。但在不同结核病负担水平的国家及地区，其应用价值存在一定不同。Fan 等对公开发表的、高质量的20篇关于IGREs使用统一的商用试剂盒检测外周血诊断肺外结核的价值的文献进行了*Meta*分析，得出结论：在高收入国家，QFT-G或GIT的诊断灵敏度（79%）高于中低收入国家（29%），QFT-G或GIT的总特异性（82%）高于T-SPOT.TB（68%），T-SPOT.TB对诊断肺外结核的总灵敏度（90%）高于QFT-G或GIT以及TST，并认为免疫抑制状态并不影响IGRAs对肺外结核的诊断效率。近期一项研究分析使用体液检测IGRAs对肺外结核的诊断价值，体液T-SPOT.TB诊断肺外结核的灵敏度及特异性分别为92%及85%，其应用价值高于外周血检测，但不同性质的体液的诊断价值尚存在差异。另一项*Meta*分析调查了IGRAs对结核性胸膜炎的诊断价值，使用外周血诊断的合并灵敏度、特异性分别为77%及71%，检测胸腔积液的诊断合并灵敏度及特异性分别为72%及78%，虽然各研究之间存在异质性，多变量分析却未发现影响异质性的因素，该研究结论认为IGRAs对于诊断肺外结核价值有限。韩国的一项研究纳入了418例患者，其中包括324例肺外结核，结果IGRAs诊断肺外结核的灵敏度及特异性分别为70.2%及66.7%，其中诊断结核性淋巴结炎的灵敏度及特异性分别为81.8%及80.0%，但诊断结核性胸膜炎的灵敏度及特异性仅为38.5%及50.0%，因此，IGRAs对肺外结核的诊断效率依发病部位不同而有所差异，相比较而言，IGRAs对结核性淋巴结炎的诊断价值更高一些。IGRAs对诊断肠结核具有一定的价值，尤其对于区分克罗恩病具有重要价值，一项*Meta*分析结果显示IGRAs对区分肠结核及克罗恩病的灵敏度、特异性分别为74%及87%，提示其对于诊断肠结核具有较高的特异性。

三、诊断LTBI

IGRAs是目前针对LTBI的最佳诊断方法，由于TST存在对是否BCG接种的因素无法区分的缺限，IGRAs无论在结核病高负担国家或结核病低负担国家均成为重要的诊断LTBI的方法之一，但其缺点是价格昂贵，无法进行大样本筛查，因此，在低收入国家、资源缺乏地区的应用受到限制。对于进入结核病低负担国家的新移民，建议使用IGRAs技术进行LTBI筛查。一项*Meta*分析提示IGRAs诊断LTBI的特异性高于TST，应该作为标准方法在结核病低负担国家的移民中进行LTBI筛查。

国内一项*Meta*分析表明，QFT对儿童LTBI诊断灵敏度、特异性、阳性预测值、阴性预测值分别为84.1%、89.5%、62.2%及97%，T-SPOT.TB对儿童LTBI诊断灵敏度、特异性、阳性预测值、阴性预测值分别为93.1%、76.7%、52.3%及97.7%，IGRAs对5岁以下的儿童诊断价值均稍高于TST。一项大样本*Meta*分析阐明IGRAs对儿童LTBI的诊断价值，在高收入国家QFT-GIT的诊断灵敏度为79%，T-SPOT.TB为67%；在低收入国家QFT-GIT的诊断灵敏度较低，为61%。在高收入国家IGRAs的诊断特异性高于TST，在低收入国家却并非如此，因此，对儿童结核病的诊断，IGRAs的诊断优势同样受结核病负担水平的影响，在低收入国家或结核病高负担国家，IGRAs并不优于TST。

德国科学家Diel在研究中指出，尽管IGRAs能为LTBI提供有价值的诊断依据，但不能单凭一次IGRAs的阳性结果就简单地下结论，还应该仔细地进行实验室数据分析，因为存在多次检查结果不一致的现象，即存在影响检测结果的可重复性因素，只有在结核分枝杆菌感染的高危因素存在的情况下，IGRAs诊断LTBI的可靠性才更大，单凭IGRAs一项检测不能可靠地预测活动性结核病的发生，从目前科学发展的局限性看，IGRAs对儿童的检测并不优于TST。

目前的研究认为，IGRAs诊断为LTBI的患者，经过化学干预治疗后能降低发生活动性结核病的风险，但是IGRAs检测不能预测活动性结核病的发生。

为研究IGRAs对特殊人群LTBI的诊断价值，一项研究对银屑病患者使用IGRAs进行LTBI筛查，发现IGRAs的检测效率不受临床治疗的干扰，与TST比较，更加不容易受患者免疫抑制状态的影响。针对IGRAs在医务人员中筛查LTBI的应用，有一项*Meta*分析表明，在结核病低负担国家，在医务人员中IGRAs检测一次的阳性率较低，若多次检测随访，则存在转阳及转阴、最佳判断临界值等问题的困扰，因此，对连续多次检测IGRAs尚存在应用及判断的规范。为研究IGRAs对肾移植术后患者LTBI的诊断价值，一项研究纳入205例肾移植患者，术后同时检测T-SPOT.TB及QFT-GIT，发现两者对探测肾移植术后结核分枝杆菌感染高风险的灵敏度均为33.3%，特异性分别为85.5%及80.1%，结果提示两项IGRAs检测手段对肾移植术后LTBI的诊断灵敏度均较低，说明其可能受患者免疫抑制的影响。

四、影响IGRAs检测效率的因素

最近的一项*Meta*分析指出，IGRAs诊断结核病的结果不稳定，研究之间的差异比较大，IGRAs的可重复性存在一定的问题，因此，IGRAs检测的效率会受到一定因素的干扰。除了操作技术的人为因素，TST的检测则可能增加IGRAs检测的假阳性率。假若临床诊断过程中先行TST检测，再抽取外周血行PBMC分离或者外周血测定抗原刺激下IFN-γ的分泌水平，则影响IGRAs实验室结果的可重复性。一项研究设计在TST检测前21天及TST检测后3、7、28天抽取患者外周血4次检测T-SPOT.TB及QFT-GIT，结果发现患者均表现出检测IGRAs结果的不一致性，表现为T-SPOT.TB上下浮动3个斑点数及QFT-GIT上下浮动80%的平均IFN-γ分泌值，有95%的可变性。在TST检测后的第7天，有12.5%的患者的IGRAs结果由原来的阴性转变成阳性，因此，TST检测后3天内检测IGRAs是可信的。但最好在TST检测前进行IGRAs检测。另一项类似研究发现，在TST检测之后7天内IGRAs的阳性病例数逐渐增加，但是QFT-GIT的阳性增长数出现统计学差异，T-SPOT.TB阳性人数同样增加，但未出现统计学意义，因此，在TST之后的7天之内，有17.5%的患者出现IGRAs转阳，其中有将近一半的病例数TST结果阴性。

一项研究设计为102例患者先检测QFT-GIT，然后进行TST检测，继而在接受TST后1、2、4、6周重复检测QFT-GIT，观察两者检测的相互影响，结果发现除了两例TST阳性病例增加了患者对抗原的IFN-γ反应外，IFN-γ的检测水平并未受太大影响，该研究结论是TST并不会影响TST阴性患者的IGRAs检测，但是对结核抗原敏感及原IGRAs阴性的患者可能提高其IFN-γ的反应水平。Ritz等研究也发现，他们检测了16例无BCG接种史、无结核病接触史、无任何结核病暴露风险的大学生，结果为TST检测后第6周和第10周QFT-GIT结果均为阴性，提示阴性QFT-GIT结果的可重复性尚佳，在没有结核病暴露风险的情况下，TST检测不会使QFT结果阳转。一项来自加拿大的研究分别在健康职工入职体检时及1年后复查QFT及TST，结果发现QFT的阳转率高达5.3%，而TST本来阴性者1年后复查无一例阳转，因此，作者也在质疑QFT结果的不稳定性，其对判断体检者是否存在近期结核分枝杆菌感染带来了困扰。有研究指出，IGRAs的QFT-GIT实验由于使用手工操作的ELISA，可能出现实验结果的可变性或重复性降低，若使用全自动ELISA代替人工ELISA操作实验，则能降低QFT-GIT数据的可变性。Banaei等指出IGRAs的检测结果可重复性降低可能存在多方面的原因，包括数据分析、实验操作以及免疫方面的因素，因此，在实验过程中应该做好质控及标准化流程，争取将检测结果的多变降到最低水平。

五、其他相关研究

由于IGRAs与TST均不能鉴别活动性结核病及LTBI，最新研究尝试使用流式细胞染色技术进行$CD3^+$、$CD4^+$、$CD8^+$、$CD161^+$的细胞表达测定，使用$CD3^+$、$CD8^+$、$CD161^+$阳性作为指标诊断活动性结核病组，分别以LTBI及健康对照作为比对，其对涂阳肺结核的诊断灵敏度分别为76.62%及79.92%，特异性分别为90.48%及89.39%，对涂阴肺结核的诊断灵敏度分别为74.81%及75.57%，特异性分别为85.71% 及86.03%。另一项研究使用IP-10（IFN-γ诱导的蛋白10）及IL-2作为新的生物标志物来鉴别LTBI及活动性结核病，研究发现IP-10在LTBI组中明显高于健康对照及活动性结核病组，IP-10的表达水平与受试者对结核分枝杆菌暴露时间的长短密切相关，也与活动性肺结核痰菌阳性程度有很强的相关性。检测抗原刺激下血浆中IL-2/IFN-γ水平也有助于鉴别LTBI及活动性结核病，灵敏度及特异性分别达77.2%及87.2%。

以上研究提示，有新的细胞免疫学技术可能解决目前不能有效鉴别LTBI及活动性结核病这一难题。

六、小结

目前结核病免疫学诊断技术应用最广泛的是传统的TST及新型的IGRAs检测法。传统的TST是皮内注射结核分枝杆菌培养的蛋白衍生物，测定人体的迟发型超敏反应，为体内试验；新型的IGRAs检测方法是测定人体外周血T细胞在结核特异性抗原刺激下分泌IFN-γ的水平，为体外试验。两者均从不同角度检测受试者对结核分枝杆菌的细胞免疫反应水平。TST作为传统的方法，虽然不能区分BCG接种、活动性结核病及LTBI，但具有操作简单、价格低廉的优点；IGRAs检测方法虽然特异性较强，可有效区分BCG接种、活动性结核病及LTBI，但在结核分枝杆菌感染水平不同的国家及地区，IGRAs对结核病的诊断价值受到一定程度的影响。因此，在LTBI、结核病的大规模筛查、活动性结核病的诊断方面，IGRAs尚不能取代TST的地位，在一定条件下提倡两者联合诊断LTBI及活动性结核病。最近有新的研究致力于区分LTBI及活动性结核病，期待新技术能有益于结核病的有效、快速的诊断。

（范　琳）

参考文献

1. Lee HJ, Choi HJ, Kim DR,et al. Safety and efficacy of tuberculin skin testing with microneedle MicronJet600™ in healthy adults. Int J Tuberc Lung Dis, 2016, 20(4):500-504.
2. Christopher DJ, Shankar D, Datey A,et al. Safety of the two-step tuberculin skin test in Indian health care workers. Int J Mycobacteriol, 2014, 3(4):247-251.
3. Yoo JW, Jo KW, Park GY, et al. Comparison of latent tuberculosis infection rate between contacts with active tuberculosis and non-contacts. Respir Med, 2016, 111:77-83.
4. Ferreira TF, Matsuoka Pda F, Santos AM,et al. Diagnosis of latent Mycobacterium tuberculosis infection: tuberculin test versus interferon-gamma release. Rev Soc Bras Med Trop, 2015, 48(6): 724-730.
5. Kussen GM, Dalla-Costa LM, Rossoni A,et al. Interferon-gamma release assay versus tuberculin skin test for latent tuberculosis infection among HIV patients in Brazil. Braz J Infect Dis, 2016, 20(1): 69-75.
6. Gran G, Aßmus J, Dyrhol-Riise AM. Screening for latent tuberculosis in Norwegian health care workers: high frequency of discordant tuberculin skin test positive and interferon-gamma release assay negative results. BMC Public Health, 2013, 13: 353.
7. Lucet JC, Abiteboul D, Estellat C,et al. Interferon- γ release assay *vs*. tuberculin skin test for tuberculosis screening in exposed healthcare workers: a longitudinal multicenter comparative study. Infect Control Hosp Epidemiol, 2015, 36(5): 569-574.
8. Ribeiro-Rodrigues R, Kim S, Coelho da Silva FD,et al. Discordance of tuberculin skin test and interferon gamma release assay in recently exposed household contacts of pulmonary TB cases in Brazil. PLoS One, 2014, 9(5): e96564.
9. Elzi L, Steffen I, Furrer H, et al, Improved sensitivity of an interferon-gamma release assay (T-SPOT. TB™) in combination with tuberculin skin test for the diagnosis of latent tuberculosis in the presence of HIV co-infection. BMC Infect Dis, 2011, 11:319.
10. Mardani M, Tabarsi P, Mohammadtaheri Z, et al. Performance of QuantiFERON-TB Gold test compared to tuberculin skin test in detecting latent tuberculosis infection in HIV- positive individuals in Iran. Ann Thorac Med, 2010, 5(1):43-46.
11. Vassilopoulos D, Tsikrika S, Hatzara C, et al. Comparison of two gamma interferon release assays and tuberculin skin testing for tuberculosis screening in a cohort of patients with rheumatic diseases starting anti-tumor necrosis factor therapy. Clin Vaccine Immunol, 2011, 18(12):2102-2108.
12. Costantino F, de Carvalho Bittencourt M, et al. Screening for latent tuberculosis infection in patients with chronic inflammatory arthritis: discrepancies between tuberculin skin test and interferon- γ release assay results. J Rheumatol, 2013, 40(12):1986-1993.
13. Pavi I, Katalini-Jankovi V, epin-Bogovi J,et al. Discordance Between Tuberculin Skin Test and Interferon- γ Release Assay in Children Younger Than 5 Years Who Have Been Vaccinated With Bacillus Calmette-Guérin. Lab Med, 2015, 46(3):200-206.
14. Tsiouris SJ, Coetzee D, Toro PL, et al. Sensitivity analysis and potential uses of a novel gamma

interferon release assay for diagnosis of tuberculosis. J Clin Microbiol, 2006, 44(8):2844-2850.

15. Linguissi LS, Vouvoungui CJ, Poulain P,et al. Diagnosis of smear-negative pulmonary tuberculosis based on clinical signs in the Republic of Congo. BMC Res Notes, 2015, 8: 804.
16. Kim HJ, Chun BC, Kwon A,et al. The Prevalence Rate of Tuberculin Skin Test Positive by Contacts Group to Predict the Development of ActiveTuberculosis After School Outbreaks. Tuberc Respir Dis (Seoul), 2015, 78(4): 349-355.
17. Seyhan EC, Gunluoglu G, Gunluoglu MZ,et al. Predictive value of the tuberculin skin test and QuantiFERON-tuberculosis Gold In-Tube test for development of active tuberculosis in hemodialysis patients. Ann Thorac Med, 2016, 11(2):114-120.
18. Wang L, Yu Y, Chen W, et al. Evaluation of the characteristics of the enzyme-linked immunospot assay for diagnosis of active tuberculosis in China. Clin Vaccine Immunol, 2015, 22(5): 510-515.
19. Yan L, Xiao H, Han M, et al. Diagnostic value of T-SPOT.TB interferon- γ release assays for active tuberculosis. Exp Ther Med, 2015, 10(1): 345-351.
20. Liu F, Du FJ, Jia HY, et al. Inadequate values from an interferon-gamma release assay for smear-negative tuberculosis in a high-burden setting. Int J Tuberc Lung Dis, 2014, 18(12): 1496-1501.
21. Zhu C, Liu Z, Li Z,et al. The performance and limitation of T-SPOT.TB for the diagnosis of TB in a high prevalence setting. J Thorac Dis, 2014, 6(6): 713-719.
22. Jafari C, Ernst M, Kalsdorf B, et al. Comparison of molecular and immunological methods for the rapid diagnosis of smear-negative tuberculosis. Int J Tuberc Lung Dis, 2013, 17(11):1459-1465
23. Xia H, Wang X, Li F, et al. Diagnostic values of the QuantiFERON-TB Gold In-tube assay carried out in China for diagnosing pulmonarytuberculosis. PLoS One, 2015, 10(4): e0121021.
24. Sun L, Tian JL, Yin QQ, et al. Performance of the Interferon Gamma Release Assays in Tuberculosis Disease in Children Five Years Old or Less. PLoS One, 2015, 10(12): e0143820.
25. Wong KS, Huang YC, Hu HC,et al. Diagnostic utility of QuantiFERON-TB Gold In-Tube test in pediatric tuberculosis disease in Taiwanese children. J Microbiol Immunol Infect, 2015, pii: S1684-1182(15)00820-8.
26. Laurenti P, Raponi M, de Waure C,et al. Performance of interferon- γ release assays in the diagnosis of confirmed active tuberculosis in immunocompetent children: a new systematic review and meta-analysis. BMC Infect Dis, 2016, 16(1): 131.
27. Choi JC, Jarlsberg LG, Grinsdale JA, et al. Reduced sensitivity of the QuantiFERON® test in diabetic patients with smear-negative tuberculosis. Int J Tuberc Lung Dis, 2015, 19(5): 582-588.
28. Diel R, Loddenkemper R, Nienhaus A. Predictive value of interferon- γ release assays and tuberculin skin testing for progression from latent TB infection to disease state: a meta-analysis. Chest, 2012, 142(1): 63-75.
29. Fan L, Chen Z, Hao XH, et al. Interferon-gamma release assays for the diagnosis of extrapulmonary tuberculosis: a systematic review and meta-analysis. FEMS Immunol Med Microbiol, 2012, 65(3): 456-466.

30. Zhou XX, Liu YL, Zhai K,et al. Body Fluid Interferon-γ Release Assay for Diagnosis of Extrapulmonary Tuberculosis in Adults: A Systematic Review and Meta-Analysis. Sci Rep, 2015, 5:15284.
31. Aggarwal AN, Agarwal R, Gupta D,et al. Interferon Gamma Release Assays for Diagnosis of Pleural Tuberculosis: a Systematic Review and Meta-Analysis. J Clin Microbiol, 2015, 53(8):2451-2459.
32. Shin JA, Chang YS, Kim HJ,et al. Diagnostic utility of interferon-gamma release assay in extrapulmonary tuberculosis. Diagn Microbiol Infect Dis, 2015, 82(1):44-48.
33. Chen W, Fan JH, Luo W, et al. Effectiveness of interferon-gamma release assays for differentiating intestinal tuberculosis from Crohn`s disease: a meta-analysis. World J Gastroenterol, 2013, 19(44): 8133-8140.
34. Campbell JR, Krot J, Elwood K, et al. A systematic review on TST and IGRA tests used for diagnosis of LTBI in immigrants. Mol Diagn Ther, 2015, 19(1):9-24.
35. Ge L, Ma JC, Han M,et al. Interferon-γ release assay for the diagnosis of latent Mycobacterium tuberculosis infection in children younger than 5 years: a meta-analysis. Clin Pediatr(Phila), 2014, 53(13):1255-1263.
36. Sollai S, Galli L, de Martino M, et al. Systematic review and meta-analysis on the utility of Interferon-gamma release assays for the diagnosis of Mycobacterium tuberculosis infection in children: a 2013 update. BMC Infect Dis, 2014, 14 Suppl 1:S6.
37. Diel R, Niehaus A. Current Issues Arising from Tuberculosis Screening withInterferon-Gamma-ReleaseAssays(IGRAs). Pneumologie, 2015, 69(5):271-275.
38. Zellweger JP, Sotgiu G, Block M, et al. Risk Assessment of Tuberculosis in Contacts by IFN-γ Release Assays.A Tuberculosis Network European Trials Group Study. Am J Respir Crit Care Med, 2015, 191(10):1176-1178.
39. Latorre I, Carrascosa JM, Vilavella M, et al. Diagnosis of tuberculosis infection by interferon-gamma release assays in patients with psoriasis. J Infect, 2014, 69(6):600-606.
40. Zwerling A, van den Hof S,Scholten J, et al. Interferon-gamma release assays for tuberculosis screening of healthcare workers: a systematic review. Thorax, 2012, 67(1):62-70.
41. Hadaya K, Bridevaux PO, Roux-Lombard P, et al. Contribution of interferon-γ release assays (IGRAs) to the diagnosis of latent tuberculosis infection after renal transplantation. Transplantation, 2013, 95(12):1485-1490.
42. Lu P, Chen X, Zhu LM,et al. Interferon-Gamma Release Assays for the Diagnosis of Tuberculosis: A Systematic Review and Meta-analysis. Lung, 2016, 194(3):447-458.
43. van Zyl-Smit RN, Pai M, Peprah K,et al. Within-subject variability and boosting of T-cell interferon-gamma responses after tuberculin skin testing. Am J Respir Crit Care Med, 2009, 180(1):49-58.
44. O'Shea MK, Fletcher TE, Beeching NJ, et al. Tuberculin skin testing and treatment modulates interferon-gamma release assay results for latent tuberculosis in migrants. PLoS One, 2014, 9(5): e97366.

45. Sauzullo I, Massetti AP, Mengoni F, et al. Influence of previous tuberculin skin test on serial IFN- γ release assays. Tuberculosis (Edinb), 2011, 91(4):322-326.

46. Ritz N, Yau C, Connell TG, et al. Absence of interferon-gamma release assay conversion following tuberculin skin testing. Int J Tuberc Lung Dis, 2011, 15(6):767-769.

47. Zwerling A, Benedetti A, Cojocariu M, et al. Repeat IGRA testing in Canadian health workers: conversions or unexplained variability? PLoS One, 2013, 8(1):e54748.

48. Whitworth WC, Goodwin DJ, Racster L,et al. Variability of the QuantiFERON®-TB gold in-tube test using automated and manual methods. PLoS One, 2014, 9(1):e86721.

49. Banaei N, Gaur RL, Pai M. Interferon Gamma Release Assays for Latent Tuberculosis: What Are the Sources of Variability? J Clin Microbiol, 2016,54(4):845-850.

50. Yang Q, Xu Q, Chen Q, et al. Discriminating active tuberculosis from Latent Tuberculosis Infection by flow cytometric measurement of CD161-expressing T cells. Sci Rep, 2015, 5:17918.

51. Wang S, Diao N, Lu C, et al. Evaluation of the diagnostic potential of IP-10 and IL-2 as biomarkers for the diagnosis of active and latenttuberculosis in a BCG-vaccinated population. PLoS One, 2012, 7(12): e51338.

第五章
结核病病理学诊断

第一节　结核病基本病理变化

结核病是由结核分枝杆菌引起的一种特殊性炎性疾病，虽具一般炎症的渗出、增生和坏死等基本病理变化，但亦有其相对特征性的病理改变，如肉芽肿性病变和结核结节等。结核病基本病理变化主要为渗出性病变、增生性病变和坏死性（变质性）病变。在结核病的发展过程中，由于结核分枝杆菌毒力的强弱、感染菌量的多少、机体自身免疫力不同等因素的影响，上述三种病理变化常混杂存在，在不同阶段，多以某种病理改变为主并相互转化。

一、渗出性病变

渗出性病变出现在结核性炎症的早期或机体免疫力低下、结核分枝杆菌量多、毒力强或变态反应较强时，表现为浆液性或浆液纤维素性炎。病理改变主要为局部组织小血管扩张、充血，浆液、中性粒细胞及淋巴细胞向血管外渗出，渗出液主要为浆液和纤维蛋白，之后中性粒细胞可减少，代之以淋巴细胞和巨噬细胞为主要细胞成分，巨噬细胞可吞噬结核分枝杆菌。在渗出性病变中可查到结核分枝杆菌。当机体抵抗力强或治疗及时，渗出性病变可完全被吸收而不留痕迹，但亦可转化为增生性病变或坏死性病变。

二、增生性病变

增生性病变是结核病病理形态学比较有特征性的病变，主要表现为肉芽肿形成、结核性肉芽组织、结核性肉芽肿（tuberculous granuloma）及结核结节（tubercle）。当感染的结核分枝杆菌量少、毒力低或机体免疫反应较强时，出现以增生反应为主的病变。肉芽肿性病变并非结核病所特有，亦可出现在其他病变中，如真菌病、结节病等。肉芽肿性病变的主要成分为类上皮细胞、单核细胞及多核巨细胞等。结核性肉芽肿相对有一定特征性，主要成分为类上皮细胞、朗汉斯巨细胞（Langhans giant cell）及干酪样坏死等。结核性肉芽肿病理变化是病理形态学诊断结核病的重要依据。

结核结节是结核性肉芽肿病变中形成的一种较特异的形态结构，结节中心常为干酪样坏死，坏死周边围绕类上皮细胞、散在数量不等的朗汉斯巨细胞，结节的外侧为淋巴细胞及少量反应性增生的成纤维细胞。单个结节一般较小，肉眼不易区别，当3 ~ 5个结核结节融合在一起时则为粟粒大小，灰白色或灰黄色。类上皮细胞是增生性病变的主要成分，它是由巨噬细胞在结核分枝杆菌的菌体脂质的作用下转化而成，而朗汉斯巨细胞则由类上皮细胞相互融合而成。朗汉斯巨细胞体积较大且大小不一，一般直径为100 ~ 500 μm，有数个至上百个不等的细胞核，呈花环状或马蹄形排列在细胞质的一侧，这与其他多核巨细胞形态有所不同。

三、坏死性病变

当结核分枝杆菌数量多、毒力强、机体抵抗力低下或变态反应强烈时，渗出性和增生性病变可出现以坏死为主的病理变化。结核性坏死属凝固性坏死的一种，因在坏死组织中含有结核分枝杆菌的脂质和巨噬细胞在变性坏死中所产生的细胞内脂质等，这种坏死组织不液化，呈淡黄色，质地均匀细腻，细颗粒状，形态似奶酪，故称干酪样坏死。干酪样坏死中含有多少不等的结核分枝杆菌，可长期以休眠的形式生存。干酪样坏死灶可出现钙化或骨化，周围纤维组织增生，继而形成纤维包裹，病变可长期稳定。在某些因素作用下，干酪样坏死灶亦可出现液化，液化的物质可成为结核分枝杆菌的培养基，结核分枝杆菌大量繁殖，导致病变渗出、扩大。当病灶与外界相通，如肺脏、肾脏等的结核灶，液化坏死物质可经支气管及输尿管排出，形成空洞性结核，并成为结核病的重要传染源。

第二节　结核病病理学诊断方法

一、常规病理学诊断方法

常规病理学诊断方法主要包括大体观察和光镜水平的形态学观察。

1.大体观察　主要运用肉眼或辅以放大镜、量尺和磅秤等工具，对大体标本及其病变性质（形状、大小、重量、色泽、质地、表面及切面形态、与周围组织和器官的关系等）进行细致地解剖、观察、测量、取材和记录。临床送检的标本无论大小均应详细检查，如果一例标本有多件，则每一件均要取材做切片观察。大体检查中肺内结核瘤多位于脏胸膜下，呈圆球形干酪样坏死灶，直径多在2 ~ 4cm，切面黄白色或灰白色，呈同心性分层排列，中央可钙化或有空洞形成。

2. 组织学观察　病变组织取材后，经10%中性福尔马林溶液固定和石蜡包埋后制成切片。组织切片最常用的染色方法是HE染色，因此，常规组织染色切片又称为HE染色切片。该方法是目前病理学诊断最基本和最常用的方法。光镜下结核病病变为坏死性肉芽肿性炎，伴有数量不等的非坏死性肉芽肿。典型的病变是肉芽肿伴干酪样坏死，外周有纤维结缔组织和慢性炎细胞浸润，病变周边可见朗汉斯巨细胞。

3.细胞学检查　采集病变处的细胞、涂片染色后进行诊断。细胞的来源多种多样，如脱落细胞、分泌物、体液及排泄物等。常见的取材方法有内镜采集或刷取细胞，或用细针直接穿刺病变部位，即细针穿刺（fine needle aspiration，FNA）吸取细胞。获取的细胞经涂片固定后，再以HE染色进行细胞学诊断。FNA技术设备简单、操作简便、对患者损伤小，在浅表淋巴结结核等疾病的诊断中应用较多。在光镜下涂片中可见类上皮细胞、多核巨细胞、淋巴细胞及坏死物等。

二、特殊染色

1. 抗酸染色　想要证明是结核性病变，需要在病变区找到病原菌。最常用的抗酸染色方法是齐-内染色法。油镜下观察可见红染的两端钝圆稍弯曲的杆状菌。常位于坏死区的中心或坏死区与上皮样肉芽肿交界处。需注意的是，除了结核分枝杆菌，麻风分枝杆菌和NTM也是抗酸阳性菌，肉眼很难分辨，需要进一步进行分子病理学检测加以鉴别。

2.网状纤维染色　该染色可显示组织结构是否完整、坏死的范围和程度。由于干酪样坏死对于结核病具有一定的诊断价值，而仅仅通过HE染色对于坏死性质的判定可能出现一定的偏差，因此，网状纤维染色对结核病的诊断和鉴别诊断有一定的帮助。

3.六胺银（GMS）和过碘酸希夫（PAS）染色　真菌病是除结核病外最为常见的感染性肉芽肿性疾病。真菌病和结核病有时很难通过HE染色鉴别开来。

诊断真菌病需要在病变区找到真菌病原体。GMS和PAS染色是最常用的识别真菌的染色方法。这两种特殊染色虽然对于直接诊断结核病没有太大的价值，但是却可以起到与真菌病进行鉴别诊断的作用，有效防止误诊。

4.金胺罗丹明染色　金胺罗丹明染色后抗酸杆菌会发出黄绿色荧光，在荧光显微镜下可观察到金黄色荧光菌。该染色结果可在40倍物镜下观察而不需用100倍油镜，且与抗酸染色相比具有更高的灵敏度。但需要注意荧光染色片无法长期保存以及有时会出现假阳性。

三、免疫组织化学法

免疫组织化学法是利用抗原-抗体的特异性结合反应原理，以抗原或抗体来检测和定位组织中的目标蛋白质的一种技术方法。结核病IHC染色主要使用两种类型的抗体。第一种类型是针对不同细胞类型的抗体。例如，抗CD68抗体可以帮助区分类上皮细胞与上皮来源细胞，有助于确认肉芽肿结构，但对于结核病的诊断没有很大帮助。第二种类型是针对结核分枝杆菌特异抗原的抗体。这类抗体可以在组织切片中显示结核分枝杆菌蛋白的表达，对提高结核病诊断阳性率很有帮助。目前报道的抗体主要识别BCG成分、MPT64、PstS1、Ag85B等抗原。免疫组织化学检查操作简便，阳性信号易于观察，不需要使用油镜，可以有效提高灵敏度和工作效率。但该方法现阶段缺少第二种类型的高质量商业化IHC抗体及其判读标准，因此，还需要加快研究成果向临床应用的转化进程。

四、分子病理学检测

（一）结核病与NTM病的鉴别诊断方法

常规病理学诊断方法及特殊染色方法均很难鉴别诊断结核病与NTM病。因此，结核病的病理学确诊需要分子病理学检查作为重要的辅助手段。通过检测结核分枝杆菌特异基因如*IS6110*、*16S rDNA*、*MPT64*等可以鉴别诊断结核病与

NTM病。常用的技术有以下两种。

1. 实时荧光定量PCR技术　是目前临床应用最为广泛的分子病理学检测技术。其主要优势在于操作简便、成本低廉、快速灵敏等。与传统的抗酸染色相比，该技术不仅可以有效提高结核分枝杆菌的阳性检出率，还可以鉴别诊断结核病与NTM病。

2. 探针杂交技术　探针杂交技术相比PCR技术具有更高的检测通量，一次实验可以检测多个基因。由于NTM种类繁多，而不同NTM病治疗方案不尽相同，因此，该技术在分枝杆菌菌种鉴定中具有独特优势。但与PCR相比操作要求相对复杂，灵敏度相对较差。

（二）耐药结核病的诊断方法

结核分枝杆菌的耐药基因突变是产生耐药结核病的最主要原因。利用分子病理学技术检测组织标本中的结核分枝杆菌是否发生耐药基因突变是病理学诊断耐药结核病的重要手段。例如，通过检测*rpoB*基因突变可以检测利福平耐药结核分枝杆菌，通过检测*katG*、*inhA*、*ahpC*等基因突变可以检测异烟肼耐药结核分枝杆菌。常用的技术有以下两种。

1.实时荧光定量PCR技术　其中最具代表性的技术是Gene Xpert检测系统。Gene Xpert通过检测*rpoB*基因的有无以及耐药决定区是否发生突变来诊断结核病与耐药结核病。此外，实时荧光定量PCR方法与高分辨熔解曲线分析方法相结合也可以应用于耐药基因的检测。基因突变会导致扩增产物TM值的改变。高分辨熔解曲线分析方法可以做到单核苷酸突变的检测。

2. 探针杂交技术　该技术的优点在于具有较高的通量。目前应用比较多的方法有膜反向杂交法和基因芯片法等。这些技术都可以实现一次实验中检测多种抗结核药物的耐药相关基因突变。

由于分子病理基因检测技术灵敏度高，临床检测须在符合国家标准的临床基因扩增实验室中，由持有PCR检测上岗证的专业人员按照规范化操作规程进行，以保证检测结果的准确性。当检测结果出现阴性时，不能排除由于病原菌数量低于检测限而造成的假阴性结果。

第三节　结核病与其他肉芽肿性疾病的鉴别

慢性肉芽肿性炎（chronic granulomatous inflammation）是以肉芽肿形态结构为特征的增生性炎症，可见于多种疾病，不同的致病因素可引起组织学上相同或不同的肉芽肿形态，因此，病理医生要根据肉芽肿的形态对各种疾病进行鉴别。结核病应与以下疾病相鉴别。

一、非结核分枝杆菌病

NTM（nontuberculous mycobacteria）是指分枝杆菌属内除结核分枝杆菌复合群（结核分枝杆菌、牛型分枝杆菌、非洲分枝杆菌、田鼠分枝杆菌等）和麻风分枝杆菌以外的其他分枝杆菌，其中部分为致病菌或条件致病菌，现统称为NTM。

病理：NTM感染的病理改变与结核病类似，很难区别，鉴别主要依据抗酸染色、结核分枝杆菌培养、分子病理学检测等。

二、结节病

结节病（sarcoidosis）又称类肉瘤病，是一种原因和发病机制尚不明确的肉芽肿性疾病。全身多个系统均可受累，但以肺和肺门淋巴结受累最为常见。临床一般多无发热，可出现咳嗽等。影像学检查常见双肺门对称性增大，血管紧张素转换酶多增高，TST常为阴性或弱阳性，这些与结核病有所不同。病理所见为非坏死性肉芽肿，与增殖性结核病肉芽肿相似，但以下改变是其相对特点：结节的大小较一致，各自境界清楚；结节中心无坏死；在多核巨细胞内有时可见到包涵体（星形体、Schaumann小体）。本病抗酸染色阴性。

三、真菌病

真菌病（fungal disease）是由真菌感染引起的疾病。一般多见的真菌病有曲霉病、隐球菌病、毛霉菌病和酵母菌病等。病理改变主要为急慢性炎症，可出现肉芽肿病变，在病变区内通过特殊染色可找到相应的致病真菌。常用的染色方法为GMS和PAS染色，前者真菌为棕黑色，后者为红色。

四、韦格纳肉芽肿

韦格纳肉芽肿（Wegener’s granulomatosis）属系统性疾病，常累及肺、上呼吸道和肾脏。临床多表现为发热、体重下降、咳嗽、胸痛及咯血等。一般双肺为多发结节，界限较清。患者血清抗中性粒细胞胞质抗体（ANCA），特别是C-ANCA常阳性。支气管镜活检和细针肺穿刺活检常因组织少而不能明确诊断，多采用开胸或胸腔镜取较大组织活检。韦格纳肉芽肿组织学改变是以坏死性肉芽肿性炎症伴血管炎为特征。行抗酸染色、PAS染色可与结核病、真菌病鉴别。

五、麻风病

麻风病（leprosy）是由麻风分枝杆菌引起的一种慢性传染病。其致病菌的形态与结核分枝杆菌类似，但较短粗。病变主要累及皮肤和周围神经，可形成肉芽肿，亦可形成结核样结节，结节中心可见坏死，抗酸染色可见分枝杆菌，此时需结合临床表现及检出菌的形态综合考虑，明确诊断需做菌种鉴定。

六、克罗恩病

克罗恩病（Crohn’s disease）是一种原因未明的多发于胃肠道的疾病。发病年龄有两个高峰期，即20～40岁和60～70岁。本病以回肠末端和结肠多见，为反复发作的慢性进行性炎症。镜下可见不连续性肠炎、裂隙状溃疡、淋巴细胞增生及结节病样肉芽肿形成。肉芽肿中心一般无坏死，抗酸染色阴性。肠结核常见干酪样坏死及肠系膜淋巴结结核。

七、异物肉芽肿

异物（foreign bodies）肉芽肿是由异物引起的肉芽肿。常见的异物包括手术缝线、石棉、滑石粉、木刺及其他异物等。典型异物反应为巨噬细胞及异物巨细胞包围异物，细胞质内有时可见被吞噬的异物。异物巨细胞的核多在细胞质中心排列，成簇状，与结核肉芽肿中的朗汉斯巨细胞不同。

八、坏死性淋巴结炎

1972年由Kiuchi首先报道，故又称菊池病。病因不明，年轻人多见，常伴高热。肿大淋巴结一般为单个，以颈部多见，触之有痛感。白细胞计数正常或偏低。组织学表现为淋巴结结构消失，可见坏死和大量核碎屑，但无中性粒细胞，应与结核病早期坏死而又无肉芽肿病变形成时鉴别，抗酸染色是预防病理误诊的重要方法之一。

九、猫抓病

猫抓病（cat scratch disease）多是由猫抓伤引起的淋巴结炎，病因尚不清楚。主要累及滑车、腋下及颈部淋巴结。淋巴结肿大，并可见多灶状小脓肿形成，周边围绕上皮样细胞，但无干酪样坏死，这与结核病不同。本病抗酸染色阴性。

（车南颖　张海青）

参考文献

1.陈杰, 李甘地. 病理学. 2版. 北京: 人民卫生出版社, 2011.

2.唐神结, 高文. 临床结核病学. 北京: 人民卫生出版社, 2011.

3. 刘彤华. 诊断病理学. 3版.北京: 人民卫生出版社, 2013.

4. Ihama Y, Hokama A, Hibiya K, et al. Diagnosis of intestinal tuberculosis using a monoclonal antibody to *Mycobacterium tuberculosis*. World J Gastroenterol, 2012, 18(47): 6974-6980.

5. 车南颖, 曲杨, 张晨, 等. 结核分枝杆菌Ag85B蛋白表达特点及其病理学诊断价值. 中华病理学杂志, 2014, 43(9): 600-603.

6. Che N, Qu Y, Zhang C, et al. Double staining of bacilli and antigen Ag85B improves the accuracy of the pathological diagnosis of pulmonary tuberculosis. J Clin Pathol, 2016, 69(7): 600-606.

7. Surat G, Wallace WA, Laurenson IF, et al. Rapid real-time PCR for detection of Mycobacterium tuberculosis complex DNA in formalin-fixed paraffin embedded tissues: 16% of histological 'sarcoid' may contain such DNA. J Clin Pathol, 2014, 67(12): 1084-1087.

8. 张海青, 车南颖. 我国结核病病理学诊断和研究的现状与展望. 中国防痨杂志, 2014, 36(9): 793-797.

9. El-Zammar OA, Katzenstein AL. Pathological diagnosis of granulomatous lung disease: a review. Histopathology, 2007, 50(3): 289-310.

10. 中华医学会结核病学分会. 非结核分枝杆菌病诊断与治疗专家共识. 中华结核和呼吸杂志, 2012, 35(8): 572-580.

11. Aubry MC. Necrotizing granulomatous inflammation: what does it mean if your special stains are negative? Mod Pathol, 2012, 25: S31-S38.

12. Juan Rosai. ROSAI&ACKERMAN外科病理学. 10版. 郑洁, 译. 北京:北京大学医学出版社, 2014.

13. Ahmad S, Mokaddas E. Recent advances in the diagnosis and treatment of multidrug-resistant tuberculosis. Respir Med, 2009, 103(12): 1777-1790.

14. Schaaf HS, Zumla A. TUBERCULOSIS.Amsterdam: Elsevier, 2009.

15. 李玉林. 病理学. 8版. 北京: 人民卫生出版社, 2013.

第六章
结核病分子生物学诊断

第一节　分子生物学常用技术

分子生物学诊断方法多基于核酸扩增、杂交和测序等基本技术，其应用于结核病诊断目前已经获得WHO 认可。目前结核病的分子生物学诊断仍集中在以核酸扩增为核心的检测技术的应用上，下面将对近几年应用于结核病诊断的分子生物学技术做详细阐述。

一、核酸扩增试验

核酸扩增试验（nucleic acid amplification tests，NAATs）是通过特异性地扩增核酸靶序列来检测结核分枝杆菌，是结核病诊断技术中一种重要而快速的分子诊断工具。美国疾病预防控制中心（Centers for Disease Control and Prevention，CDC）建议所有结核病疑似患者的第一份痰标本均进行NAATs。目前已经通过美国食品和药物管理局（US Food and Drug Administration，FDA）认证且应用较广的试剂盒有Gen-Probe Amplified Mtb Direct test、

Roche AmplicorMtb test、COBAS Amplicor、BD-ProbeTec Direct等。一项综合125项研究的最新文献显示：NAATs的总灵敏度和总特异性分别为85%和97%，然而这些研究结果的差异较大，灵敏度在36%～100%，特异性在54%～100%，NAATs的应用受到不同地区技术水平和仪器设备的制约。

二、Xpert® MTB/RIF

Xpert® MTB/RIF（Cepheid， Sunnyvale， CA）是由美国Cepheid公司研发出的一款基于实时PCR检测的快速全自动的核酸扩增技术，可直接进行痰标本检测，是检测结核分枝杆菌感染和RIF耐药基因的、以反应盒为基础的模块化平台。扩增的靶基因为利福平耐药相关基因的81个碱基对的高突变热点区域（图6-1）。Xpert® MTB/RIF 技术包括样本处理、*ropB*基因半巢式实时PCR扩增和数据自动评分共3个步骤（图6-2）。整个过程约2小时，仅需两步操作，其余均为全自动化检测，4模块平台每8小时工作时间可完成16个样本。目前最大的全自动INFINITI® Xpert®平台具有80个模块，全天可完成超过1000个样本。该技术检测底线为每毫升痰100条细菌。

WHO已于2010年底批准其应用，推荐其为诊断肺结核和耐药结核病的辅助手段，并制定了指南。截至2012年7月，2/3的结核病高负担国家、1/2的耐多药结核病（multidrug-resistant tuberculosis， MDR-TB）高负担国家均把Xpert® MTB/RIF列入国家结核病规划指南。由于其用于诊断MDR-TB和合并HIV感染结核病的成本低于传统方法，很多国家已经批准其用于检测MDR-TB和合并HIV感染的结核病。2013年7月，Xpert® MTB/RIF已通过美国FDA的认证。

Xpert® MTB/RIF的痰标本检测用于肺结核的诊断已得到国际上的认可。文献报道的Xpert® MTB/RIF灵敏度和特异性均很高，肺结核诊断总特异性为98.4%，总灵敏度为90.4%，其中，在涂阳培养肺结核患者中的灵敏度为98.7%，在涂阴培养肺结核患者中的灵敏度为72.5%～76.9%，在HIV阳性住院

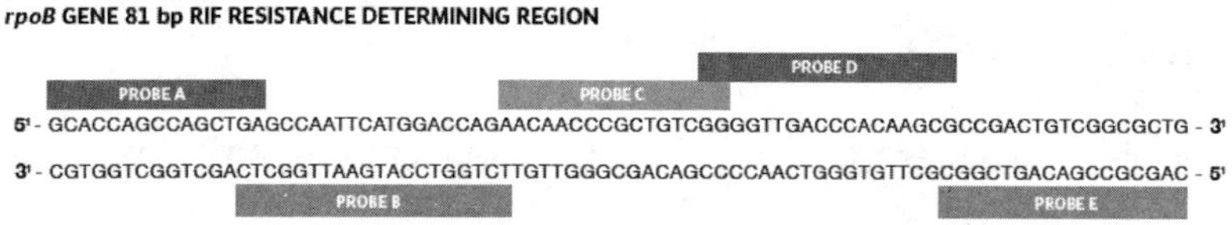

图 6-1 Xpert® MTB/RIF 检测利福平耐药的 5 个探针杂交位点

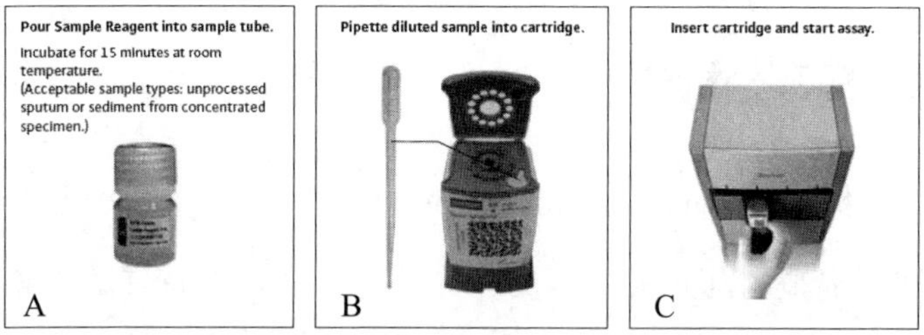

图 6-2 Xpert® MTB/RIF 操作流程

A. 加入样本处理试剂，室温孵育 15 分钟；B. 将样本稀释液加入检测盒；C. 将检测盒上机检测

患者中的灵敏度为86%～92%，在HIV阳性门诊患者中的灵敏度为58%～84%。Theron等在南非进行的大规模多中心随机对照临床试验结果发表在2014年的《柳叶刀》杂志。试验搜集了758例结核病患者进行痰涂片镜检（其中182例培养阳性），744例进行Xpert® MTB/RIF（其中185例培养阳性）。结果显示Xpert® MTB/RIF的门诊床旁检测的灵敏度为83%、特异性为95%；与痰涂片镜检相比，具有较高灵敏度（83%*vs*50%）和相似的特异性（95%*vs*96%）。由于Xpert® MTB与RIF方法的门诊床旁检测与实验室检测的灵敏度、特异性相似，因此，认为基层诊所护士即可对Xpert® MTB/RIF进行精确地操作；而门诊床旁检测具有较高的就诊当天诊断率和就诊当天治疗率，因此，Xpert® MTB/RIF可使更多的患者得到更早的治疗。

最新推出的试剂盒Xpert® MTB/RIF Ultra 是在Xpert® 平台上优化的产品，其对巢式PCR进行了改进：靶标在IS6110基础上，增加了IS1081；并在第一个PCR循环即开始巢式PCR，增加了PCR产物的量；反应体积增加了1倍等。将检测灵敏度降至约 5cfu/ml，适用于菌量较少的样本，主要有助于检出痰涂阴性的患者。研究表明，Xpert® MTB/RIF Ultra对于涂阴培养标本的灵敏度大于90%，特异性达100%。

另一新推出的试剂盒XDR assays 是对Xpert® MTB/RIF 或Ultra 检测MTB感染且利福平耐药的样本，进一步检测异烟肼、氟喹诺酮和氨基糖苷类耐药关键突变基因的方法。目前研发结果正在进行汇总，预计于2017年推出。

三、线性探针分析法

线性探针分析法（molecular line probe assays）是将结核分枝杆菌异烟肼耐药相关基因和利福平耐药相关基因的特异性探针固定在特殊的固相物上，样品DNA特异性PCR产物与之杂交后，经显色而呈现条带，是一种检测MDR-TB的重要新方法。目前WHO已推荐其在结核病高负担国家使用。目前市场上的商品化的试剂盒见表6-1，推广较为普遍的试剂盒主要是Innogenetics公司的INNO-LiPARif.TB和HainLifeScience公司的GenoType®MTBDRplus。其特点为：两试剂盒的标本可直接来自抗酸杆菌痰涂片标本；通量高，可同时检测多个样本的耐药情况；易于操作且仪器简单经济；可在1～2天内得出结果；同时具有完善的内对照，并将特异性扩增和杂交结合，保证了诊断的可靠性。

GenoType® MTBDRplus能够检测结核分枝杆菌的存在，同时检测异烟肼和利福平的耐药相关基因（图6-3，6-4）。与Xpert® MTB/RIF相比，对涂阳、涂阴肺结核，以及对利福平耐药检测的灵敏度和特异性水平基本一致，但能够提供异烟肼的药物敏感性信息。在MDR-TB高流行地区，该试剂盒表现出很高的灵敏度和特异性，如在南非开普敦的一项研究中，利福平耐药和异烟肼耐药的灵敏度/特异性分别为98%/99%和94%/99%；而在MDR-TB低流行地区的检测结果则不尽如人意，如在西班牙的一项研究中，异烟肼耐药的灵敏度只有73%。印度一项研究对269例复治、痰抗酸染色阳性的MDR-TB患者痰标本进行GenoType® MTBDRplus检测和传统罗氏固体培养基药物敏感性试验，结果表明二者一致率

表6-1　目前用于结核分枝杆菌复合群检测、分枝杆菌菌型鉴定和基因型耐药检测的LPA产品和相关仪器

开发者	名称	分枝杆菌 / 结核分枝杆菌复合群 / 菌型鉴定	药物敏感性检测	CE-IVD	自动杂交仪器	数据读取仪器	推出时间
AID	TB Resistance ModuleINH/RIF	Y/Y/N	RIF/INH	Y	N/A	Genoblot	Q2 2013
AID	TB Resistance Module FLQ	Y/Y/N	FLQ/EMB	Y	N/A	Genoblot	Q2 2014
AID	TB Resistance Module AMG	Y/Y/N	AMG	Y	N/A	Genoblot	Q2 2015
FujiRebioEurope	INNO-LiPA MYCOBACTERIAv2.0	Y/Y/Y	No	Y	Auto-LiPA 48	N/A	N/A
FujiRebioEurope	INNO-LiPARif.TB	N/Y/N	No	Y	Auto-LiPA 48	N/A	N/A
HainLifescience	GenoQuick. MTB	N/Y/N	No	Y	GT-Blot 48	GenoScan	2010
HainLifescience	GenoType. MTBDRplus v2.0	Y/Y/N	RIF/INH	Y	GT-Blot 48	GenoScan	2012
HainLifescience	GenoType MTBDRsl v1.0	Y/Y/N	FLQ/AMG/EMB	Y	GT-Blot 48	GenoScan	2009
HainLifescience	GenoType MTBDRsl v2.0	Y/Y/N	FLQ/AMG	Y	GT-Blot 48	GenoScan	2012
HainLifescience	GenoType MycobacteriumCM	Y/Y/Y	No	Y	GT-Blot 48	GenoScan	2004
HainLifescience	GenoType MycobacteriumAS	Y/Y/Y	No	Y	GT-Blot 48	GenoScan	2004
LG Life Sciences GenoBlot Assay	AdvanSure Mycobacteria Y/Y/Y	No	N/A	N/A	Genoblot	N/A	
LG Life Sciences GenoBlot Assay	AdvanSure MDR TB Y/Y/N	RIF/INH	N/A	N/A	Genoblot	N/A	
NIPRO Co.	NTM/MDR TB	Y/Y/N	RIF/INH	N/A	N/A	N/A	2012
NIPRO Co.	INH	Y/Y/N	INH	N/A	N/A	N/A	2012
NIPRO Co.	PZA	Y/Y/N	PZA	N/A	N/A	N/A	2012
NIPRO Co.	FLQ	Y/Y/N	FLQ	N/A	N/A	N/A	2012
Vircell	SPEED-OLIGO. DIRECT MTB	Y/Y/N	No	Y	Not required	N/A	N/A
Vircell	SPEED-OLIGO DIRECTMycobacteria	Y/Y/Y	No	Y	Not required	N/A	N/A
YD Diagnostics	MolecuTech REBA Myco-ID	Y/Y/Y	No	N/A	REBA processor	REBA Scan	N/A
YD Diagnostics	MolecuTech REBA MTB-MDR	Y/Y/N	RIF/INH	N/A	REBA processor	REBA Scan	N/A
YD Diagnostics	MolecuTech REBA MTB FQ	Y/Y/N	FLQ	N/A	REBA processor	REBA Scan	N/A
YD Diagnostics	MolecuTech REBA MTB KM	Y/Y/N	AMG	N/A	REBA processor	REBA Scan	N/A
YD Diagnostics	MolecuTech REBA MTB XDR	Y/Y/N	FLQ/AMG	N/A	REBA processor	REBA Scan	N/A

注：Y—是；N—否；N/A—未提供；RIF—利福平；INH—异烟肼；FLQ—氟喹诺酮；EMB—乙胺丁醇；AMG—氨基糖苷类；PZA—吡嗪酰胺。

为96%；GenoType® MTBDRplus检测利福平、异烟肼耐药、MDR-TB的灵敏度和特异性分别为98%和99%，92%和99%，97%和100%；其检测*katG*、*inhA*基因突变和两基因联合突变率分别为 83%（72/87）、11%（10/87）和6%（5/87），检测时间为48小时。因此，作者认为GenoType® MTBDRplus为利福平、异烟肼单耐药和MDR-TB提供了早期诊断的有效方法，尤其对于MDR-TB的诊断具有较高的灵敏度和特异性。另一项研究中用此方法检测了639例HIV阳性结核病疑似患者痰标本。MTBDRplus总灵敏度和特异性分别为81%和100%，其中在抗酸染色阳性和阴性样本中灵敏度分别为94.6%和44.1%；利福平、异烟肼耐药灵敏度和特异性分别为91.7%和96.6%， 70.6%和99.1%。因此，MTBDRplus可用于合并HIV感染的结核病诊断。

之后，HainLifeScience公司新推出了GenoType® MTBDRsl 1.0试剂盒，能够快速检测氟喹诺酮类、氨基糖苷类（卡那霉素、阿米卡星）、环肽类（卷曲霉素）、乙胺丁醇和链霉素耐药相关的基因突变，可用于诊断广泛耐药结核病（XDR-TB）。有研究认为其可以作为传统药物敏感性试验的补充方法。WHO专家组为评估GenoType® MTBDRsl 1.0在二线药物耐药及XDR-TB检测中的应用性，综合了18项MTBDRsl研究。其在2013年公布的报告中显示：对于痰液样本的直接检测，GenoType® MTBDRsl 1.0对4种药物耐药性的诊断灵敏度和特异性分别为氟喹诺酮83.5%和97.4%、卡那霉素96.2%和99.0%、阿米卡星93.2% 和99.4%、卷曲霉素97.4%和96.6%；对XDR-TB临床样本直接检测的诊断灵敏度和特异性分别为90.2% 和96.6%；对XDR-TB临床分离株间接检测的诊断灵敏度和特异性分别为63.3%和98.5%。由于其对于临床分离株间接检测的卡那霉素、XDR-TB耐药诊断的灵敏度仅为中等水平，故WHO专家认为GenoType® MTBDRsl仍不能够替代传统的表型耐药试验。基于此，HainLifeScience公司又推出了改进的GenoType® MTBDRsl 2.0试剂盒，改进了PCR技术的同时，还将探针增加至27个（图6-5），增加了*gyrB*基因的耐药决定区和*eis*基因启动子区探针，提高了针对痰涂阴性样本的灵敏度，二者灵敏度和特异性对比见表6-2，仍是用于诊断XDR-TB，但它依然不能确定地排除XDR诊断。

表6-2　GenoType® MTBDRsl v2.0 和v1.0的灵敏度、特异性对比

类别	GenoType® MTBDRsl v2.0 *vs* 1.0
FLQ 耐药诊断灵敏度	94.8% *vs* 89.6%
KAN 耐药诊断灵敏度	90.5% *vs* 59.5%
AMK 耐药诊断灵敏度	91.3% *vs* 91.3%
preXDR 耐药诊断灵敏度	83.3% *vs* 75.0%
preXDR 耐药诊断特异性	88.6% *vs* 67.1%
XDR 耐药诊断特异性	83.0% *vs* 49.1%

注：FLQ—氟喹诺酮；KAN—卡那霉素；AMK—阿米卡星；preXDR—广泛耐药结核病前期；XDR-TB—广泛耐药结核病。

由于一些文献报道在MDR-TB高流行区超过90%的利福平耐药发生于异烟肼耐药之后，因此，INNO-LiPARif.TB仅将利福平耐药基因*rpoB*突变的检测作为鉴定MDR-TB的标准（图6-4），也多用于一些MDR-TB高负担地区。Morgan等综合了15项研究后发现，应用于临床分离株时，INNO-LiPARif.TB的灵敏度和特异性分别在82%~100%和92%~100%；而直接应用于临床样本时，灵敏度在80%~100%，特异性则均为100%。因此，线性探针分析法更适用于MDR高流行区，是一种很有应用前景的MDR-TB快速检测方法。两试剂盒已通过欧洲认证（Conformite Europeenne，CE）。2008年由WHO推荐HAIN GenoType® MTBDRplus在结核病高负担、低收入地区用于MDR-TB的快速诊断；经新型创

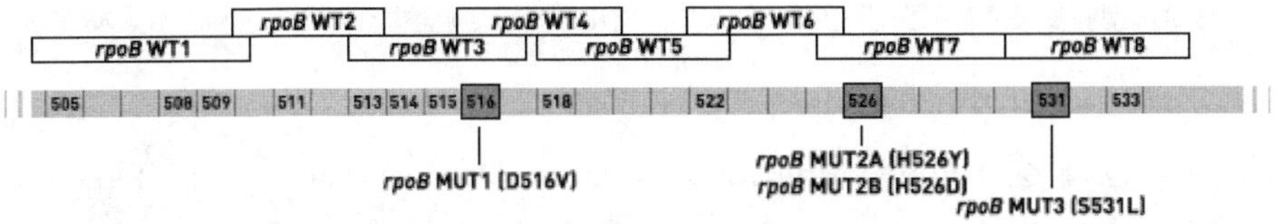

图 6-3 GenoType®MTBDRplus 分析法中 *rpoB* 基因探针位置图解

WT1 到 WT8 为 *rpoB* 野生型 - 探针；MUT1、2A、2B、3 为 *rpoB* 突变探针，突变分别为 D516V、H526Y、H526D、S531L

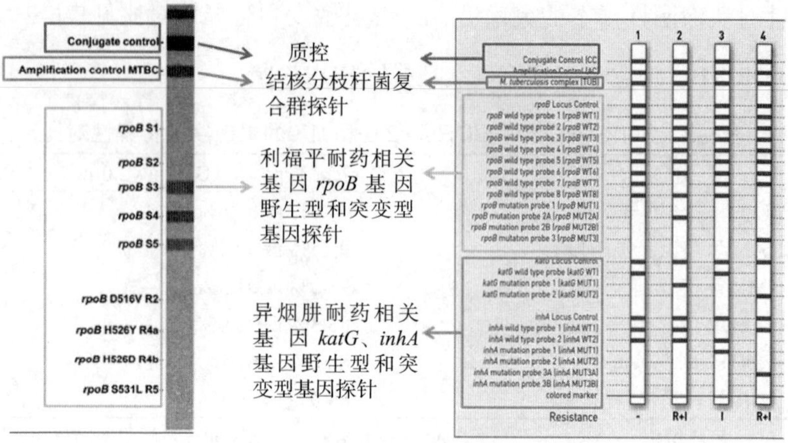

图 6-4　INNO-LiPA Rif.TB(左)和 GenoType® MTBDRplus（右）的反应区域

自上向下的反应区域分别为阳性对照、结核分枝杆菌探针、*ropB* 野生型和突变型基因探针、*katG*、*inhA* 野生型和突变型基因探针（INNO-LiPA Rif.TB 试剂盒中无 *katG* 和 *inhA* 区域）

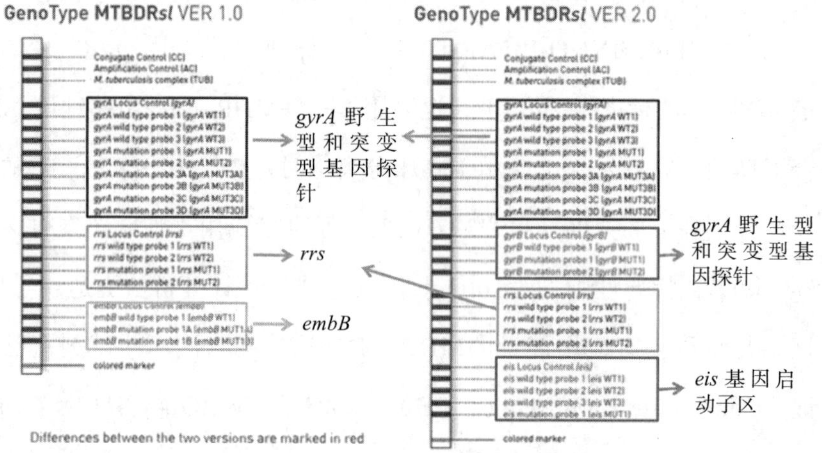

图 6-5　GenoType®MTBDRsl 1.0（左）和 GenoType®MTBDRsl 2.0（右）的反应区域

自上向下的反应区域分别为质控、扩增阳性对照、结核分枝杆菌探针及 *gyrA*、*gyrB*、*rrs*、*embB* 与 *eis* 启动子区野生型和突变型基因探针（GenoType®MTBDRsl 1.0 试剂盒中有 *embB* 基因，无 *gyrB* 和 *eis* 启动子区）

新诊断产品基金会（Foundation for Innovative New Diagnostics， FIND）等组织大规模研究证明其在MDR-TB检测方面具有很高的准确性，目前已由FIND在27个MDR-TB高负担国家推广。我国结核病防治项目已将HAIN GenoType® MTBDRplus列入在市级实验室推广的结核病诊断技术之一。

四、DNA环介导等温扩增

环介导等温扩增（loop-mediated isothermal amplification，LAMP）是由日本Eiken公司研发的一种新型NAATs技术，具有便捷、特异、灵敏、快速的特点。其原理是利用两对不同的特异性内外引物识别靶基因的6个特定区域来扩增结核分枝杆菌的*gyrB*基因，只有当引物与6个区域严格配对时靶序列才会得到大量的扩增，所以该反应具有很高的特异性，不易受到非靶序列DNA存在的影响。LAMP反应快速，基因的扩增和产物的检测可一步完成，扩增效率高，可在l5～60分钟扩增10^9～10^{10}倍。该方法采用封闭式系统，显著减少了样品间交叉污染发生的可能；扩增反应在等温条件下进行，不需要专门的PCR仪，只需一个水浴锅或简单的保温桶和温度计即可；可以直观地读取结果（图6-6）。Eiken’s Loopamp™ MTB kit是由Eiken公司于2011年推出，并与FIND共同在低收入地区推广的应用环介导扩增技术的试剂盒。一次可以测定14个样本，基本过程包括样本处理、反应建立和数据读取。反应过程仅需5分钟（95℃），之后即在65℃ 孵育，最后高温终止实验。小规模研究显示其灵敏度高于痰涂片镜检，Eiken和FIND进行的涉及14个国家的评估尚未公布结果。该试剂盒已通过CE-IVD认证和日本健康、劳动与福利部的认证。LAMP对于发展中国家而言是一项分子检测结核分枝杆菌的很有前景的方法。这项技术在疟疾和人非洲锥虫病的诊断中已有比较成熟的诊断试剂盒。用于HIV感染的诊断试剂盒也已在研发中，在结核病诊断中的应用目前还没有得到公认的试剂盒，检测的靶标基因仍在不断改进中。

五、多重PCR和实时PCR

COBAS TaqMan MTB是罗氏公司生产的一种检测结核分枝杆菌复合群的商品化的实时定量PCR试剂盒，也是正在推广中的一种分子检测方法。在一

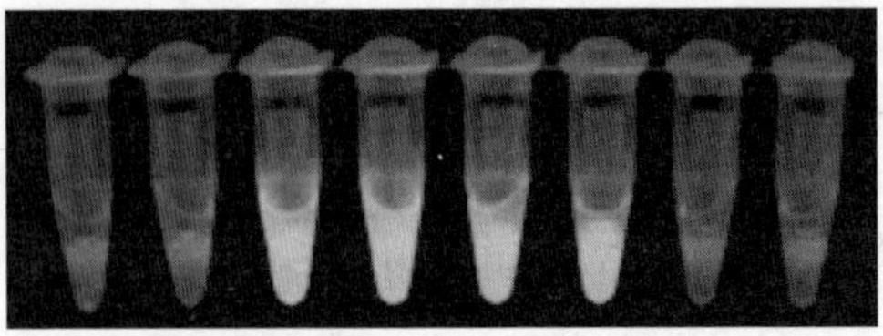

图 6-6　紫外光下肉眼观察加入了 SYBR Green I 的 LAMP 实验结果
中间 4 管为阳性，其余为阴性

项Xpert® MTB/RIF和COBAS TaqMan MTB比较研究中，二者灵敏度没有统计学差异，而COBAS对涂片阴性标本的特异性和阳性预测值均为100%，高于Xpert。另一项研究还同时比较了BD公司生产的一款实时定量试剂盒ProbeTec ET DTB。对于培养阳性的痰标本，Xpert、COBAS和DTB的灵敏度分别为74.6%、73.8%和79.1%；对于涂片阳性的痰标本，灵敏度分别为94.1%、93.3%和100%；对于涂片阴性的痰标本，灵敏度分别为68%、68%和72%。DTB的灵敏度均优于前两者，但COBAS的特异性仍是最高的（100%）。

北京基因型结核分枝杆菌是一种广泛流行的菌株，有研究认为其高度致病和倾向于耐药。Nakajima等研发了利用多重PCR技术检测北京基因型菌株的方法，其检测靶位为*Rv0679c*基因426位C-G的单核苷酸突变，检测到突变即为北京基因型。经过在619株临床分离株中的验证，检测的准确性为100%。此方法简单、快速、成本低，可用于北京基因型菌株的流行病学调查和监测。

六、基因芯片技术

基因芯片技术是一种检测耐药，尤其是MDR-TB的基于分子生物学的快速、安全、省时的诊断方法。Pang等评价了基因芯片技术检测MDR-TB的准确性，分别在4个县级和市级实验室采用基因芯片技术检测1814例患者的耐药相关基因。结果显示基因芯片技术检测利福平耐药的灵敏度和特异性分别为87.56%和97.95%，检测异烟肼耐药的灵敏度和特异性分别为80.34%和95.82%，且基因芯片的准确性不受痰涂片阳性级别的影响。作者认为基因芯片技术可以在中国条件有限的实验室广泛推广，是一种快速、有效、低廉、高灵敏度和特异性的MDR-TB检测方法。

Truenat MTB™试剂盒是一种检测结核分枝杆菌的基于基因芯片技术的核酸扩增系统。Nikam等评价了Truenat MTB™在肺结核诊断中的应用。结果显示，该方法灵敏度和特异性分别为91.1%和100%。该方法检测过程仅需1小时左右，不需要昂贵的实时定量PCR仪，便于在医疗资源有限的地区使用，是一种可床旁进行的快速准确的辅助诊断方法。

七、其他分子生物学方法

三联实时PCR熔解曲线法是在同一个反应中检测结核分枝杆菌耐药相关基因突变，以此来检测氟喹诺酮和二线注射类药物（卷曲霉素、阿米卡星和卡那霉素）的耐药。检测的基因分别为*gyrA*、*rrs*和*eis*启动子。Liu等应用该方法和测序方法在双盲试验基础上检测的结果显示此方法与测序方法吻合率为100%，可与一线药物耐药检测方法联用，有望成为一种有效、可靠的检测XDR-TB的辅助工具。

寡核苷酸分析系统BluePointMtbDR系统可同时检测结核分枝杆菌和*ropB*、*katG*和*inhA*上游调节区的主要突变。Huang等用该系统检测了324株临床结核分离株，以评价其对利福平、异烟肼耐药结核分枝杆菌检测的准确性。结果显示BluePointMtbDR系统和GenoTypeMTBDRplus对MDR菌株检测的灵敏度分别为85.2%和86.7%；对于利福平耐药和异烟肼耐药，BluePointMtbDR系统检测灵敏度分别为98.4%和87.7%，而GenoTypeMTBDRplus检测灵敏度分别为98.8%和88.9%，两种方法之间没有显著差异。因此，该系统是一种检测异烟肼和利福平耐药结核分枝杆菌的快速、准确的方法。并且由于BluePointMtbDR系统同时检测*inhA*上游调节区的稀有突变，能够直接显示传播相关的突变，对于流行病学调查非常有用。

第二节　结核分枝杆菌耐药相关基因

全球每年有超过900万的结核病新发病例，其中约150万人死亡，预计50万人发生多耐药。东南亚和西太平洋地区的新发病例占全部新发病例的56%，其中印度、中国分别占24%和11%。结核分枝杆菌的耐药机制涉及耐药相关基因突变或外排泵的作用，而不是由其他细菌中经常出现的耐药质粒或转座子引起。本节分别对抗结核一线及二线药物的耐药基因进行介绍。

一、抗结核一线药物耐药相关基因

（一）异烟肼耐药相关基因

异烟肼在过氧化氢-过氧化物酶（KatG）作用下，与NAD+形成复合物，该复合物抑制分枝菌酸合成， 引起细菌形态学改变和长链脂肪酸的堆积，最终导致细菌死亡。应用异烟肼治疗中，同时伴随着作用于结核分枝杆菌呼吸酶靶点的NO阴离子释放。

异烟肼主要耐药机制可以分为两大类。一类是基因突变，主要包括*katG*突变、调节*katG*表达的调节子突变引起的异烟肼活化的抑制、*inhA*（编码NADH依赖的烯酰基-酰基载体蛋白还原酶）突变或其启动子区突变引起的INH-NAD^+复合物的解体、*ndh*（编码NADH 脱氢酶）突变、*ahpC*（编码烃基氢化过氧化物还原酶、参与细菌对氧化压力的反应）突变及其上游调节区*oxyR*-*ahpC*突变、*nat*（编码芳胺-*N*-乙酰化转移酶）突变、*furA*（编码铁吸收调节蛋白）突变、*fadE*24（编码酰基辅酶A脱氢酶）突变、*efpA*（编码细胞膜外排泵蛋白）突变、*sigI*（编码RNA聚合酶σ因子）突变、*mshA*（编码糖基转移酶）突变和*kasA*（编码3-氧代酰基-酰基载体蛋白合成酶Ⅰ）突变，但这些基因突变与

katG 和（或）*inhA*启动子区突变联合发生，也有可能出现于敏感菌株中，所以它们的作用尚不能证实。第二类耐药机制为外排泵作用。

异烟肼耐药株中*katG*的读码框共发现了300多个突变，包括点突变、移码突变、插入、部分或全部缺失四种类型。耐药菌株*katG* 突变频率为30%~95%，并且存在地域差异。S315是最常见突变位点，此位点每一个碱基都可能突变，突变后的氨基酸残基变为Thr、Asn、Arg、Ile、Gly或Leu。生化分析发现，KatG（*S315T*）虽然有KatG活性，但是氧化异烟肼的能力明显降低，缺失氧化异烟肼能力的菌株高度耐药。异烟肼耐药程度与突变位点相关，例如，*S315T*、*W341G*、*G494D* 和 *R595S*位点突变对异烟肼高度耐药， 但 *L141F*、*E553K*和*F658V*位点突变对异烟肼低度耐药。H37Rv菌株如出现*katG W300G*突变，则能使异烟肼耐药水平提高1280倍。常见的多态性*R463L*常与其他*katG*位点联合突变，常出现在敏感菌株中。异烟肼高度耐药突变形式为 *katG*（*S315T*），但 *katG*（*S315N*）突变只出现于低度耐药菌株中。另外，*S315T*突变常出现于耐多药菌株中，这可能与该突变菌株传播能力强有关。

inhA（*S94A*）或*inhA*的过表达是异烟肼和乙硫异烟胺交叉耐药的机制。InhA是NADH依赖的烯酰基-酰基载体蛋白还原酶，参与分枝菌酸合成。烯酰基底物与InhA的结合不会因*S94A*突变而受到影响，但*Sq4A*突变导致了InhA 与辅助因子NADH的解离指数升高5倍。*inhA*与启动子区的突变都是碱基替换形式，未发现有缺失或插入。*inhA* 读码框和启动子区突变与异烟肼低度耐药相关，即便是这两个区域都有突变也是低度耐药表型，敏感菌株中无此类型突变。*inhA*启动子区*c-15t* 突变使*inhA* mRNA表达水平增加约20倍，引起*inhA*过表达， MIC可升高8倍以上。Muller等发现南非西部菌株*c-15t* 突变在异烟肼单耐药菌株占30%、多耐药菌株中占48%、耐多药菌株中占 85%，此结果提示这一突变形式可能作为耐多药菌株的指示标志；南非东部菌株*inhA* 启动子区c-17t突变在耐多药菌株中占83%，*inhA*启动子区联合突变（-8， -15， -17）在耐多药菌株中占 92%、在多

耐药菌株中占62%。*inhA*是必需基因，所以*inhA*编码区的突变罕见。在异烟肼耐药菌株中，共发现大约15个*inhA* 基因突变，但其中2个突变在敏感菌株中也有发现。

Ndh具有乙酰化异烟肼、使异烟肼灭活的作用，异烟肼敏感菌株和耐药菌株中都有低频率的*ndh*突变，但是新加坡和巴西的两项研究证实异烟肼耐药菌株中8%～10%的*ndh*发生突变，敏感菌株中无突变。*ndh R268H*突变是唯一证实的与耐药相关的突变，其他位点的*ndh*基因突变与耐药是否有关尚未证实。

furA（*Rv1909c*）是*katG*的负调节因子，编码铁吸收调节蛋白，*furA*的缺失引起*katG*过表达、异烟肼高度耐药，位于*furA*和*katG*间*38bp*位置的突变出现在低度耐药菌株中。缺失*furA*-*katG*间隔区的临床分离菌株中引入*27GA*、*210AC*、*212GA*后，可发生异烟肼低度耐药。转录组学分析提示，*katG*也由*sigI* (*Rv1189*)调节，Δ sigI可降低过氧化氢酶活性，体内、体外试验发现，突变菌株更易发生耐药。另外，*sigI*的过表达使异烟肼的灵敏度提高了2倍。因此，*sigI*突变是调节*katG*表达的一个因素，或引起低度耐药。

*oxyR'*是无功能基因，因为其编码区有大量的移码突变和缺失突变。*oxyR'*下游是 *ahpC*（*Rv2428*）基因，约29% 的耐药菌株有*oxyR*-*ahpC*区突变，该区如发生 *g*-*9a*和*c*-*15t*突变，*ahpC*表达可分别提高9倍和18倍。*ahpC*表达升高可弥补耐药菌株中缺失的KatG活性，防止进一步的氧化损伤。但是*ahpC*在异烟肼耐药中的作用尚不清楚。

人体中，异烟肼可由*N*-乙酰基转移酶2（NAT2）灭活。这种解毒效率在人群中个体差异很大，因此，异烟肼灭活效率有快有慢。结核分枝杆菌中也有类似NAT2的酶，当结核分枝杆菌的*nat*基因在耻垢分枝杆菌中过表达时，对异烟肼更为耐受， MIC提高了3倍，此结果提示该酶乙酰化异烟肼，使异烟肼灭活。已发现*nat*（*nhoA*/*Rv3566c*）突变出现于耐药菌株中，*G67R*突变和*G207R*突变在耐药菌株和敏感菌株中都有发现，其中*G207R*突变使异烟肼的乙酰化效率下降为原来的1/10，该结果提示变异的Nat蛋白最不可能灭活异烟肼，由此在异烟肼耐药和*nat*突变间无明显相关性。

分枝杆菌对四环素和其他氨基糖苷类低度耐药可归因于外排泵的作用。对异烟肼、利福平、链霉素、乙胺丁醇和氧氟沙星耐药的菌株进行分析，发现经异烟肼治疗后，一些外排泵基因表达上调，如*Rv1819c*、*Rv2459*、*Rv2846*、*Rv3065*和*Rv3728*；应用外排泵抑制剂可使菌株MIC降低至少为原来的1/4，结果提示这些外排泵在结核分枝杆菌耐药中发挥了作用。*iniA*（编码异烟肼诱导蛋白*IniA*）是异烟肼治疗后诱导表达的基因，是参与药物外排的机制之一，*iniA*过表达使菌株对异烟肼耐受，而且*iniA* 的缺失提高了异烟肼灵敏度。但是IniA不能直接将异烟肼泵出细菌。

Tomasz等报道了异烟肼耐药菌株中*katG*、*inhA*、*ahpC*、*kasA*、*ndh*、*nat*、*mshA*、*mabA-inhA*启动子区，*oxyR-ahpC*区，katG、inhA及启动子区的突变频率与其他研究结果相同；发生*oxyR-ahpC*间隔区突变的菌株数为5（10%）株，其中4株有*katG*联合突变；发生*kasA*、*ndh*、*nat*和*mshA*突变的菌株数分别为12（24%）、4（8%）、5（10%）、17（34%）株；需要注意的是，在一株耐药菌株中，所有检测基因及区域中均无突变，提示还存在其他耐药机制。最近，Gopinath等用耻垢分枝杆菌进行转座突变，发现*ctaE*、*rplY*、*tatA*、*csd*、*tatB*基因转座突变后MIC升高，但在结核分枝杆菌中这些新发现的基因是否与异烟肼耐药相关，需要进一步研究证实。

（二）利福霉素类耐药相关基因

利福平、利福喷丁和利福布丁同属利福霉素类药物，利福霉素类是安沙霉素家族的聚酮化合物类抗生素，药物作用机制是抑制了细菌的RNA聚合酶活性。对大肠杆菌的研究显示，利福平耐药突变与RNA聚合酶有关。当编码RNA聚合酶β亚基的*rpoB*基因突变时，产生利福平耐药。2001年，Campbell的研究团队得到了RNA聚合酶与利福平结合的晶体，并且鉴定了利福平的结合靶位，与靶位结合的利福平阻止了RNA链的延长。目前发现的大部分利福平耐药突变位于最接近催化中心的叉状结构域，这些位点的替换突变影响了利福平结合靶位的空间构象，降低了与利福平的亲和力，尤其是*D516*、*H526*和*S531*位点突变会引起利福平的高度耐药；同时也发现引起低度耐药的其他突变不在结合靶点位置，这与晶体研究结果一致。95%以上的利福平耐药与*rpoB*基因耐药决定区（RIF resistance determining region，RRDR）突变相关，此区与507位点密码子至533位点密码子之间区域相对应。应用分子技术可以区分RRDR区的单核苷酸多态性（SNPs），能够为药物敏感性试验提供参考。

利福霉素类存在交叉耐药，已经证实*rpoB*的某些突变与利福平和利福布丁的交叉耐药有关。Williams等通过在H37Rv标准菌株*rpoB*基因中引入*D516V*、*H526Y*、*S531L*突变，发现*S531L*和*H526Y*突变与利福霉素类高度耐药相关，含有*D516V*突变的菌株与利福平、利福喷丁耐药相关，但仍对利福布丁敏感。Gill等也发现上述三种类型突变升高了利福平、利福布丁与利福喷丁的IC_{50}，*H526Y*突变对利福布丁IC_{50}的影响大于*S531L*和*D516V*突变。在MDR-TB患者中*rpoB*最常见的突变形式为*S531L*、*H526Y*、*H526D*。尽管某些利福平耐药株中含有常见位点如511、516、518、522、526、533的突变，但是，在体外试验中这些菌株依然对利福布丁有一定的灵敏度，所以利福布丁在临床中应用于利福平耐药患者时，依然有一定的治疗效果。Jamieson等发现*rpoB*的*S531L*、*S531W*、*H526Y*、*H526D*突变以及双突变 *D516A+R529Q*与利福平和利福布丁的高度耐药相关，但是 *L511P*、*H526L*、*H526N*、*D516G+S522L*突变后菌株依然对利福平敏感；另外一些位点如*F514FF*、*D516V*、*S522L*突变引起利福平耐药，但对利福布丁敏感；还发现2株耐药菌株*rpoB*耐药决定区无突变的菌株；大部分分离菌株的利福平耐药与*rpoB*的531和526位点突变相关，该结果与其他研究结果类似，这些研究中均发现 531位点突变与利福平高度耐药相关。研究证实*V146F*突变在耐多药菌株中是最可能引起利福平耐药的突变，该突变与利福平和利福布丁耐药都有关系，但此突变很罕见。

Berrada等发现药物敏感性试验中，利福平的MIC值变动范围很大时，菌株均可有*rpoB*突变，但不是所有的基因突变都与耐药相关：*526C*和*526L*位点突变对应的MIC值范围更宽，利福布丁类似的突变位点是*516V* 和*531L*；*D516V*是最常见突变位点，其他突变位点包括*D516F*、*S522L*、*H526A*、*H526C*、*H526G*、*H526L*及518位点，另外一些菌株具有双位点突变如*S522L*+ *L527R*或*H526S* + *L527R*。Zaczek等调查了菌株基因背景对利福平MIC的影响，所有菌株（H37Ra、KL1936、KL463）*H526D*、*D516V*或*S531*的突变都产生了利福平的高度耐药；发现*D516Y*突变引起菌株KL453、 KL1936、 H37Ra产生了低度耐药，双位点突变*Q510H*+*D516Y*、*S512I*+*D516G*、*M515I*+*D516Y*均使上述菌株发生低度耐药。因此，516位点的替换突变（D/Y；D/G），即便同时发生了*Q510H*、*M515I*或*S512I*突变，也不会大幅升高利福平的MIC。研究人员认为516位点的替换突变（D/Y；D/G）不足以引起分离菌株对利福平产生耐药，相反的是该位点的替换突变（D/V）却能引起临床耐药。需要注意的是，5%利福平耐药菌株在*rpoB 81bp*核心区并没有突变，Siu等检测了*rpoB*基因耐药决定区之外的突变情况，发现H37Ra菌株发生*S531L*或*V146F*突变时，对利福平耐药；发生*I572L*突变时，利福平的MIC升高到 8 ~ 16mg/L。虽然*V146F*、*I572L*突变引起耐药，但这些突变在临床分离菌株中却十分罕见。

其他与利福平耐药相关的突变包括药物泵编码基因*Rv2994*（*T326A*）和*Rv0783c*（*G406V*）的两个SNPs，同源性分析发现，这两个SNPs位于与底物结合的转位区的保守性位置。*Rv2994*和*Rv0783*分别在耐多药分离菌株和利福平单药耐药分离菌株中过表达。在耐多药分离菌株中发现*rpoC*基因两个非自发突变（Gly594Glu、Pro1040Ala），在利福平耐药株中也证实存在*rpoC*（DNA引导的RNA 聚合酶β亚基）和*rpoA*（DNA引导的RNA 聚合酶α亚基）回复突变。尽管*rpoC* 和*rpoA*回复突变似乎与*rpoB S531L*相关，但是少部分含有其他*rpoB*位点突变的菌株也有*rpoC*回复突变，尚需进一步研究证实该回复突变是否引起利福平耐药。Louw等对耐多药分离菌株进行全基因组分析，结果提示基因组中存在数百个SNPs，这些SNPs和利福平耐药的关系不得而知；其他机制如细胞膜通透性降低等可能也参与利福平耐药。

（三）吡嗪酰胺耐药相关基因

吡嗪酰胺（PZA）合成于1952年，吡嗪酰胺结构上与烟碱同源，在20世纪50年代早期用于结核病的化学治疗，与异烟肼和利福平的联合应用奠定了6个月短程化学治疗的基石。全球的研究资料表明吡嗪酰胺耐药在PDR-TB中的发生率变异很大，介于10%~85%。吡嗪酰胺对增殖中的结核分枝杆菌无杀伤作用，但却对非增殖休眠状态下的结核分枝杆菌有杀伤作用，这对存在于巨噬细胞酸性环境中的半休眠结核分枝杆菌的杀灭有重要作用，从而弥补了其他抗结核药物的不足之处。吡嗪酰胺作为前药，经被动扩散的方式进入结核分枝杆菌，经吡嗪酰胺酶活化为吡嗪酰胺酸（POA）发挥杀菌作用，POA可通过较弱的外排泵分泌至菌体外。在酸性环境中，质子化的POA再被细菌吸收、集聚（此时外排泵不发挥作用），从而破坏膜电位，抑制细胞功能，从而引起细胞内杀菌。体内因酸性环境有利于POA的质子化，所以吡嗪酰胺可杀灭半休眠状态下的结核分枝杆菌。另外，POA与它的酯化产物在增殖性细菌中抑制了脂肪酸合成酶（FAS）活性，此酶是细菌合成脂肪酸必需的酶。近来，证实吡嗪酰胺明显抑制喹啉酸磷酸核糖基转移酶的催化活性，该酶是烟酰胺腺嘌呤二核苷酸（NAD）合成过程中的关键酶，并可作为新型抗结核药物的靶点。

吡嗪酰胺酶由*pncA*基因编码，*pncA*突变是吡嗪酰胺耐药的主要原因，占全部耐药原因的70%~97%。通过基因重组技术，发现*pncA*突变引起吡嗪酰胺酶活性下降为原活性的1/10，与酶活性关系密切的密码子位点如*Asp8*、*IIe133*、*Ala134*和*Cys138*发生突变会极大地影响吡嗪酰胺酶的功能。*pncA*突变的特点是全基因序列都可发生，因此，耐药检测方法局限于全基因测序技术。

大多数报道*pncA*突变位点多集中于*561bp*的范围内，或集中于*82bp*的间隔区。但是不同区域*pncA*的突变位点又表现为高度可变。有报道提示*pncA*突变与低、中度耐药相关（41%～80%）：例如，中国台湾（41%）、巴西（46%）、南非（67%）、中国香港（80%）、新西兰（42%）、泰国（75%）；也有 *pncA*突变与高度耐药相关（>90%）的报道：例如，南非（91%～92%）、中国（91%）、日本（97%）、韩国（97%），差异如此之大可能与吡嗪酰胺药物敏感性试验的准确性有关，也提示存在其他耐药基因的参与。Aono 等发现*pncA* 缺失的菌株发生了高度耐药（MIC>1600mg/ml）。2014年，韩国Yoon等报道*pncA*不同位点突变可影响蛋白结构或蛋白溶解性，进而影响酶活性，提示吡嗪酰胺酶的某些残基（Cys14、His51、Trp68、Gly97、Thr135、Ala146）可能参与吡嗪酰胺酶活性或蛋白的正确折叠。

2014年Tan等报道，*pncA*突变位点随机分布在全基因范围内，在*pncA*+间隔区发生突变的耐药株中，有28.9%（13/45）发生了新位点的突变，并且具有明显的地域差异，70%~97%耐药菌株有*pncA*或调节区的突变。2016年，Yunting等发现了不同于其他报道的26个*pncA*基因突变模式，耐药菌株突变频率为79.3%（65/82），大多数为非自发单点突变，占84.8%（56/66）；除此之外，其他突变形式为缺失（7.6%）、插入（7.6%）；10.0%（6/60）的敏感菌株中也有突变，均为单碱基突变，缺失与插入只发生在耐药菌株中；20.7%（17/82）耐药菌株 *pncA*无突变；5株*pncA*启动子区有突变；85.4%（70/82）耐药菌株启动子区与*pncA*联合突变。另一项国内报道中*pncA*基因突变率为43.1%，两项报道结果有较大差异的原因可能在于募集的患者耐药水平存在差异，另外，地域差异、耐药检测方法的差异、实验灵敏度的差异等也可能是其中的原因。2015年，Dmitry等报道在多耐药和耐多药的菌株中，68%（17/25）的耐多药菌株与全部多耐药菌株均有*pncA*突变。

近来，Shi等发现无*pncA*突变的吡嗪酰胺耐药菌株中存在*rpsA*（编码30S核糖体蛋白S1）基因突变，并证实POA的一个新靶点是RpsA（POA 结合到RpsA的30S上）。RpsA是反式翻译的关键蛋白，反式翻译对于挽救失速的核糖体或损坏的mRNA具有重要意义，对于潜伏状态的细菌是必需的。此机制可以解释PZA清除非增殖性细菌的作用：吡嗪酰胺抑制了反式翻译，干扰了休眠状态细菌的生存。*rpsA*突变（*1446bp*）影响了RpsA与POA的结合，从而引起*pncA*无突变的菌株发生耐药。之前Hirano等发现的一株耐药菌株有低度耐药，*pncA*却无突变。后来他们对此耐药株的*rpsA*测序，发现RpsA蛋白C末端*DA438*缺失。过表达并纯化了RpsA DA438蛋白，发现其与野生型的RpsA蛋白有差异：即不能与 POA结合。Tan等也报道了RpsA蛋白C末端是POA的新靶点。但Yunting等发现*rpsA*突变位点分布在全基因中，而不是集中于C末端。其他研究发现*rpsA* C末端（*M432T*、A364G等）的突变发生在敏感菌株中，提示*rpsA*突变不是耐药的主要机制；另外也有研究提示*rpsA*突变可能对耐药没有作用。2015年，Maslov等报道*rpsA*存在静默突变（*A636C*），此型突变出现在所有北京基因型菌株中，此特征可用作基因分型分子标志物，但却与吡嗪酰胺耐药无关。

2013年，Zhang等对吡嗪酰胺耐药的H37Rv菌株进行了全基因组测序，并发现174个新突变，证实5株无*pncA*或*rpsA*突变的分离菌株有*panD*基因突变，此基因编码天门冬氨酸盐脱羧酶，参与泛酸盐与辅酶A的生物合成，另外，还发现在多耐药分离菌株以及天然耐吡嗪酰胺的M.canettii（*M117T*）菌株中*panD T400C*位点突变引起P134S氨基酸的替换。序列分析发现，PanD蛋白C末端突变频率最高的位点是*M117I*（24/30，80%）。其他结果提示*panD*突变与POA抵抗高度相关，PanD的C末端可能与POA 结合，尤其是 *M117*残基突变改变了PanD酶活性。最近的一项研究发现，培养基中额外补充泛酸盐与辅酶A前体如b-alanine，可拮抗吡嗪酰胺或吡嗪酰胺结构同系物的活性。Dmitry等发现一株吡嗪酰胺耐药菌株*pncA*、*rpsA*、*panD*三个基因都无突变，提示还有其他吡嗪酰胺耐药基因的存在，这有待于进一步的研究来证实。

（四）乙胺丁醇耐药相关基因

乙胺丁醇（EMB）通过抑制阿拉伯糖基转移酶发挥作用，该转移酶由*embCAB*操纵子（*embC*、*embA*、*embB*）编码，参与细胞壁阿拉伯半乳聚糖合成。研究证实如果菌株*embAB*过表达，阿拉伯糖基转移酶合成水平升高，就会发生乙胺丁醇耐药。Zhao等发现中国56.8%的MDR-TB分离菌株乙胺丁醇耐药，82.2%的乙胺丁醇耐药菌株属于北京基因型菌株。某些地区的复治患者中，大约50%发生乙胺丁醇耐药。

*embCAB*操纵子（*embC*、*embA*、*embB*）、*ubiA*（编码去异戊二烯磷酸核糖转移酶）、转录调节因子*embR*、*embC-embA*基因间隔区均与乙胺丁醇耐药相关。Zhao等发现110（79.1%）株耐多药分离菌株中*embCAB*操纵子至少有1个突变，大多数突变出现在*embB*及*embA*上游区域，并与乙胺丁醇耐药明显相关。50%～70%乙胺丁醇耐药菌株*embB*基因发生突变，Safi等发现*embB*中*M306V*、*M306L*、*M306I*（ATA）、*M306I*（ATC）突变均引起乙胺丁醇耐药。Xu等报道中国乙胺丁醇耐药菌株中*embB*突变率高达85.3%（93/109），最常见突变位点是*embB306*、*embB406*、*embB497*，但也有研究显示*embA*上游-16位点也是常见突变位点。耐药菌株中*embB*其他突变频率不高的位点包括297、304、313、319、330、328、332、334、336、354、368、378、423、424、434、469、508。Rezaei等发现属于北京基因型的耐药菌株突变形式均为*embB*306位点突变，提示*embB*的306位点可用来检测北京基因型乙胺丁醇耐药菌株。乙胺丁醇耐药菌株中*embB*的306位点突变率有地域差异，介于27%～87%。Xu等报道乙胺丁醇敏感菌株中*embB*突变率为15.0%（23/153），336、406位点突变也出现在敏感菌株中，另外，耐药菌株中*embB*双位点突变均为306位点与406、497、354或328位点协同突变，因此，336、406位点在耐药产生中的作用尚不能确定，但有研究报道*embB*的306、406、497位点突变引起了乙胺丁醇中度耐药。Hanna等在*embC*中共发现5个突变位点，其中1个位点证实与耐药有关。

*ubiA*基因参与去异戊二烯基磷酸基-D-果糖（DPA）的合成，对结核分枝杆菌生长是必需的。另外，EmbB催化DPA合成细胞壁成分阿拉伯半乳聚糖，有研究提示乙胺丁醇可抑制阿拉伯半乳聚糖的合成。Safi等发现*ubiA*基因突变与乙胺丁醇高度耐药相关，如与*embB*基因同时突变，对升高MIC有相加作用。研究发现，UbiA并不是乙胺丁醇的直接作用靶点，但*ubiA*突变导致的UbiA过表达提高了DPA的合成水平，DPA竞争性地抑制了乙胺丁醇与主要作用靶点EmbB的结合，从而提高了菌株对乙胺丁醇的MIC，引起耐药。

He等在多耐药且为乙胺丁醇耐药、*embB*无突变的分离菌株中，发现*ubiA*基因存在新的突变位点；拓扑学分析证实*ubiA*突变主要位于UbiA蛋白的第六个跨膜区；另外，UbiA蛋白第六个跨膜区的*K174T*、*W175C*、*F176L*突变虽然不影响UbiA表达水平，但菌株高度耐药，提示3个突变中任意一个都与耐药相关。Safi等报道在野生型结核分枝杆菌与*embB Met306Val*突变的菌株中，*ubiA*基因位点如188、237、240或249突变，同时UbiA过表达的菌株MIC均升高2倍，提示*ubiA*突变与耐药相关，但大部分突变位点位于第七跨膜区，因此，尚需进一步研究证实这些处于酶活性中心的突变位点与乙胺丁醇耐药间的相互关系。Lingaraju等也证实*ubiA*突变引起高度耐药，对非洲和韩国的乙胺丁醇耐药菌株分析发现，非洲的耐药菌株*ubiA*突变频率为45.5%，韩国耐药菌株突变频率仅为9.5%，但两地菌株*embB*突变频率无差异。

1996年，Belanger等报道*embR*基因通过调控阿拉伯糖基转移酶活性，作用于下游的Ser/Thr-激酶 PknH。EmbR是*embAB*操纵子的转录调节因子，与*embC-embA*基因间隔区（*IGR*）相结合，Cui等证实IGR区与乙胺丁醇耐药相关，研究发现突变的*IGR*增强了EmbR与*embAB*操纵子启动子区的结合，并且增强了*embAB*的表达水平，因此，引起乙胺丁醇耐药。事实上，大多数*IGR*突变株*embA*和*embB*的启动子活性升高，EmbR与*embAB*启动子区结合提高了*embAB*操纵子的转录，从而提高了MIC。Cui等的研究显示，在767株分离菌株中，57

株（7.43%）有*IGR*突变，分别位于*embA*上游-8，-11，-12，-16，-27，-41位点；57株*IGR*突变株中，52 (91.22%) 株对乙胺丁醇耐药；在 275株乙胺丁醇耐药菌株中，31株发生*IGR*和*embB*双突变，22株仅有*IGR*突变。但美国、俄罗斯、科威特、乌兹别克斯坦地区的报道显示*IGR*突变与乙胺丁醇耐药之间无相关性，可能的原因是这些地区的研究中*IGR*突变分离菌株数量太少。

二、抗结核二线药物耐药相关基因

（一）链霉素耐药相关基因

链霉素属于氨基糖苷类家族，引起链霉素耐药的因素包括细胞壁和细胞膜的渗透性改变、修饰酶对氨基糖苷类的修饰作用及耐药基因突变。*rpsL*基因与*rrs*基因是链霉素耐药相关基因，*rpsL*基因编码16S rRNA，*rrs*基因编码核糖体蛋白S12，这两个基因的突变可引起链霉素高度耐药。具体机制为16S rRNA和核糖体蛋白S12是链霉素作用靶点，链霉素通过抑制氨酰tRNA与核糖体A位点的结合，阻止细菌蛋白质的合成。Arjomandzadegan的研究显示，84%的耐药菌株*rpsL*、*rrs*发生突变，*rpsL*突变比*rrs*突变在链霉素耐药机制中发挥的作用更大，*rrs*基因突变很少；*rpsL*基因43位点密码子（Lys> Arg）突变频率最高，占70%，88位点密码子突变比较少见；*rpsL*和*rrs*基因突变引起的链霉素耐药占耐药菌株的70%以上，此结果与其他研究一致；0.14%的耐药分离菌株两个基因都无突变，敏感菌株无突变。但也有与之不同的报道，如Cole报道52% ~ 57%的*rpsL*和8%~15%的*rrs*发生突变；Silke报道*rrs*基因无突变，但 47.5%的耐药菌株*rpsL*基因有突变。其他报道中*rrs*基因突变位点还有512、513、516等。各报道中不同位点及突变频率的不同可能是地域差异引起。

（二）乙硫异烟胺耐药基因

乙硫异烟胺由单氧酶（EthA）催化，药物作用机制类似于异烟肼。乙硫乙烟胺耐药机制是其活化因子基因*ethA*、靶基因*inhA*或*ethA*调节子*ethR*发生突变。目前为止发现了85个*ethA*突变，其中一些突变发生于敏感菌株和耐药菌株中，突变分布于整个编码区；2/3是错意突变，其他是插入、缺失或无义突变，耐药菌株中*ethA*基因无主要的突变类型。Brossier等检测了47株乙硫乙烟胺耐药菌株发生于*ethA*、*ethR*、*inhA*、*ndh*、*mshA*基因的突变，其中22株(47%) *ethA*发生突变，29株（62%）*inhA*基因及启动子区发生突变，*inhA*启动子区*c-15t*突变在乙硫乙烟胺耐药菌株中占55%，提示其是乙硫乙烟胺耐药菌株主要的突变类型。

*ethA*受到*ethR*（*Rv3855*）的负性调节，*ethR*是属于TetR家族的转录抑制子。这两个基因方向相反，由*73bp*基因间隔区分隔，间隔区含有*ethA*启动子，启动子与*ethR*结合。在*ethR*基因中发生转座插入的菌株对乙硫异烟胺高度敏感，同时EthR过表达也提高了对ETH的耐受性。在2株高度耐药菌株中发现了*ethR*基因的2个突变，突变菌株占耐药菌株的4%，这两株突变菌株在*inhA*启动子区也有*c-15t*突变，其中一株同时有*ethA*突变，鉴于大部分乙硫乙烟胺耐药株*ethA*与*inhA*有协同突变，因此，*ethR*突变在乙硫乙酰胺耐药中起到的作用可能很弱。

（三）对氨基水杨酸耐药基因

对氨基水杨酸（PAS）是20世纪40年代发现的有效抗结核药物之一，对氨基水杨酸可增强异烟肼和链霉素的药效，但因胃肠道不易耐受对氨基水杨酸，所以被乙胺丁醇取代。但随着多耐药或耐多药菌株的出现，对氨基水杨酸作为二线药物又出现在治疗结核病的化疗药物中。通常认为对氨基水杨酸是结核分枝杆菌的抑菌剂，但对于代谢旺盛的菌群也是杀菌剂。虽然叶酸代谢途径是对氨基水杨酸的首要靶点，但强有力的证据说明对氨基水杨酸也能干扰分枝杆菌对铁的摄取。结核分枝杆菌在铁供应充足的培养基中生长不依赖于结核菌素，但是对于哺乳动物宿主中铁供应受限的环境下，结核菌素对细菌生长是必需的，这个结果对于评价对氨基水杨酸对铁限制性环境中的结核分枝杆菌的适应性的影响具有重要意义。

叶酸作为必要的辅助因子在蛋氨酸、甘氨酸、丝氨酸、泛酸盐、嘌呤、胸苷合成途径中转移一碳单位，但哺乳动物缺乏体内叶酸合成过程，必须从饮食中获得；许多微生物不能从外在环境中获得叶酸，必须依赖外来叶酸完成一碳单位的代谢。对氨基水杨酸被生物活化为H2Pte-Glu的类似物（H2PtePAS-Glu），广泛破坏一碳单位代谢，对于叶酸代谢途径下游的靶点具有破坏性作用。

thyA（编码叶酸依赖的胸苷酸合成酶）是第一个被报道的与PAS耐药有关的基因，已证实*thyA*基因突变与对氨基水杨酸耐药有关，占耐药原因的33.3%。*thyA*突变位点广泛分布在全基因中，发生于酶活性结构域与二聚体结构域中的突变占全部*thyA*突变的94.4%（51/54）。上述突变影响了ThyA的催化中心与底物结合的能力，最终引起功能失活。二氢叶酸合成酶（FolC）对于生物转化对氨基水杨酸是必需的，晶体结构分析显示，大多数*folC*突变位于与二氢叶酸和羧基二氢叶酸结合的结构域中，因此，*folC*发生突变会引起对氨基水杨酸耐药。另外，*ribD*（编码二氢叶酸还原酶）如发生突变，可引起蛋白过表达，也会引起对氨基水杨酸耐药。

Zhang等首次对上述3个基因在对氨基水杨酸耐药株中的基因型进行了分析，分别对*thyA*（*Rv2764c*）编码区和基因间隔区、*folC*（*Rv2447c*）和*ribD*（*Rv2671*）测序。结果显示：在208株耐药菌株中，127（61.1%）株分离菌株3个基因中至少1个发生突变，116株单基因突变（*folC*、*thyA*、*ribD*），11株双基因突变（*folC+thyA*、*folC+ribD*）。*folC*突变最常发生，突变频率为 34.8%，*thyA*、*ribD*突变分别检测到54株（26.0%）和12（5.8%）株。在*folC*基因中，有9个密码子发生了15种类型的突变，大多为替代突变，影响到5个位点的氨基酸残基（40、43、49、150、153），占全部*folC*突变的94.4%（68/72）；43 位点残基突变最多见，占全部*folC*突变的37.5%（27/72），并有三种类型（*I43A*、*I43T*、*I43S*）。突变频率位居第二的位点是153，表现为两种替代突变（*E153A*、*E153G*），分别占全部*folC*突变的37.5%（27/72）和20.8%（15/72）。*ribD*突变的最主要形式是起始密码子上游第11个核苷酸被替代，占*ribD*全部突变菌株的91.7%（11/12）。张宗德等报道51株对氨基水杨酸敏感菌株未检出*thyA*基因突变，但在44株对氨基水杨酸耐药菌株中有16个临床分离菌株的*thyA*基因被检测到发生突变，突变检出率为36.4%，其中21株低度耐药菌株中有6株突变，23株高度耐药菌株中有10株突变；突变类型包括置换、颠换、插入、缺失。

在对氨基水杨酸耐药基因中存在系统发生学的多态性，可引起表型耐药与某些多态性间错误的联系。例如，*thyA T202*A 突变是结核分枝杆菌谱系的分子标志，但与耐药无关。从理论上讲，这样错误的联系可从具有相同基因型的耐药菌株与敏感菌株中检测出来。Zhang等发现100株北京基因型菌株*folC*、*ribD*、*thyA*基因都无突变，提示该基因型可能没有任何多态性。因此，北京基因型菌株中的基因突变主要因药物选择压力引起，如排除对氨基水杨酸耐药，野生型北京基因型菌株某种程度上可作为对照菌株。

（四）卡那霉素、阿米卡星、卷曲霉素耐药基因

卡那霉素（KAN）与阿米卡星（AMK）的作用机制是药物与30S核糖体亚基16S rRNA结合，抑制蛋白质合成。卷曲霉素（CAP）的作用机制是干扰翻译过程、抑制分枝杆菌核糖体的苯丙氨酸合成，不论核糖体是否被mRNA占用，都会抑制此过程，提示CAP并不会干扰mRNA与核糖体的结合。结核分枝杆菌的大部分非自发突变是SNPs的改变，这种多态性阻止了药物与基因靶点的结合，或者改变药物作用机制，已经发现SNPs的改变与卡那霉素、阿米卡星和卷曲霉素耐药相关。得到最充分研究的耐药相关基因突变位于*rrs*和*tlyA*，*rrs*编码16S rRNA，卡那霉素与其他二线药物如丁胺卡那、卷曲霉素发生交叉耐药的突变热点位于*rrs*基因的*1400bp*区域；*tlyA*编码16S/23S rRNA（胞苷-2′-O）-甲基转移酶，该转移酶修饰16S rRNA核苷酸C1409残基和23S rRNA核苷酸 C1920

残基。有研究发现TlyA介导的rRNA的甲基化是卷曲霉素发挥作用所必需的，提示核糖体缺失甲基化与卷曲霉素耐药有关。另外，*eis*（编码强化的胞内存活蛋白）启动子区被证实能够增强耻垢分枝杆菌在细胞内存活能力，也证实此区发生突变可作为卡那霉素耐药的分子指示标志；发生于*gidB*（编码16S rRNA甲基转移酶）的突变也与阿米卡星、卡那霉素和（或）卷曲霉素耐药有关；*WhiB7*作为调节Eis蛋白表达的转录调节因子，与卡那霉素低度耐药有间接的联系。

Sophia等回顾了18个国家的1585株临床分离菌株*rrs*、*tlyA*、*eis*启动子区和*gidB*与阿米卡星、卡那霉素和卷曲霉素耐药的相关性。用H37Rv基因组作为对照，共发现94个单一突变：*rrs*（37个）、*tlyA*（30个）、*eis*（12个）、*gidB*（15个），其中82个单一突变（87%）属于多态性改变，还有6个缺失[*rrs*（1个）、*tlyA*（2个）、*gidB*（3个）]，以及6个插入突变[*rrs*（2个）、*tlyA*（4个）]。在上述基因中，对*rrs*的研究最多，但只有442株（32%）*rrs*发生突变。*rrs*基因突变以*A1401G*形式最为多见。*rrs A1401G*突变出现在大部分的阿米卡星、卡那霉素和卷曲霉素耐药菌株中，但也出现在7%的卷曲霉素敏感菌株中，但是1401位点单独突变的频率并不高，因此，还不能用此位点检测超过70%～80%对阿米卡星和卷曲霉素耐药，以及60%对卡那霉素耐药的耐药菌株。耐药菌株中*rrs*存在双位点突变现象，并且只在耐药菌株中出现，突变频率低于5%，*A1401G*突变与*A514C*、*A513C*或*A1338C*突变总是一起出现，此结果提示*rrs*基因多个位点突变是耐药的指示标志。与卷曲霉素耐药相关的*tlyA*基因突变频率很低（1%～3%耐药菌株会发生），但是，耐药菌株中发生的突变在敏感菌株中却没有发现，因此，此类突变可作为卷曲霉素耐药的指示标志。

*eis*启动子区突变与卡那霉素耐药直接相关，卡那霉素耐药菌株中突变频率最高的*eis*启动子区SNPs是*G-10A*，占22%（66/296）。在卡那霉素和阿米卡星耐药菌株中，*C-14T* SNPs是中等频率的突变形式，突变频率分别为11%和9%，而敏感菌株中无此类型突变。在阿米卡星、卡那霉素和（或）卷曲霉素耐药的

20株耐药菌株中*gidB*基因突变情况为：*G102*缺失占较高比例（17%~20%），但在一株敏感菌株中也检测到此缺失，*T230C*、*C286T*、*T104G* SNP在耐药菌株中各报告了1株，敏感菌株中未发现上述3个SNP。

阿米卡星、卡那霉素和（或）卷曲霉素耐药与更多的基因多态性有关，联合*rrs*基因突变（如*A1401G*和*C517T*）与*eis*启动子区突变（如*G-10A*和*C-14*）诊断卡那霉素耐药具有较高的灵敏度与特异性。因为*eis*启动子区突变大部分发生于*rrs*1401位点无突变的卡那霉素耐药菌株中，因此，联合检测的方法比单独检测*rrs*1401更加敏感。与之相反，*rrs*突变（如*A1401G*、*C1402T*、*G1158T*）联合*eis*启动子区*C-12T*突变对于卷曲霉素耐药菌株是很好的耐药指示标志。

最近，来自印度北部地区的29株耐药菌株经序列分析，发现了*eis*与*whiB7*基因新的突变位点，并证实新位点与卡那霉素耐药有关，该研究中9株卡那霉素耐药菌株*whiB7*（31%）有突变，最多见的位点是*G1484T*（17.2%），与其他报道相同。*whiB7*基因区也有缺失突变。此外，卡那霉素耐药也与*whiB7*的5′ UTR突变有关，5′ UTR 突变形式为插入、缺失和替换；另外，耐药菌株也存在*whiB7*基因与5′ UTR双突变。

（五）喹诺酮类耐药基因

与喹诺酮类耐药相关的基因包括*gyrA*（编码DNA促旋酶A亚基）与*gyrB*（编码DNA促旋酶B亚基），*gyrA+gyrB*的突变频率为75% ~ 94%。对突变位点与耐药谱及耐药程度间相互关系的研究比较多，其中*gyrA*基因的*A90V*、*A90V+D94V*突变与左氧氟沙星和斯帕沙星耐药相关，*A90V*、*D94G*和*D94H*突变与四种喹诺酮类耐药都相关；*A90V+D94G*双突变有协同耐药作用；*G88C*突变比*G88A*突变在加替沙星、左氧氟沙星和莫西沙星耐药机制中发挥的作用更大，这一点与氧氟沙星类似。

对于*gyrB*基因突变，研究发现*N510D*突变提高了对左氧氟沙星的耐药程度，*E540V*替换突变引起菌株对四种喹诺酮类药物都耐受。*D500A*、*N538T*、

*T539P*突变与低度耐药相关，而*E540V*突变与高度耐药相关。H37Rv菌株如*gyrB*发生*E540V*突变后，对斯帕沙星依然敏感，但对左氧氟沙星、氧氟沙星均耐药，对莫西沙星发生低度耐药。*D500A*突变使左氧氟沙星和氧氟沙星的MIC至少提高了4倍，但还是在敏感的范围内，对斯帕沙星和莫西沙星耐药性无影响。*gyrB D500H*或*D500N*突变引起左氧氟沙星和氧氟沙星耐药，斯帕沙星和莫西沙星依然敏感。*N538D*及*N538D+T546M*双突变对四种喹诺酮类都耐药；*N538D+T546M*双突变对斯帕沙星、左氧氟沙星和莫西沙星耐药，但对氧氟沙星敏感。*gyrB R485C*和*T539N*提高了喹诺酮类药物的MIC，但达不到耐药的程度。

因菌株基因背景不同，相同的基因突变形式会引起不同程度的耐药。例如，*rpoB Q513L*突变在菌株KL463中引起利福平高度耐药，在菌株KL1936中引起利福平低度耐药，而对菌株H37Ra的MIC无影响。与H37Rv菌株比较，*embB-M306I*（ATC）突变在菌株5310中引起MIC中等程度的升高，*embB M306I*（ATA）引起的MIC改变差异更大些。相同的耐药突变对耐药谱的影响也不同，如*gyrB D500H*突变引起氧氟沙星和左氧氟沙星耐药，但不影响莫西沙星的灵敏度；相似的情况还有*rpoB D516V*突变，可引起菌株对利福平和利福喷丁耐药，但对利福布丁依然敏感。

三、小结

结核分枝杆菌耐药相关基因总结见表6-3。

表6-3 耐药相关基因汇总

抗结核药	耐药相关基因	功能 / 编码蛋白	突变频率	突变热点
异烟肼	*katG*	过氧化氢 - 过氧化物酶	30%~95%	315
	inhA 及启动子区	NADH 依赖的烯酰基 - 酰基载体蛋白还原酶	30%~92%	−15
	ahpC 及启动子区	烃基氢化过氧化物还原酶	10%~29%	−9，−15
	ndh	NADH 脱氢酶	8%~10%	268
	nat	NADH 脱氢酶	10%	−38
	furA	铁吸收调节蛋白	–	–
	sigI	RNA 聚合酶 σ 因子	–	–
	iniA	异烟肼诱导蛋白	–	–
	mshA	糖基转移酶	34%	–
	kasA	3- 氧代酰基 - 酰基载体蛋白合成酶 I	24%	–
	fadE24	酰基辅酶 A 脱氢酶	–	–
	efpA	细胞膜外排泵蛋白	–	–
利福平	*rpoB*	RNA 聚合酶 β 亚基	95%	516，526，531
	Rv2994	药物泵编码基因	–	326
	Rv0783c	药物泵编码基因	–	406
	rpoC	DNA 引导的 RNA聚合酶 β 亚基	–	5，941，040
	rpoA	DNA 引导的 RNA聚合酶 α 亚基	–	–
吡嗪酰胺	*pncA*	吡嗪酰胺酶	41%~97%	无突变热点
	rpsA	30S 核糖体蛋白 S1	–	C 末端
	panD	天门冬氨酸盐脱羧酶	–	117
乙胺丁醇	*embCAB* 操纵子	阿拉伯糖基转移酶	79.10%	
	embR	转录调节因子，调控阿拉伯糖基转移酶活性		
	embC-embA	基因间隔区	7.43%	−8，−11，−12 等
	embB	阿拉伯糖基转移酶 B	15%~85%	306，406、497
	ubiA	去异戊二烯磷酸核糖转移酶	9.5%~45.5%	第六、七跨膜区
链霉素	*rpsL*	16S rRNA	52%~80%	43
	rrs	核糖体蛋白 S12	8%~15%	512，513，516
乙硫异烟胺	*ethA*	单氧酶	47%	无
	inhA 及启动子区	NADH 依赖的烯酰基 - 酰基载体蛋白还原酶	62%	−15
	ethR	TetR 家族的转录抑制子	4%	–

续表

抗结核药	耐药相关基因	功能 / 编码蛋白	突变频率	突变热点
对氨基水杨酸	*thyA*	叶酸依赖的胸苷酸合成酶	34.8%~36.4 %	酶活性结构域和二聚体结构域
	folC	二氢叶酸合成酶	26.0%	43，153
	ribD	二氢叶酸还原酶	5.8%	−11
卡那霉素、阿米卡星、卷曲霉素	*rrs*	编码 16S rRNA	32%	1401
	tlyA	16S/23S rRNA (胞苷 -2'-O)-甲基转移酶	1%~3%	–
	eis 启动子区	强化的胞内存活蛋白	22%	−10
	gidB	16S rRNA 甲基转移酶	–	
	whiB7	调节 Eis 蛋白表达的转录调节因子	31%	1484
	whiB7 的 5'UTR	非翻译区	–	–
喹诺酮类	*gyrA*	DNA 促旋酶 A 亚基	75%~94%	90，94
	gyrB	DNA 促旋酶 B 亚基	75%~94%	510，540

注："–" 研究资料较少。

（陈　曦　郑晓静　张宗德）

参考文献

1. Lawn SD, Mwaba P, Bates M, et al. Advances in tuberculosis diagnostics: the Xpert MTB/RIF assay and future prospects for a point-of-care test. Lancet Infect Dis, 2013,13(4):349-361.
2. PantojaA , Fitzpatrick C, Vassall A, et al. Xpert MTB/RIF for diagnosis of tuberculosis and drug-resistant tuberculosis: a cost and affordability analysis. EurRespir J, 2013,42(3):708-720.
3. U.S. Food and Drug Administration.FDA NEWS RELEASE.FDA permits marketing of first U.S. test labeled for simultaneous detection of tuberculosis bacteria and resistance to the antibiotic rifampin. July 25, 2013. http://www.fda.gov/newsevents/newsroom/pressannouncements/ucm362602.htm
4. Boehme CC, Nabeta P, Hillemann D, et al. Rapid molecular detection of tuberculosis and rifampin resistance. N Engl J Med, 2010,363(11): 1005-1015.
5. Boehme CC, Nicol MP, Nabeta P, et al. Feasibility, diagnostic accuracy, and effectiveness of decentralised use of the Xpert MTB/RIF test for diagnosis of tuberculosis and multidrug resistance: a multicentre implementation study. Lancet,2011, 377(9776): 1495-1505.
6. Chang K, Lu W, Wang J, et al. Rapid and effective diagnosis of tuberculosis and rifampicin resistance with Xpert MTB/RIF assay: a meta-analysis. J Infect, 2012, 64(6): 580-588.
7. Theron G, Zijenah L, Chanda D, et al. Feasibility, accuracy, and clinical effect of point-of-care Xpert MTB/RIF testing for tuberculosis in primary-care settings in Africa: a multicentre, randomised, controlled trial. Lancet, 2014,383(9915):424-435.
8. Barnard M, Gey van Pittius NC, van Helden PD, et al. The diagnostic performance of the

GenoTypeMTBDRplus version 2 line probe assay is equivalent to that of the Xpert MTB/RIF assay. J Clin Microbiol,2012,50(11):3712-3716.

9. Yadav RN, Singh BK, Sharma SK, et al. Comparative evaluation of Geno Type MTBDRplus line probe assay with solid culture method in early diagnosis of multidrug resistant tuberculosis (MDR-TB) at a tertiary care centre in India.PLoS One, 2013,8(9):e72036.
10. Luetkemeyer AF, Kendall MA, Wu X, et al. Evaluation of two line probe assays for rapid detection of Mycobacterium tuberculosis, tuberculosis drug resistance, and non-tuberculosis mycobacteria in HIV-infected TB suspects. J Clin Microbiol,2014,52(4):1052-1059.
11. Jin J, Shen Y, Fan X, et al. Underestimation of the resistance of Mycobacterium tuberculosis to second-line drugs by the new Geno Type MTBDRsl test.J Mol Diagn,2013,15(1):44-50.
12. World health Organization.The use of molecular line probe assay for the detection of resistance to second-line anti-tuberculosis drugs. WHO Expert Group Meeting Report, GENEVA:2013. http://apps.who.int/iris/bitstream/10665/78099/1/WHO_HTM_TB_2013.01.eng.pdf
13. Brossier F, Guindo D, Pham A, et al. Performance of the New Version (v2.0) of the GenoType MTBDRsl Test for Detection of Resistance to Second-Line Drugs in Multidrug-Resistant Mycobacterium tuberculosis Complex Strains. J Clin Microbiol,2016,54(6):1573-1580.
14. World Health Organization. The use of molecular line probe assays for the detection of resistance to second-line anti-tuberculosis drugs. WHO. (2016) http://apps.who.int/iris/handle/10665/246131
15. Park KS, Kim JY, Lee JW, et al. Comparison of the Xpert MTB/RIF and Cobas TaqMan MTB assays for detection of Mycobacterium tuberculosis in respiratory specimens.J Clin Microbiol, 2013,51(10):3225-3227.
16. Antonenka U, Hofmann-Thiel S, Turaev L, et al. Comparison of Xpert MTB/RIF with ProbeTec ET DTB and COBAS TaqMan MTB for direct detection of M.tuberculosis complex in respiratory specimens. BMC Infect Dis, 2013,13:280.
17. Nakajima C, Tamaru A, Rahim Z, et al. Simple multiplex PCR assay for identification of Beijing family Mycobacterium tuberculosis isolates with a lineage-specific mutation in Rv0679c. J Clin Microbiol, 2013,51(7):2025-2032.
18. Pang Y, Xia H, Zhang Z, et al. Multicenter evaluation of genechip for detection of multidrug-resistant Mycobacterium tuberculosis. J Clin Microbiol, 2013,51(6):1707-1713.
19. Nikam C, Jagannath M, Narayanan MM, et al. Rapid diagnosis of Mycobacterium tuberculosis with Truenat MTB: a near-care approach. PLoS One,2013,8(1):e51121.
20. Liu Q, Luo T, Li J, et al. Triplex real-time PCR melting curve analysis for detecting Mycobacterium tuberculosis mutations associated with resistance to second-line drugs in a single reaction. J Antimicrob Chemother,2013,68(5):1097-1103.
21. Huang WL, Hsu ZJ, Chang TC, et al. Rapid and accurate detection of rifampin and isoniazid-resistant Mycobacterium tuberculosis using an oligonucleotide array. Clin Microbiol Infect, 2014,20(9):542-549.
22. World Health Organization. Global tuberculosis report 2014. World Health Organization,2014.
23. Richardon E, Lin S, Pinsky B ,et al. First documentation of isoniazid reversion in Mycobacterium tuberculosis. Int J Tuberc Lung Dis,2009, 13:1347-54.

24. Dessen A, Quemard A, Blanchard JS, et al. Crystal structure and function of the isoniazid target of Mycobacterium tuberculosis. Science,1995,267:1638-1641.

25. Vilcheze C, Wang F, Arai M, et al. Transfer of a point mutation in Mycobacterium tuberculosis inhA resolves the target of isoniazid. Nat Med, 2006, 12:1027-1029.

26. Muller B, Streicher EM, Hoek KG, et al. inhA promoter mutations: a gateway to extensively drug-resistant tuberculosis in South Africa? Int J Tuberc Lung Dis, 2011, 15:344-351.

27. Cardoso RF, Cardoso MA, Leite CQ, et al. Characterization of *ndh* gene of isoniazid resistant and susceptible Mycobacterium tuberculosis isolates from Brazil. Mem Inst Oswaldo Cruz,2007,102:59-61.

28. Lee AS, Teo AS, Wong SY. Novel mutations in ndh in isoniazid-resistant Mycobacterium tuberculosis isolates. Antimicrob Agents Chemother, 2001, 45: 2157-2159.

29. Sreevatsan S, Pan X, Zhang Y, et al. Analysis of the oxyR-ahpC region in isoniazid-resistant and -susceptible Mycobacterium tuberculosis complex organisms recovered from diseased humans and animals in diverse localities. Antimicrob Agents Chemother,1997,41:600-606.

30. Sherman DR, Mdluli K, Hickey MJ, et al. Compensatory *ahpC* gene expression in isoniazid-resistant Mycobacterium tuberculosis. Science,1996,272:1641-1643.

31. Payton M, Auty R, Delgoda R, et al. Cloning and characterization of arylamine N-acetyltransferase genes from Mycobacterium smegmatis and Mycobacterium tuberculosis: increased expression results in isoniazid resistance. J Bacteriol, 1999, 181:1343-1347.

32. Upton AM, Mushtaq A, Victor TC, et al. Arylamine *N*-acetyltransferase of Mycobacterium tuberculosis is a polymorphic enzyme and a site of isoniazid metabolism. Mol Microbiol ,2001, 42:309-317.

33. Jagielski T, Baku a Z, Roeske K, et al. Detection of mutations associated with isoniazid resistance in multidrug-resistant Mycobacterium tuberculosis clinical isolates. J Antimicrob Chemother, 2014, 69: 2369-2375.

34. Viswanathan G, Yadav S, Raghunand TR. Identification of novel loci associated with mycobacterial isoniazid resistance. Tuberculosis ,2016,96: 21-26.

35. Campbell EA, Korzheva N, Mustaev A, et al. Structural mechanism for rifampicin inhibition of bacterial RNA poly-merase. Cell,2001,104:901-912.

36. Williams DL, Spring L, Collins L, et al. Contribution of rpoBmutations to development of rifamycin cross-resistance in Mycobacterium tuberculosis. Antimicrob Agents Chemother,1998,42:1853-1857.

37. Gill SK, Garcia GA. Rifamycin inhibition of WT and Rif-resistant Mycobacterium tuberculosis and Escherichia coli RNA polymerase in vitro. Tuberculosis, 2011,91: 361-369.

38. Jamieson FB, Guthrie JL, Neemuchwala A,et al. Profiling of *rpoB* mutations and MICs for rifampin and rifabutin in Mycobacterium tuberculosis. J Clin Microbiol,2014,52:2157-2162.

39. Berrada ZL, Lin SG, Rodwell TC,et al. Rifabutin and rifampin resistance levels and associated rpoB mutations in clinical isolates of Mycobacterium tuberculosis complex. Diagn Microbiol Infect Dis, 2016,85(2):177-181.

40. Zaczek A, Brzostek A, Augustynowicz-Kopec E, et al. Genetic evaluation of relationship between mutations in *rpoB* and resistance of Mycobacterium tuberculosis to rifampin. BMC Microbiol,2009, 9: 10.

41. Siu GK, Zhang Y, Lau TC, et al. Mutations outside the rifampicin resistance-determining region associated

with rifampicin resistance in Mycobacterium tuberculosis. J Antimicrob Chemother,2011, 66: 730-733.

42. Louw GE, Warren RM, Gey van Pittius NC, et al. A balancing act: efflux/influx in mycobacterial drug resistance. Antimicrob Agents Chemother, 2009,53:3181-3189.

43. Huang TS, Lee SS, Tu HZ, et al. Correlation between pyrazinamide activity and pncA mutations in Mycobacterium tuber-culosis isolates in Taiwan. Antimicrob Agents Chemother,2003,47(11):3672-3673.

44. Bhuju S, de Souza Fonseca L, Marsico AG, et al. Mycobacterium tuberculosis isolates from Rio de Janeiro reveal unusually low correlation between pyrazinamide resistance and mutations in the *pncA* gene. Infect Genet Evol, 2013,19:1-6.

45. Bishop K, Blumberg L, Trollip A, et al. Characterisation of the *pncA* gene in Mycobacterium tuberculosis isolates from Gauteng, South Africa. Int J Tuberc Lung Dis,2001,5(10):952-957.

46. Chan RC, Hui M, Chan EW, et al. Genetic and phenotypic characterization of drug-resistant Mycobacterium tuberculosis isolates in Hong Kong. J Antimicrob Chemother,2007,59(5):866-873.

47. Pandey S, Newton S, Upton A, et al. Characterisation of *pncA* mutations in clinical Mycobacterium tuberculosis isolates in New Zealand. Pathology,2009,41(6):582-584.

48. Jonmalung J, Prammananan T, Leechawengwongs M, et al. Surveil-lance of pyrazinamide susceptibility among multidrug-resistant Mycobacterium tuberculosis isolates from Siriraj Hospital, Thailand. BMC Microbiol, 2010,10(1):223.

49. Mphahlele M, Syre H, Valvatne H, et al. Pyrazinamide resistance among South African multidrug-resistant Mycobac-terium tuberculosis isolates. J Clin Microbiol, 2008,46(10):3459-3464.

50. Hou L, Osei-Hyiaman D, Zhang Z, et al. Molecular charac-terization of *pncA* gene mutations in Mycobacterium tuberculosis clinical iso-lates from China. Epidemiol Infect, 2000,124(02):227-232.

51. Miyagi C, Yamane N, Yogesh B,et al. Genetic and phenotypic characterization of pyrazinamide-resistant Mycobacterium tuberculosis com-plex isolates in Japan. Diagn Microbiol Infect Dis, 2004,48(2):111-116.

52. Lee KW, Lee JM, Jung KS. Characterization of *pncA* mutations of pyrazinamide-resistant Mycobacterium tuberculosis in Korea. J Korean Med Sci,2001,16(5):537.

53. Aono A, Chikamatsu K, Yamada H, et al. The association between *pncA* gene mutations, pyrazinamidase activity, and pyrazinamide susceptibil-ity testing in Mycobacterium tuberculosis. Antimicrob Agents Chemother. 2014,58(8):4928-4930.

54. Yoon JH, Nam JS, Kim KJ, et al. Characterization of *pncA* mutations in pyrazinamide-resistant Mycobacterium tuberculosis isolates from Korea and analysis of the correlation between the mutations and pyrazinamidase activi-ty. World J Microbiol Biotechnol,2014,1-8.

55. Tan Y, Hu Z, Zhang T, et al. Role of *pncA* and *rpsA* gene sequencing in detection of pyrazinamide resistance in Mycobacterium tuberculosis isolates from Southern China. J Clin Microbiol, 2014,52(1):291-297.

56. Gu Y,Yu X,Jiang G,et al. Pyrazinamide resistance among multidrug-resistant tuberculosis clinical isolates in a national referral center of China and its correlations with *pncA*, *rpsA*, and *panD* gene mutations. Diagn Microbiol Infec Dis,2016, 84: 207-211.

57. Xia Q, Zhao LL, Li F, et al. Phenotypic and Genotypic Characterization of Pyrazinamide Resistance

among Multidrug-Resistant Mycobacterium tuberculosis Isolates in Zhejiang, China. Antimicrob Agents Chemother,2015,59(3):1690-1695.

58. Maslov DA, Za chikova MV, Chernousova LN,et al. Resistance to pyrazinamide in Russian Mycobacterium tuberculosis isolates: *pncA* sequencing versus Bactec MGIT 960. Tuberculosis (Edinb), 2015,95(5):608,612.

59. Shi W, Zhang X, Jiang X, et al. Pyrazinamide inhibits trans-translation in Mycobacterium tuberculosis. Science. 2011,333:1630-1632.

60. Simons SO, Mulder A, van Ingen J, et al. Role of *rpsA* gene sequencing in diagnosis of pyrazinamide resistance. J Clin Microbiol, 2013,51:382.

61. Hirano K, Takahashi M, Kazumi Y, et al. Mutation in *pncA* is a major mechanism of pyrazinamide resistance in Mycobacterium tuberculosis. Tuber Lung Dis, 1998,78(2):117-22.

62. Zhang S, Chen J, Shi W, et al. Mutations in *panD* encoding aspartate decarboxylase are associated with pyrazinamide resistance in My-cobacterium tuberculosis. Emerg Microbes Infect, 2013,2(6):34.

63. Shi W, Chen J, Feng J, et al. Aspartate decarboxylase (PanD) as a new target of pyrazinamide in Mycobacterium tuberculosis. Emerg Microbes Infect, 2014,38:e58.

64. Dillon NA, Peterson ND, Rosen BC, et al. Pantothenate and pantetheine antagonize the antitubercular activity of pyrazinamide. Antimicrob Agents Chemother, 2014,58(12):7258-7263.

65. Zhao L, Sun Q, Liu H, et al. Analysis of *embCAB* mutations associated with ethambutol resistance in multidrug-resistant Mycobacterium tuberculosis isolates from China. Antimicrob Agents Chemother, 2015,59:2045-2050.

66. Wu MH, Chiang CY, Deng YM, et al. Proficiency of drug susceptibility testing for Mycobacterium tuberculosis in Taiwan, 2007–2011. Int J Tuberc Lung Dis,2013, 17(1):113-119.

67. Sangare L, Diande S, Kouanda S, et al. Mycobacterium tuberculosis drug-resistance in previously treated patients in Ouagadougou, Burkina Faso. Ann Afr Med,2010, 9(1):15-19.

68. Sangaré L, Diandé S, Badoum G, et al. Anti-tuberculosis drug resistance in new and previously treated pulmonary tuberculosis cases in Burkina Faso. Int J Tuberc Lung Dis,2010, 14(11):1424-1429.

69. Safi H, Lingaraju S, Amin A, et al. Evolution of high-level ethambutol-resistant tuberculosis through interacting mutations in decaprenylphosphoryl- β -D-Arabinose biosynthetic and utilization pathway genes. Nature Genetics,2013,45(10):1190-1197.

70. Xu Y, Jia H, Huang H, et al. Mutations Found in *embCAB*, *embR*, and *ubiA* Genes of Ethambutol-Sensitive and -Resistant Mycobacterium tuberculosis Clinical Isolates from China. Biomed Res Int, 2015,2015:951706.

71. Rezaei F, Haeili M, Mohajeri P, et al.Frequency of mutational changes in the *embB* among the ethambutol-resistant strains of Mycobacterium tuberculosis in Iran.J Infect Dev Ctries,2016 ,10(4):363-368.

72. Nebenzahl-Guimaraes H, Jacobson KR, Farhat MR, et al. Systematic review of allelic exchange experiments aimed at identifying mutations that confer drug resistance in Mycobacterium tuberculosis. J Antimicrob Chemother,2014,69: 331-342.

73. He L, Wang X, Cui P,et al. *ubiA* (*Rv3806c*) encoding DPPR synthase involved in cell wall synthesis is associated

with ethambutol resistance in Mycobacterium tuberculosis. Tuberculosis (Edinb),2015,95(2):149-154.

74. Lingaraju S, Rigouts L, Gupta A, et al. Geographic Differences in the Contribution of *ubiA* Mutations to high-level Ethambutol Resistance in Mycobacterium tuberculosis. Antimicrob Agents Chemother,2016,60(7):4101-4105.
75. Belanger AE, Besra GS, Ford ME, et al. The *embAB* genes of Mycobacteriumaviumencode an arabinosyl transferase involved in cell wall arabinan biosynthesis that is the target for the antimycobacterial drug ethambutol. Pro Natl Acad Sci USA,1996, 93(21):11919-11924.
76. Cui Z, Li Y, Cheng S, Yang H, et al. Mutations in the *embC-embA* intergenic region contribute to Mycobacterium tuberculosis resistance to ethambutol. Antimicrob Agents Chemother,2014,58(11):6837-6843.
77. Plinke C, Cox HS, Zarkua N, et al. *embCAB* sequence variation among ethambutol-resistant Mycobacterium tuberculosis isolates without *embB306* mutation. Journal of Antimicrobial Chemotherapy,2010, 65(7):1359-1367.
78. Ramaswamy SV, Amin AG, Göksel S,et al. Molecular genetic analysis of nucleotide polymorphisms associated with ethambutol resistance in human isolates of Mycobacterium tuberculosis. Antimicrob Agents Chemother, 2000,44(2):326-336.
79. Jaber AA, Ahmad S, Mokaddas E. Minor contribution of mutations at iniA codon 501 and *embC-embA* intergenic region in ethambutol resistant clinical Mycobacterium tuberculosis isolates in Kuwait. Ann Clin Microbiol Antimicrob, 2009,15(8):2.
80. Arjomandzadegan M, Gravand S. Analysis of *rpsL* and *rrs* genes mutations related to streptomycin resistance in Mdr and Xdr clinical isolates of Mycobacterium tuberculosis. Tuberk Toraks, 2015, 63(4):235-242.
81. Cole ST, Brosch R, Parkhill J, et al. Deciphering the biology of Mycobacterium tuberculosis from the complete genome sequence. Nature, 1998,393:537-44.
82. Feuerriegel S, Oberhauser B, George AG, et al. Sequence analysis for detection of first-line drug resistance in Mycobacterium tuberculosis strains from a high-incidence setting. BMC Microbiol,2012,12:90.
83. Brossier F, Veziris N, Truffot-Pernot C, et al. Molecular investigation of resistance to the antituberculous drug ethionamide in multidrugresistant clinical isolates of Mycobacterium tuberculosis. Antimicrob Agents Chemother, 2011, 55: 355-360.
84. Zhang X, Liu L, Zhang Y, et al. Genetic determinants involved in p-aminosalicylic acid resistance in clinical isolates from tuberculosis patients in northern China from 2006 to 2012. Antimicrob Agents Chemother,2014,59(2):1320-1324.
85. Zhang ZD, Zhao YL, Li ZH, et al. Mutations in the thymidylate synthase gene is a major mechanism in the para-aminosalicylic acid resistance of M. tuberculosis. Zhonghua Jie He He Hu Xi Za Zhi,2007,30:683-685.
86. Georghiou SB, Magana M, Garfein RS, et al. Evaluation of Genetic Mutations Associated with Mycobacterium tuberculosis Resistance to Amikacin, Kanamycin and Capreomycin: A Systematic Review. PLoS One,2012,7(3):e33275.
87. Kaur S, Rana V, Singh P, et al. Novel mutations conferring resistance to kanamycin in Mycobacterium tuberculosis clinical isolates from Northern India. Tuberculosis (Edinb), 2016,96:96-101.

第七章
结核病支气管镜介入诊断

同其他疾病一样，结核病的正确诊断依赖于对病史、临床表现及必要的辅助化验、检查结果的综合分析。临床上有时以常规检查手段难以获得痰菌学、病理学等结核病诊断的客观证据，往往需要采取介入技术（interventional technology）来提供帮助。利用介入技术的优势在于：一方面可以直视病灶，另一方面可以取得病灶标本用以诊断。近几年来，随着介入诊断技术的不断发展，其在结核病诊断中的应用越来越广，无论在肺结核还是在肺外结核诊断方面，介入技术都显示出了较大的优越性。

临床上针对胸部结核病常使用的介入技术有腔镜（支气管镜、胸腔镜、纵隔镜等）技术、胸膜活检术及经皮肺穿刺活检术等，对于肺外结核常使用腔镜（食管镜、胃镜、消化道超声内镜、腹腔镜、关节镜、宫腔镜等）技术，对于浆膜疾病常采用浆膜腔（胸膜腔、腹膜腔及心包腔等）穿刺术。

目前，临床上常用的呼吸内镜技术包括：常规支气管镜（可弯曲纤维支气管镜、电子支气管镜、硬质气管/支气管镜）、特殊支气管镜［自荧光支气管镜、窄谱支气管镜、超声支气管镜（EBUS）、电磁导航支气管镜（ENB）等］及半硬质胸腔镜等介入技术。其中，支气管镜技术临床使用最广泛。

支气管镜检查可直视气道内的结核病灶，可进入到肺结核所属引流支气管开口处，可到达纵隔淋巴结结核及肺门淋巴结结核附近气道。经支气管镜可留取活检（TBB）、刷检（BB）、冲洗（BW）、灌洗（BAL）及经支气管镜肺活检（TBLB）等相关标本，在CT影像或超声引导下透过支气管壁可获取气道周围、纵隔内及邻近肺门处肿大淋巴结等病灶处的相关标本。取得的上述标本可进行结核分枝杆菌相关检测［抗酸染色、结核分枝杆菌-聚合酶链反应DNA（PCR-TB-DNA）、快速培养、罗氏培养、药物敏感性试验、耐药基因测定、DNA测序、经支气管镜针吸活检（TBAB）、T-spoit、E-spoit、普通病理学及分子病理学等］。

随着可弯曲纤维支气管镜、电子支气管镜、特殊支气管镜应用于临床，为气管支气管结核、肺结核尤其是菌阴肺结核、纵隔及肺门淋巴结结核等结核病的诊断提供了必不可少的帮助，并取得了很大的进展。

第一节　气管支气管结核的介入诊断

气管支气管结核的确诊需依赖于支气管镜检查并结合微生物学或病理学证据，支气管镜检查是临床确诊支气管结核必不可少的手段。

国外气管支气管结核的临床分型与我国现有分型有所差异，目前我国仍分为充血水肿型、肉芽肿型、黏膜肥厚型、干酪坏死型、纤维狭窄型及非特异性炎症型。为了解临床气管支气管结核常见类型及哪种类型临床抗酸杆菌检出率较高，Ozkaya等回顾分析了2003-2009年经支气管镜组织活检确诊为气管支气管结核患者23例，分析发现，充血水肿型占34.7%、肉芽肿型占21.7%、黏膜肥厚型占17.3%、干酪坏死型占17.3%、纤维狭窄型占4.3%及非特异性炎症型占4.3%；尽管所有患者痰涂片抗酸杆菌阴性，但支气管灌洗液抗酸杆菌阳性率为26%、培养阳性率为39.1%；黏膜肥厚型、干酪坏死型、肉芽肿型、充血水肿型、纤维狭窄型及非特异炎症型气管支气管结核临床类型患者支气管灌洗液抗酸杆菌涂片阳性率分别为75%、25%、20%、12.5%、0、0，结核分枝杆菌培养阳性率分别为75%、50%、40%、25%、0、0。上述结果提示充血水肿型是临床常见类型，黏膜肥厚型支气管灌洗液涂片查抗酸杆菌及结核分枝杆菌培养均有较高阳性率，疑诊气管支气管结核患者应尽早进行支气管镜检查。

随着临床上气管支气管结核，尤其是气管结核及中心气道结核合并所属气道狭窄、闭塞及软化等病例的增多，国内在气管支气管结核的及时正确诊断等方面存在诸多问题，急需建立诊断规范程序，以便结核病学、呼吸病学专业医师及其他医疗卫生机构医师正确掌握诊断技术，提高气管支气管结核的早期正确诊断率，以免气管支气管结核被误诊、漏诊。中华医学会结核病分会、《中华结核和呼吸杂志》编辑委员会邀请结核病学及呼吸病学专家，共同编写了《气管支气管结核诊断和治疗指南（试行）》（以下简称《指南》）。本《指南》对气管支气管的诊断标准、诊断流程、镜下分型及支气管镜检查适应证等进一步规范，重点强调了气管支气管结核的确诊仍依赖于支气管镜检查及细菌学或病理学的证据，并严格规范介入检查诊断的适应证，依据支气管镜下观察到的主要大体改变及组织病理学特征将其分为炎症浸润型、溃疡坏死型、肉芽增殖型、瘢痕狭窄型、管壁软化型及淋巴结瘘型。本《指南》为气管支气管结核临床正确诊断制定了标准，为介入治疗措施的正确选择奠定了基础。

一、支气管镜检查的适应证

①肺结核患者咳嗽、气促、呼吸困难等临床症状与肺部病灶范围、严重程度不相符；②肺结核患者抗结核化学治疗后，肺内病变有吸收好转，但咳嗽等症状仍无明显改善；③肺结核患者治疗过程中出现患侧病灶增多、增大，出现支气管播散病灶、张力性空洞；④肺结核患者X线胸片等影像学检查显示存在阻塞性肺炎、肺充气不良、肺不张、局限性肺气肿及多叶段病灶广泛；⑤肺结

核患者经胸部CT平扫、高分辨率CT、气管及支气管多维重建技术等检查，提示气管、支气管内壁粗糙、不光滑或伴有叶、段支气管狭窄及闭塞；⑥不明原因的慢性持续性咳嗽、咳痰、咯血、喘鸣、声嘶及呼吸困难，尤其是痰抗酸杆菌阳性而肺部无结核病灶。

二、气管支气管结核的诊断标准

①结核病临床表现及临床治疗反应；②痰涂片、集菌抗酸杆菌阳性，最好是培养结核分枝杆菌阳性；③影像学改变；④PPD试验阳性；⑤支气管镜下直视的气管、支气管典型病变；⑥支气管刷片或支气管冲洗液抗酸杆菌阳性；⑦经支气管镜活检组织提示结核性病理改变。具备上述⑤+⑥、⑤+⑦、⑤+②为确诊标准，①+②+③、①+③+④、②+③、③+④、⑤、⑥、⑦为高度疑诊标准。

三、气管支气管结核的分型

由于结核病病理特点可同时表现为渗出、增生及变性坏死等不同改变，支气管镜下有时可以表现为2种以上不同病理类型特征，随着疾病转归其镜下改变也可大不相同。依据支气管镜下观察到的主要大体改变及组织病理学特征，将其分为以下类型。①Ⅰ型（炎症浸润型）：病变以充血及水肿为主。表现为气管、支气管黏膜充血、水肿，病变局部黏膜表面见灰白色粟粒状结节，气道黏膜下组织肿胀而有不同程度的狭窄。此型在支气管黏膜处刷检涂片有较高的抗酸杆菌检出率，活检可见支气管组织中以炎性细胞浸润为主，属结核病变早期组织学改变。②Ⅱ型（溃疡坏死型）：病变以局部溃疡及坏死为主。表现为病变区域在充血、水肿的基础上，局部出现边缘不整、深浅不一的溃疡，溃疡表面常有灰白色干酪样坏死物覆盖，溃疡深度随病变轻重各异，轻者仅局限于黏膜层，重者可深达黏膜下层，并可导致气管、支气管软骨的破坏，病变区域触之易出血。此型抗酸杆菌检出率亦较高，属结核病变损伤的明显期。③Ⅲ型

（肉芽增殖型）：病变以局部肉芽组织增生为主。气管、支气管黏膜的充血、水肿减轻，黏膜的溃疡面开始修复，病变明显处可见肉芽组织增生，表面可见坏死物，增生肉芽组织将管腔部分阻塞。此时组织学改变处于结核病变损伤向修复期的过渡阶段，活检常可见到较典型的类上皮细胞、多核巨细胞及朗汉斯巨细胞。④Ⅳ型（瘢痕狭窄型）：病变以瘢痕形成、管腔狭窄或闭塞为主。气管、支气管黏膜组织被增生的纤维组织所取代，形成纤维瘢痕，纤维组织增生及瘢痕挛缩导致所累及的支气管管腔狭窄或闭塞。此型病变结核趋于稳定或痊愈，刷检查找抗酸杆菌多为阴性，组织活检也多无异常发现。⑤Ⅴ型（管壁软化型）：受累的气管、支气管软骨环因破坏而缺失或断裂，因失去支撑结构导致气管、支气管管腔塌陷，并形成不同程度的阻塞，尤以呼气相及胸膜腔内压增高时明显，病变远端支气管可出现不同程度的支气管扩张。本型患者确诊时，结核病变多已稳定或痊愈，可表现为反复非特异性感染。⑥Ⅵ型（淋巴结瘘型）：纵隔或肺门淋巴结结核破溃入气道形成支气管淋巴结瘘。淋巴结结核破溃前期表现为局部支气管因淋巴结结核外压、侵袭导致的黏膜充血、水肿、粗糙及管腔狭窄；破溃期表现为淋巴结破溃入支气管，局部溃疡形成，白色干酪样坏死物溢入支气管管腔，瘘口周围组织充血水肿；破溃后期表现为炎症消失，组织修复，瘘口肉芽肿形成，瘘口愈合闭塞，局部遗留有炭末沉着。

四、气管支气管结核的分期

依据患者临床表现、支气管镜下表现结合痰菌及治疗情况，气管支气管结核可分为临床活动期、好转期及稳定期。临床活动期：具有气管支气管结核临床表现，支气管镜下为上述Ⅰ~Ⅲ及Ⅵ型改变，结核分枝杆菌或结核性肉芽肿存在，未经抗结核药物化学治疗及介入治疗或治疗未满疗程。临床好转期：具上述活动期特点，经正规药物或介入治疗后上述表现有改善但治疗尚未结束。临床稳定期：上述病变经正规抗结核药物化学治疗满疗程，镜下Ⅰ~Ⅲ及Ⅵ型改变改善、消失或形成Ⅳ~Ⅴ型改变。

五、气管支气管结核的命名

为便于明确诊断、合理治疗、规范措施选择及临床交流等，将其做如下命名。①加病变具体解剖部位命名法：气管结核（trachea tuberculosis，TTB）、左或右主支气管结核（bronchial tuberculosis， BTB）、叶支气管结核（lobe bronchial tuberculosis， LBTB）、段支气管结核（segmental bronchial tuberculosis，SBTB）等，如气管下段结核、左主支气管结核、左上叶支气管结核、右下叶背段支气管结核等。②在上述命名基础上，加上气管、支气管镜下表现、临床分期及并发症、痰菌、初复治、耐药情况等命名。如气管中段管壁软化型结核，涂阴，初治；左主支气管瘢痕狭窄型结核并左肺不张，集阴，初治；左上叶支气管溃疡坏死型结核，涂阳，初治；右中间段支气管肉芽增殖型结核并右下叶肺不张、阻塞性肺炎，涂阳，复治，耐多药或广泛耐药等。

气管支气管结核合并气道狭窄是临床上常见问题，也是治疗面临的难题。为探讨基质金属蛋白酶-1（MMP-1）基因1G/2G多态性在气管支气管结核人群中的分布及其与治疗后气管支气管结核狭窄的关系，梁莉等采用DNA测序方法，对114例气管支气管结核患者和110例单纯肺结核患者进行*MMP-1*基因1G/2G多态性的分析，比较基因型分布和气管支气管结核组织浸润和治疗后狭窄指标的关系。结果显示，*MMP-1*基因1G/2G多态的1G/1G、1G/2G和2G/2G基因型在气管支气管结核患者中的分布频率分别为44.7%、38.6%、16.7%；1G/2G多态性基因型分布与气管支气管结核治疗后支气管狭窄显著相关（$P=0.003$）；与2G/2G纯合子基因型相比，携带1G等位基因的气管支气管结核患者治疗后发生支气管狭窄情况更严重（$P<0.005$）；1G/2G基因型分布与气管支气管结核患者的年龄、性别、气管支气管结核分型无明显相关。从而得出结论：*MMP-1*基因1G/2G多态性与治疗后支气管结核的狭窄性有关，携带1G等位基因

可能是气管支气管结核治疗后支气管狭窄的危险因素。

第二节 肺结核的介入诊断

肺结核的诊断金标准为发现结核分枝杆菌即结核分枝杆菌阳性，然而部分患者临床上痰菌难以获取，此时需要各种侵袭性手段来获取标本，以提高结核分枝杆菌检出率，支气管镜介入技术为众多有效措施之一。

一、常规支气管镜技术

痰菌阴性肺结核是临床结核病诊断的难题。通过支气管镜获得的标本，其抗酸杆菌涂片和培养的阳性率显著高于痰液中的阳性率，儿童结核病患者或成人无痰患者由于留取痰样本较为困难，支气管镜介入技术有助于获取标本。一方面经支气管镜检查可获取活检、刷检及灌洗等标本，进行抗酸杆菌微生物学相关化验检测；另一方面，细菌学以外的有关免疫学等检测指标也有助于肺结核诊断。

（一）抗酸杆菌

Chandra等选择了影像学提示而痰菌阴性的疑似肺结核患者533例，经鼻咽通道应用纤维支气管镜检查，留取经支气管镜支气管肺泡灌洗液、刷片及镜检后痰液标本进行抗酸杆菌检查。结果显示，抗酸杆菌三者联合检测阳性率为45%，仅支气管镜检查后及时留取痰液标本阳性率即为19%。提示支气管镜检查有助于菌阴肺结核的诊断。

Jacomelli等选择了临床表现及影像学疑似肺结核患者286例，分别进行支气管镜检查，留取经支气管镜支气管肺泡灌洗液、组织活检及镜检后痰液标本进行涂片查抗酸杆菌、培养检查及病理学检查。结果显示，支气管肺泡灌洗液检测抗酸杆菌诊断肺结核的灵敏度、特异性分别为60%、100%，联合组织活检灵敏度为84%，联合镜检后痰液标本检查灵敏度为94%。结论：支气管镜检查对于菌阴肺结核的诊断是有效的诊断方法。而国内李峰等选择了疑似肺结核的菌阴患者555例，分别进行支气管镜检查并留取经支气管镜支气管肺泡灌洗液标本，进行离心集菌查抗酸杆菌及结核分枝杆菌快速培养（BACTEC MGIT960法）。结果显示，支气管肺泡灌洗液检测抗酸杆菌离心集菌法及快速培养法灵敏度分别为6.67%、21.42%，联合检测灵敏度为22.16%。结论：虽然支气管肺泡灌洗液检出率较低，但仍对于菌阴肺结核的诊断具有一定价值。结合李峰等采用每次经灌洗管注入10~20ml无菌生理盐水灌洗方法，笔者以为严格来说应是支气管冲洗而非真正支气管肺泡灌洗，这也是检测阳性率低于国外学者的原因之一。

Soto等进行使用支气管灌洗和痰培养对肺结核诊断率差异的研究，对秘鲁利马的61例痰抗酸染色阴性的疑似肺结核患者同时进行痰培养和支气管灌洗液抗酸涂片及培养，在最终确诊的27例菌阴肺结核患者中，支气管灌洗阳性为23例，而痰培养为15例，前者与后者相比诊断率提高了44%（95%*CI*：25%，65%）。

董莘等报道了127例痰涂阴肺结核患者接受经薄层CT为引导的支气管肺泡灌洗液检查的结果，发现经薄层CT为引导的支气管肺泡灌洗液涂片和（或）培养的阳性率为51.2%。微结节、结节、磨玻璃影及薄壁空洞、支气管扩张以及支气管规则狭窄的支气管肺泡灌洗液抗酸杆菌涂片和（或）培养阳性结果低于阴性结果，树芽征、实变、厚壁空洞、虫蚀样空洞、支气管不规则狭窄以及支气管黏液嵌塞的支气管肺泡灌洗液抗酸杆菌涂片和（或）培养阳性结果高于阴性结果，提示临床医生在实践操作中应选择性地在阳性率较高的病变部位获取灌洗液，如厚壁空洞部位，可以进一步提高其阳性率的检出。此外，联合支气管镜和分子生物学技术是对涂阴肺结核患者快速、有价值的诊断方法。

Yoo等在一次支气管镜操作中进行两次支气管灌洗，结果发现174例患者中

141例（81%）通过第一次支气管灌洗液诊断为肺结核，通过第二次支气管灌洗液仅能诊断22例（13%）。46例（26%）患者第一次支气管灌洗液涂片抗酸杆菌阳性，13例（7%）患者在第二次支气管灌洗液涂片抗酸杆菌阳性，第一次与第二次支气管灌洗液联合检查涂片抗酸杆菌的阳性率较仅第一次支气管灌洗检查明显提高，联合检查并经培养确诊的诊断率也明显高于第一次支气管灌洗液检查，虽然这是一篇回顾性的调查，但从结果中仍可以看出，对于痰涂阴及无痰的患者在同一次支气管镜中行两次支气管灌洗液检查有助于肺结核的诊断。

林健球等对支气管肺泡灌洗液采用噬菌体裂解法，观察该方法对痰菌阴性肺结核的诊断价值。结果显示，支气管肺泡灌洗液的噬菌体裂解法的阳性率高达92%，显著高于刷检阳性率（66%）和活检阳性率（61.9%），该结果提示支气管肺泡灌洗液的噬菌体裂解法对菌阴结核病具有较高的诊断阳性率。

Goussard等对1990—2013年的文献综述后认为：支气管镜检查对儿童肺结核的诊断具有重要作用，是评价儿童气道疾病、收集样本进行培养等的有效技术。儿童疑似肺结核中41%~63%病例出现气道的病变，最常涉及的呼吸道是中间支气管、左主支气管和气管，对于重症气道阻塞患儿进行支气管镜检查是安全的。

罗汶鑫等收集269 例儿童肺结核进行回顾性分析的结果发现，菌阴组肺结核儿童临床表现不典型；典型或相对特异的影像学征象较菌阳组少；PPD 试验阳性率、红细胞沉降率（ESR）、CRP在菌阴组分别较菌阳组患儿低，通过气管镜检查，87.0%的病例镜下发现有诊断价值的形态学改变和（或）获得病原学、病理学诊断的依据，因此，支气管镜检查是十分重要的辅助检查手段。

（二）分子生物学

通过对支气管肺泡灌洗液进行结核分枝杆菌核酸等分子生物学检测，可在分子水平上对菌阴肺结核进行早期诊断，同时对耐药结核分枝杆菌进行快速检测。

范琳等采用结核分枝杆菌RNA恒温扩增实时荧光检测技术（simultaneous amplification and testing for Mycobacterium Tuberculosis，SAT-TB）对支气管肺泡灌洗液进行检测，对252例痰涂片连续3次阴性的疑似肺结核患者进行支气管镜检查并收集支气管肺泡灌洗液，SAT-TB检测支气管肺泡灌洗液诊断涂阴肺结核的灵敏度、特异性、阳性预测值、阴性预测值分别为81.0%、96.9%、95.9%及84.9%，且检测只需2小时，在肺结核患者的支气管肺泡灌洗液标本中SAT-TB对结核分枝杆菌的检出率略高于培养法，作者认为SAT-TB可通过检测支气管肺泡灌洗液为涂阴肺结核患者提供快速、可靠的诊断依据，是一项有价值的诊断方法。

Kheawon等对430例患者支气管冲洗液标本采用实时聚合酶链反应技术（RT-PCR）进行结核分枝杆菌核酸扩增，对该方法诊断肺结核的灵敏度和特异性进行了回顾性分析。研究对象为疑似结核病患者，因不典型的胸部X线片或胸部CT表现，同时痰结核分枝杆菌阴性或无法提供痰液而进行支气管镜检查。以结核分枝杆菌培养阳性为诊断金标准，纳入A组；根据抗结核治疗效果确定诊断的纳入B组，研究支气管冲洗液RT-PCR诊断结核病的价值。结果显示，在A组支气管冲洗液标本中进行PCR-TB检测的灵敏度、特异性、阳性预测值、阴性预测值、阳性似然比和阴性似然比分别为65.7%、90.4%、37.7%、96.7%、6.8和0.37；B组分别为43.2%、93.3%、62.3%、86.4%、6.4和0.6。与支气管冲洗液抗酸染色组合后，两组的灵敏度均提高，但特异性均降低。作者认为，支气管冲洗液RT-PCR检测方法的灵敏度较低可能与纳入研究的肺结核患者结核分枝杆菌活力较低、标本转移和放置时间长、DNA的提取方法、DNA扩增的引物浓度、DNA提取技术等均有关。在高度疑似肺结核的情况下，支气管冲洗液RT-PCR不失为一种快速检测方法。

当然，值得关注的是，由于核酸技术的局限性，假阳性和假阴性结果不可避免。近期的一篇*Meta*分析结果显示，对菌阴结核病患者支气管肺泡灌洗液进行核酸扩增对结核病诊断的灵敏度为54%，特异性为97%，阳性似然比为12.13，阴性似然比为0.36，虽然灵敏度不高，但是高达97%的特异性说明阳性结果基本可以确诊为结核病，因此，对菌阴肺结核是非常有价值的诊断手段。

儿童肺结核病常常由于儿童不会或者不正确的留痰方式而延误诊治，而通过支气管镜检查可以获得有效标本以进行细菌学和分子生物学检测。Walters等对13岁以下疑似肺结核的儿童进行支气管镜检查。每个患儿除支气管灌洗液外另取了至少两个痰标本。除了对所有标本进行荧光涂片镜检和液体培养外，对灌洗液还进行了Xpert MTB/RIF测定。11例（78%）患儿通过标本的培养或Xpert MTB/RIF测定法确诊为结核病。9（64%）例通过培养证实肺结核，7例（灵敏度78%）灌洗液通过Xpert MTB/RIF测定显示阳性；此外，Xpert MTB/RIF测定法确诊了2例痰培养阴性患儿（诊断率增加了14%）及2例耐药病例。

新型的分子检测方法Xpert MTB/RIF测定法由于其灵敏度高、准确率高和操作的方便性而得到广泛关注，标本可以选取痰液、体液、脓液等。Theron等对160例无痰或涂阴的疑似肺结核患者进行支气管镜检查，取未离心的支气管肺泡灌洗液和（或）离心的沉淀重悬标本进行Xpert MTB/RIF测定法检测。结果显示，在154例有完整资料的患者中，27例通过痰培养证实为肺结核，其中显微镜痰涂片镜检的诊断率（58%）要明显低于Xpert MTB/RIF测定法（93%），差异具有统计学意义（$P<0.001$)。在127例培养阴性的患者中，96%的患者经Xpert MTB/RIF测定法检测仍为阴性，但Xpert MTB/RIF测定法明显缩短了结核病诊断的中位时间。因此，Xpert MTB/RIF测定法诊断结核病比显微镜涂片法更准确，比培养法更迅速，且可显著降低经验性治疗比例。Lee等回顾性分析了132例支气管灌洗液Xpert MTB/RIF测定法的检测结果，在这些患者中，38例经培养证实为肺结核，用支气管冲洗液或者支气管肺泡灌洗液Xpert MTB/RIF测定法对肺结核诊断的灵敏度、特异性、阳性预测值和阴性预测值分别是81.6%、100%、100% 和92.1%。显著高于显微镜下抗酸杆菌涂片的灵敏度

和特异性（分别是13.2% 和 98.8%）。

国内的研究注重于支气管镜下刷检和支气管肺泡灌洗液的细菌学培养，而国外的报道更注重于对于支气管肺泡灌洗液的快速诊断。Barnard等采用Xpert MTB/RIF测定法对支气管肺泡灌洗液进行检测，其灵敏度和特异性分别为92.3%和87.7%，而涂片的灵敏度和特异性分别为41%和98.6%，Xpert MTB/RIF测定法的阳性预测值和阴性预测值分别80%和95.5%，说明该检测方法的灵敏度显著高于痰涂片的灵敏度，可用于疑似结核病患者的诊断，但是Xpert MTB/RIF检测法的特异性低于涂片的特异性，虽然没有显著差异，但在本研究中，9例Xpert MTB/RIF检测阳性但涂片和培养阴性的患者中只有3例根据临床表现确诊并治疗，提示Xpert MTB/RIF检测法存在一定的假阳性。

（三）免疫学

通过对支气管肺泡灌洗液进行结核分枝杆菌抗体等免疫学检测，有助于菌阴肺结核的诊断。

Boonsarngsuk等选择了286例抗酸杆菌检查阴性患者的支气管肺泡灌洗液标本，分别进行腺苷脱氨酶（ADA）及PCR-TB-DNA检测。结果显示，ADA及PCR-TB-DNA检测诊断肺结核的灵敏度、特异性分别为58.7%、81.8%及28.1%、99.0%，两者联合检测的灵敏度、特异性分别为71.7%、81.8%，提示支气管肺泡灌洗液标本中ADA及PCR-TB-DNA可作为肺结核诊断的有价值的标志物。Chou等对105例可疑肺结核患者支气管冲洗或灌洗标本及痰液标本进行直接NAATs，结果发现，结核分枝杆菌直接NAATs的灵敏度、特异性分别为80.0%、97.5%。进一步说明支气管镜标本直接核酸扩增有助于菌阴肺结核的诊断。

二、冷冻活检术

冷冻活检术又称冻取术，是近几年发展起来的一项经支气管镜获取标本的技术之一，通过常规支气管镜活检钳工作通道，使用冷冻探头利用冻切技术获取组织标本的方法，多用于肺外周、气道内等病变取样。

Chou等将冷冻介入治疗技术转化为检查诊断技术，利用冷切术取得气道内组织标本进行病理学检查，并与常规钳夹活检获得组织标本相比较。结果显示，前者取得组织学标本体积、诊断准确率远远大于后者[(13.8 ± 0.6)mm *vs* (1.9 ± 0.6mm)， *P*<0.0001；100% *vs* 69.3%， *P*<0.0001]。

三、支气管超声下经引导鞘管肺活检术

支气管超声下经引导鞘管肺活检术（endobronchial ultrasound transbronchial lung biopsy with guidesheath，EBUS-GS-TBLB）是通过引导鞘将外径为2.0～2.5mm的辐射超声小探头导引到外周远端小气道，高频探头可以准确地确认、清晰地显示外周病灶细微结构（如血管、支气管等），借助于超声探查及引导可对肺周围病变进行活检。

Chan等报道了EBUS-GS-TBLB在结核病高发地区的诊断价值。在123例行该项检查的患者中确诊了76例恶性病变和44例良性病变，对于恶性病变诊断的灵敏度为65.8%，准确率为82.5%。良性病变患者中确诊22例肺结核，诊断的灵敏度、阳性预测值、阴性预测值和确诊率分别为77.3%、100%、95.2%和95.8%，其中有58.8%的结核病患者是通过组织病理学早期得到诊断。因此，作者认为在结核病高负担地区，EBUS-GS-TBLB是非常有效且较细菌培养能更早得到确诊的诊断技术。

李晓等对30例患者进行EBUS-GS-TBLB检查发现恶性病变24例，良性病变6例（炎性病变和结核瘤各3例），其中3例结核瘤通过EBUS-GS-TBLB明确诊断2例，另1例经胸腔镜肺叶切除后证实为肺结核；3例炎性病变均通过EBUS-GS-TBLB获得明确诊断后未行进一步手术切除。因此，EBUS-GS-TBLB在肺周围型病变诊断中的灵敏度、特异性和准确率分别为83.3%、100%

和86.7%。从结果可见，对于包括结核病在内的良性病变，EBUS-GS-TBLB亦有较好的诊断价值。

李王平等则对大样本病例进行了回顾性分析，300例患者经EBUS-GS-TBLB诊断肺周围恶性病变132例，诊断率为44.0%（132/300），最终确诊恶性病变175例，恶性病变诊断符合率为75.4%（132/175）；诊断良性病变125例，诊断率为41.7%（125/300）。诊断不符合例数43例，误诊率为14.3%（43/300），总诊断率为85.7%（257/300）。因此，作者认为，EBUS-GS-TBLB检查对肺周围病变的诊断具有较高阳性率，值得临床推广。

李明等对75例患者78处肺周围病变进行了EBUS-GS-TBLB检查，恶性病变的诊断率为84.4%（27/32），良性病变的诊断率为67.4%（31/46）。患者均能很好耐受EBUS-GS-TBLB操作，仅在操作时镜下见少许出血，无气胸、咯血等并发症。

Hayama等则对965例行EBUS-GS-TBLB检查的患者的并发症进行了回顾性分析，结果发现总的并发症发生率只有1.3%，其中气胸的发生率为0.8%，肺部感染的发生率为0.5%，因此，是非常安全且能被患者耐受的微创检查。

Takai等对EBUS-GS-TBLB检查时小探头无法到达病灶内的患者进行了针吸活检，37例患者中，21例（56.8%）通过小探头可直达病灶内，另17例（43.2%）无法到达，结果显示诊断率无显著差异（病灶内90.5% *vs* 病灶外81.3%），且患者不良反应发生率也比较低。因此，如果小探头无法进入到病灶内进行肺活检术时，针吸活检术可以替代。

由于引导鞘管较为昂贵，张素娟等采用细支气管镜行支气管内超声引导联合测量技术诊断肺周围病变，在操作中使用外径为4mm的细支气管镜和外径为1.4mm的超声小探头；测量技术采用超声发现病灶后测量病灶与目标支气管开口或者病灶与支气管镜活检通道入口的距离，根据所测距离在活检钳相应部位做标记，从而指导活检钳进入深度。结果显示，支气管内超声小探头病灶发现率为77.8%，超声引导经支气管活检总诊断率为65.0%，其中恶性病变诊断率为75.0%，良性病变诊断率为34.5%。直径大于2cm的病灶诊断率（78%）高于直径小于等于2cm者（50.0%）。该技术虽为非实时操作，确诊率低于EBUS-GS-TBLB，但是费用低廉，并发症较少，适合在基层开展。

四、电磁导航支气管镜

电磁导航支气管镜（electromagnetic navigation bronchoscopy，ENB）技术集螺旋CT仿真支气管镜与传统可弯曲支气管镜的优点于一身，可进行实时引导定位，准确到达常规支气管镜技术无法到达的肺外周病灶并获取标本行病理检查，在肺内结节、肺内淋巴结肿大等疾病的诊断上有着重要的意义。

Gex等进行*Meta*分析结果显示，ENB总的确诊率为73.9%（95%*CI*：68.0%，79.2%），对于恶性病变的灵敏度为71.1%（95%*CI*：64.6%，76.8%），阴性预测值为52.1%（95%*CI*：43.5%，60.6%）。

Loo等将ENB下针吸活检术（ENB-FNA）、ENB下肺刷检（ENB-BB）和肺活检术（ENB-TBx）等技术进行比较，结果显示，直径大于2cm的病灶均得到了诊断，直径小于或等于2cm者87%的病例有阳性结果，ENB-BB和ENB-TBx的确诊率分别为61%和95%，ENB-FNA的确诊率为94%。

Ost等通过对比15个中心共581例患者的气管镜检查结果及相关资料，评价常规支气管镜、EBUS和ENB对肺周围病变的诊断价值，其中312例得到确诊，总诊断率为53.7%，使用常规支气管镜、EBUS-GS-TBLB、ENB联合EBUS-GS-TBLB、ENB的诊断率分别为63.7%、57.0%、38.5%、47.1%。在本研究中，ENB和EBUS-GS-TBLB的阳性率显著低于常规支气管镜检查，作者认为，这可能是由于需要进行ENB和EBUS-GS-TBLB检查的患者，其病情的疑难程度和病灶活检的困难性更大，并且ENB和EBUS-GS患者较对照更少进行针吸活检的原因。

Sorger等在EBUS定位基础上同时使用ENB定位系统，建立了一个新的导航平台，对纵隔淋巴结更精确定位进行实时导航并行穿刺，结果发现超声和CT成像的误差很小，因此，作者认为该系统有助于更精确地对纵隔病变进行定位。

Chen等报道了呼吸运动可能对ENB的影响，46例患者分别在吸气末和呼气末行CT检查，病灶的平均移动范围为17.6mm，尤其以下肺病灶为著，病灶的大小和与胸膜的距离对病灶的移动度没有显著的影响，由于一般在行CT检查时患者处于吸气末，此时肺周围病变能更好地显示，而行ENB检查时患者一般处于平静呼吸，因此，在采用CT图像做路线规划时可能与实际操作会有差距，建议操作者在术前规划时应考虑到这一因素，以免影响ENB的诊断率。

陈愉等对17例患者共20个肺外周微小病灶进行电磁导航实时引导下完成活检，并与X线透视下TBLB进行对比，电磁导航组的确诊率为80.0%，显著高于X线透视组的45.0%。

顾晔等对11例胸部高分辨率CT检查发现肺周围实质性结节但支气管镜下未见明显病变的患者应用了ENB技术，病灶直径为（25.27 ± 6.63）mm，诊断率为81.82%，均为恶性病变。虽然该研究未纳入结核病患者，但作者认为该技术对于鉴别肺周围结节良恶性具有较高的诊断价值。国内ENB技术还处于起步阶段，作为结核病高负担国家，早期筛查会发现一些缺乏特征性症状和影像学改变的疑似结核病患者，尤其影像学表现为两上肺野单发或多发结节，ENB可以发挥其创伤小、高诊断率的特点进行快速诊断。顾晔等还初步观察了ENB技术对结核病的诊断作用，对3例患者经正规抗结核治疗疗效不佳，反复多次痰抗酸杆菌涂片和培养均为阴性的诊断不明的患者进行了ENB检查，3例患者的病灶均为两肺尖后段病灶，常规支气管镜无法抵达。3例患者经ENB-BB和ENB-TBx均得到了病理学和细菌学确诊，说明ENB在不典型肺结核的诊断中将可能具有较好的临床应用前景。

五、超声支气管镜

超声支气管镜（EBUS）是超声与支气管镜相结合的产物，辐射超声主要是用于探查气道及周围病变、肺门周围附近肺占位性病变，EBUS主要用于探查纵隔、肺门、气管支气管周围肿大淋巴结。

Yang等对81例气管支气管旁病灶或者纵隔内非淋巴结病变进行了支气管内超声引导针吸活检术（EBUS-TBNA）检查。结果显示，其对良恶性病变鉴别诊断的灵敏度、特异性、阳性预测值、阴性预测值、准确率分别为3.4%（60/64）、100%（17/17）、100%（60/60）、81.0%（17/21）和95.1%（77/81）。

肖鑫武等对52例经EBUS-TBNA检查的患者进行回顾性研究的结果显示，对纵隔及纵隔旁肺部病变取得可检测标本82份，EBUS-TBNA检查的灵敏度、特异性、准确率、阳性预测值和阴性预测值分别为85.2%、100%、85.4%、100%和7.7%，所有患者均无严重并发症，说明EBUS-TBNA是对纵隔及纵隔旁肺部病变诊断的安全和微创的检查方法。

黄禹等对105例肺周围病变的患者进行了EBUS-TBLB检查，EBUS对肺周围病变的总体发现率为76%（41/54），EBUS-TBLB组诊断率为67%（36/54），高于常规TBLB组的诊断率45%（23/51）。应用EBUS-TBLB技术诊断直径小于或等于30mm和直径大于30mm的病灶的阳性率分别为44%（8/18）、78%（28/36）。直径大于30mm病灶的诊断率高于直径小于或等于30mm的病灶。EBUS-TBLB组、常规TBLB组对直径小于或等于30mm病灶的诊断率分别为44%（8/18）、12%（2/17），EBUS-TBLB组诊断率更高（$P<0.05$）。EBUS技术将内镜的视野范围从气道腔内扩展到腔外、从大气道扩展到外周直径为1.4～2mm的小气道，对气管支气管周围的肺内良恶性病变有着较高的诊断价值。

第三节　纵隔及肺门淋巴结结核的介入诊断

EBUS-TBNA是一项集超声、支气管镜以及针吸活检相结合的新技术，使超声在胸部疾病的应用从体表扩大到肺内，将支气管镜探查范围延伸至气道壁外，可以用于探查纵隔、肺门、气管支气管周围肿大淋巴结及肺门周围附近占位性病变，并经超声引导进行穿刺。

最初国外使用EBUS-TBNA是用来对肺癌进行淋巴结分期，近年来EBUS-TBNA的用途不断扩大。纵隔及肺门淋巴结结核的诊断一直是困扰广大临床医师的难题，既往主要靠影像学诊断，往往容易误诊，纵隔镜创伤大且并发症多，患者不易接受。EBUS-TBNA以其操作技术简单、微创、定位准确、灵敏度和特异性高及可重复性强的优势，在诊断结核病方面的价值也日益受到重视。

Gurioli等选择肺门或纵隔淋巴结肿大患者96例，分别进行EBUS-TBNA检查。结果显示，EBUS-TBNA检查诊断淋巴结肿大的灵敏度、特异性分别为92.4%、100%，其中3例诊断为淋巴结结核。结论：诊断肺门或纵隔淋巴结肿大，EBUS-TBNA检查是安全有效的方法。Tournoy等对既往数篇关于EBUS-TBNA检查对胸内淋巴结结核的诊断的文献进行分析后认为，EBUS对纵隔淋巴结结核诊断的灵敏度为94%，如为阴性，则可排除结核性淋巴结炎。罗广裕等评价EBUS-TBNA检查对纵隔及肺门肿大淋巴结的诊断价值。结果显示，132例患者共穿刺171个淋巴结，其中经EBUS-TBNA检查诊断为肺癌85例、转移癌3例、食管癌纵隔淋巴结转移4例、淋巴结核4例、结节病1例、淋巴结炎26例，假阴性9例，诊断率为93.2%，灵敏度为91.5%，特异性为100%，阳性预测值为100%，阴性预测值为74.3%。全部病例无严重并发症发生。裴迎华等评估了EBUS-TBNA检查在诊断纵隔及肺门病变中的应用及其安全性。结果显示，

21例患者均顺利完成该检查，无并发症发生，20例患者穿刺活检阳性。统计穿刺阳性率为95.2%（20/21），诊断阳性率为66.7%（14/21）。其中纵隔及肺门淋巴结结核1例。作者认为，EBUS-TBNA检查是诊断纵隔及肺门病变一项有效的检查技术，安全性高，可在临床上推广应用。赵辉等总结了73例不伴肺内异常的单纯纵隔病变患者的EBUS-TBNA检查结果，EBUS-TBNA检查在单纯纵隔病变良恶性诊断和鉴别诊断方面的灵敏度、特异性和准确率分别为95.8%（23/24）、100%（49/49）和98.6%（72/73）。通过EBUS-TBNA检查10例纵隔淋巴结结核患者获得了确诊。所有患者检查耐受良好，无任何相关并发症发生。认为对于单纯纵隔病变，EBUS-TBNA检查是一种安全、有效的诊断及鉴别诊断方法。张婷等回顾性分析273例纵隔淋巴结肿大患者行EBUS-TBNA检查的临床资料，结果显示所有患者的纵隔淋巴结均能正确显示并准确引导，取材准确率达100%，在纵隔淋巴结定性诊断中的灵敏度、特异性和准确率分别为93.5%、100%、和94.1%。以淋巴结短径大于15mm、类圆形、境界清晰、内部血流丰富作为恶性预测指征有意义。作者认为，活检前综合分析EBUS声像特点，可以帮助医师优先选择恶性风险高的淋巴结进行病理活检。EBUS-TBNA检查在超声支气管镜的直视下清晰显示纵隔肿大淋巴结，并在超声实时引导下取材，比传统TBNA能够取得更多的组织学标本。

Choi等将EBUS-TBNA作为初始诊断技术，对56例患者的前瞻性研究结果表明，对于恶性病变的诊断准确率大于良性病变（93.9% *vs* 70.6%，$P<0.001$），对于结核、结节病、曲霉菌、肺脓肿、肺癌和淋巴瘤的诊断准确率分别为50%、60%、100%、100%、93%和100%。Sun等对59例疑似胸内结核病，且存在EBUS-TBNA能够达到的胸内淋巴结病变或肺内病变的患者进行了EBUS-TBNA检查，EBUS-TBNA检查诊断结核病的灵敏度为85%，特异性为100%，阳性和阴性预测值分别为100%和75%，准确率为90%。对其中41例结核病患者的80个纵隔及肺门淋巴结和5处肺内病变进行EBUS-TBNA活检的结果表明，80%的患者具有

典型的结核病病理改变，27%的肺结核患者涂阳（11/41），有37例患者进行了结核分枝杆菌培养，其中17例（46%）为阳性。Ren等对175例合并纵隔肺门淋巴结肿大的疑似结核病的患者进行了回顾性分析，97例患者采用传统的单一镜检技术，78例患者采用EBUS-TBNA和镜检相结合技术，单一镜检组灵敏度和特异性分别是18.1%和100%；BUS-TBNA和镜检相结合组灵敏度和特异性分别是80%和92.3%（灵敏度绝对值提高61.9%，$P<0.001$；95% *CI*：48.7%，75.1%)。有42例采用单独的EBUS-TBNA方法诊断确诊（64.6%， 95% *CI*：53%，76.2%）。Zaidi等对43例纵隔淋巴结肉芽肿性病变的患者进行EBUS-TBNA检测，在针吸活检的同时进行细胞包埋，通过观察是否有干酪样坏死、结核分枝杆菌培养结果和核酸检测结果诊断为结核病或者结节病。结果显示，通过EBUS-TBNA检查确诊淋巴结肿大病因的灵敏度和特异性分别为85%和100%，其中有4例患者是通过包埋的细胞切片确诊。作者认为，EBUS检测时由于使用FNA，一般采用细胞病理或者细菌学方法进行样本检测，如穿刺获得的标本较多，可将细胞消化离心的沉淀包埋，进行组织切片处理并进行染色甚至免疫组化，可进一步增加确诊率。Sentürk等对34例纵隔肉芽肿性炎患者进行EBUS-TBNA检查，并对标本进行了TB-PCR检测，其中13例诊断为纵隔淋巴结结核，7例纵隔淋巴结病变穿刺标本TB-PCR结果阳性，对结核病患者EBUS-TBNA标本进行TB-PCR检查的灵敏度为54%，特异性为100%。作者认为，对于纵隔肉芽肿性淋巴结炎，EBUS-TBNA标本进行TB-PCR检测有助于纵隔淋巴结结核的诊断。

蒋延文等研究增强CT联合EBUS-TBNA明确诊断的纵隔结核病例的临床及影像学特点，对10例纵隔病变为主的患者行EBUS-TBNA检查，分析其临床特点及影像学特点，结果显示9 例明确纵隔结核诊断，1例诊断为结节病。纵隔结核好发部位为4R区、7区及2R区淋巴结，增强CT常表现为不均匀强化、环形强化。认为纵隔结核临床及影像学表现有其特点，增强 CT结合EBUS-TBNA有助于该病的诊断。顾晔等对837例胸部CT或PET-CT提示纵隔肺门淋巴结肿大和（或）位于气管或支气管周围肿块的患者进行EBUS-TBNA检查，对肺癌诊断率为94.11%，结核病诊断率为85.50%，结节病诊断率为55.88%；EBUS-TBNA检查的总体灵敏度为94.02%，特异性为100%，阳性预测值为100%，阴性预测值为61.91%，准确率为94.56%。

Kuo等对纵隔肺门孤立淋巴结肿大的患者建立了基于EBUS-TBNA检查的诊断流程图，结果显示各种疾病的诊断率类似：恶性病变为77.8%，结核病为70.0%，结节病为75.0%，硅沉着病为80.0%，淋巴样增生为70.0%，且发现了3例结核病密切接触者为淋巴结结核，因此，作者认为该流程简化了患者的诊断过程。该检查可以用于恶性肿瘤早期检测，为良性病变患者制定正确的治疗方案，尤其明确结核病复发高危人员的诊断，并予以及时抗结核治疗。

Madan等对102例淋巴结肿大的患者进行EBUS-TBNA检查，同时进行现场快速样本检测（rapid on-site evaluation， ROSE），结果显示，对结节病、肺结核、肺癌的诊断率分别为80.9%、84.8%和75%；EBUS-TBNA对纵隔淋巴结肿大病因诊断的灵敏度、特异性、阳性预测值、阴性预测值分别为81.7%、100%、100%和22.73%。

通过EBUS-TBNA检查获取样本除了可以进行病理检测和细菌培养外，亦可进行分子生物学检测。Dhasmana等对疑似结核病的纵隔淋巴结进行EBUS-TBNA检查，对于涂阳的患者，Xpert MTB/RIF的确诊率为100%，对于涂阴的患者Xpert MTB/RIF的阳性率为67.6%，总体来说，单次Xpert MTB/RIF检测对培阳的结核病患者诊断的灵敏度为72.6% (62.3%~81.0%)，联合细胞学检测将灵敏度提高到96.6%，且2/3的MDR-XB通过Xpert MTB/RIF确诊，较标准的药物敏感性试验检测方法提早了5周。

随着该项技术的发展，一些相关的新技术和新设备也获得了应用。其中支气管镜超声弹性成像分析是在行EBUS-TBNA检查时有助于判断病灶组织硬度的一种新技术。Izumo等采用了该技术对75组纵隔淋巴结进行了分析，超声显像包括三种类型：第一种几乎没有蓝色（绿、黄或红）；第二种部分蓝色，部分非蓝色（绿、黄或红）；第三种几乎都是蓝色。第一种类型100%为良性（24/24），第二种类型42.9%为良性（6/14），57.1%为恶性（8/14）；第三种类型5.4%为良性（2/37），94.6%为恶性（35/37）。通过第一种类型和第三种类型鉴别良恶性病变的灵敏度、特异性、阳性预测值、阴性预测值和准确率分别为100%、92.3%、94.6%、100%和96.7%。

Izumo等采用新的22G穿刺针GUS-45-18-022（Medi-Globe Ltd）进行穿刺病理检查，相对于传统的22G穿刺针NA-201SX-4022（Olympus Ltd），针尖斜面更长，更为锐利。新22G穿刺针组操作时间明显短于传统22G穿刺针组（P=0.049）。新22G穿刺针组的214例穿刺患者中159例穿刺后诊断明确（74.3%），28例（13.1%）穿刺后诊断不明，其中27例（12.6%）穿刺后未获得病理标本；传统22G穿刺针组235例穿刺患者中144例（61.3%）穿刺后诊断明确，60例（25.5%）穿刺后诊断不明确，31例（13.2%）未获得病理标本。新22G穿刺针组取得有助诊断的病理标本概率明显高于传统22G穿刺针组（P=0.0035）。

（丁卫民）

参考文献

1. 中华医学会结核病学分会,《中华结核和呼吸杂志》编辑委员会. 气管支气管结核诊断和治疗指南(试行). 中华结核和呼吸志,2012,35(8):581-587.
2. 傅瑜, 丁卫民. 结核病介入治疗//李亮, 李琦, 许绍发,等. 结核病治疗学. 北京: 人民卫生出版社, 2013:105-123.
3. 丁卫民, 蔡青山, 沙巍,等. 内镜介入诊断在结核病中的应用//唐神结.结核病临床诊治进展年度报告(2012、2013). 北京: 人民卫生出版社, 2013:98-106.
4. Ozkaya S, Bilgin S, Findik S, et al. Endobronchial tuberculosis: histopathological subsets and microbiological results.Multidiscip Respir Med, 2012, 22, 7(1):34-34.
5. 梁莉,乐军,刘丽蓉,等. *MMP*-1基因1G/2G多态性在支气管结核狭窄中的作用. 中华医院感染学杂志,2012,22:2261-2264.
6. 沙巍, 丁卫民, 陈志, 等. 结核病介入学诊断//唐神结. 结核病临床诊治进展年度报告(2013). 北京: 人民卫生出版社, 2014:69-75.

7. Chandra TJ, Dash S, Srinivas G, et al. A study on rapid confirmation of pulmonary tuberculosis in smear-negative acid fast bacilli cases by using fiberoptic bronchoscopy, done through a trans oro pharyngeal spacer. J Family Community Med, 2012, 19(1):43-46.
8. Jacomelli M, Silva PR, Rodrigues AJ, et al. Bronchoscopy for the diagnosis of pulmonary tuberculosis in patients with negative sputum smear microscopy results. J Bras Pneumol, 2012, 38(2):167-173.
9. 李峰, 可春梅, 付津平, 等. 支气管肺泡灌洗液检测对痰涂片阴性肺结核的效果评价. 中国防痨杂志, 2012, 34(4):261-263.
10. Soto A, Acurio V, Solari L, et al. Incremental yield of bronchial washing for diagnosing smear-negative pulmonary tuberculosis. Rev Saude Publica, 2013 ,47(4):813-816.
11. 董莘,许银伍,陈红兵等.薄层CT引导支气管灌洗提高结核菌涂片和培养的阳性率.中国医学装备,2015,12(3):27-29.
12. Yoo H, Song JU, Koh WJ, et al. Additional role of second washing specimen obtained during single bronchoscopy session in diagnosis of pulmonary tuberculosis.BMC Infect Dis,2013,13:404.
13. 林健球,谢仁岐.纤维支气管镜检查及支气管肺泡灌洗液噬菌体裂解法对痰菌阴性肺结核的诊断价值研究.中国实用医药,2015,10(22):72-73.
14. Goussard P, Gie R. The role of bronchoscopy in the diagnosis and management of pediatric pulmonary tuberculosis. Expert Rev Respir Med, 2014, 8(1): 101-109.
15. 罗汶鑫,黄英,李渠北,等. 多项无创或低创检查联合对痰菌阴性儿童肺结核的诊断价值. 中国当代儿科杂志,2014,16(8):791-794.
16. 范琳, 王鹏, 杨妍, 等. RNA恒温扩增实时荧光检测技术检测支气管肺泡灌洗液对涂阴肺结核的快速诊断价值. 中国防痨杂志, 2015, 37(2): 140-144.
17. Kheawon N, Chuang-Ngam S, Mitsoongneun S, et al. Sensitivity and specificity of real time polymerase chain reaction (RT-PCR) in bronchial washing for diagnostic pulmonary tuberculosis at MaharatNakhornRatchasima Hospital.J Med Assoc Thai,2012,95(11):1396-1403.
18. Tian P, Shen Y, Wang Y, et al. Diagnostic value of nucleic acid amplification tests on bronchoalveolar lavage fluid for smear-negative pulmonary tuberculosis: a meta-analysis. Biosci Rep,2015, 35(4):e00232.
19. Walters E, Goussard P, Bosch C, et al. GeneXpert MTB/RIF on bronchoalveolar lavage samples in children with suspected complicated intrathoracic tuberculosis: A pilot study. Pediatr Pulmonol,2013,49(11):1133-1137.
20. Theron G, Peter J, Meldau R, et al. Accuracy and impact of Xpert MTB/RIF for the diagnosis of smear-negative or sputum-scarce tuberculosis using bronchoalveolar lavage fluid. Thorax,2013,68(11):1043-1051.
21. Lee HY, Seong MW, Park SS, et al. Diagnostic accuracy of Xpert® MTB/RIF on bronchoscopy specimens in patients with suspected pulmonary tuberculosis..Int J Tuberc Lung Dis, 2013, 17(7):917-921.
22. Barnard DA, Irusen EM, Bruwer JW, et al. The utility of Xpert MTB/RIF performed on bronchial

washings obtained in patients with suspected pulmonary tuberculosis in a high prevalence setting. BMC Pulm Med, 2015, 15(1):103.

23. Boonsarngsuk V, Suwannaphong S, Laohavich C. Combination of adenosine deaminase activity and polymerase chain reaction in bronchoalveolar lavage fluid in the diagnosis of smear-negative active pulmonary tuberculosis. Int J Infect Dis, 2012, 16(9):e663-668.
24. Chou PC, Wang CH, Huang CD, et al. Nucleic acid amplification test and bronchoscopy improve the diagnostic accuracy of smear-negative tuberculosis. Int J Tuberc Lung Dis,2012,16(12):1674-1679.
25. Chan A, Devanand A, Low SY, et al. Radial endobronchial ultrasound in diagnosing peripheral lung lesions in a high tuberculosis setting. BMC Pulm Med, 2015,15:90.
26. 李晓,赵辉,周足力,等.支气管超声导向鞘(EBUS-GS)引导肺活检术的临床应用.中华胸心血管外科杂志,2015,31(2):104-105.
27. 李王平,马李杰,潘蕾,等.导向鞘引导的超声内镜在300例肺周围病变诊断中的应用分析.中华肺部疾病杂志(电子版),2015,8(5):16-19.
28. 李明, 彭爱梅, 张国良, 等. 支气管超声下经引导鞘肺活检术诊断肺周围性病变的价值. 中华结核和呼吸杂志, 2014, 37(1): 36-39.
29. Hayama M, Izumo T, Matsumoto Y, et al. Complications with Endobronchial Ultrasound with a Guide Sheath for the Diagnosis of Peripheral Pulmonary Lesions. Respiration, 2015, 90(2):129-135.
30. Takai M, Izumo T, Chavez C, et al. Transbronchial needle aspiration through a guide sheath with endobronchial ultrasonography (GS-TBNA) for peripheral pulmonary lesions. Ann Thorac Cardiovasc Surg, 2014, 20(1):19-25.
31. 张素娟,周军,张秋娣,等.细支气管镜下超声引导联合测量技术诊断肺周围性病变.中华结核和呼吸杂志,2015,38(8):566-569.
32. Gex G, Pralong JA, Combescure C,et al. Diagnostic yield and safety of electromagnetic navigation bronchoscopy for lung nodules: a systematic review and meta-analysis. Respiration, 2014, 87(2):165-176.
33. Loo FL, Halligan AM, Port JL, et al. The emerging technique of electromagnetic navigation bronchoscopy - guided fine - needle aspiration of peripheral lung lesions: Promising results in 50 lesions. Cancer Cytopathol, 2014, 122(3): 191-199.
34. Ost DE, Ernst A, Lei X, et al. Diagnostic Yield and Complications of Bronchoscopy for Peripheral Lung Lesions: Results of the AQuIRE Registry. Am J Respir Crit Care Med, 2015, 193(1):68-77.
35. Sorger H, Hofstad EF, Amundsen T,et al. A novel platform for electromagnetic navigated ultrasound bronchoscopy (EBUS). Int J Comput Assist Radiol Surg,2016,11(8):1431-1433.
36. Chen A, Pastis N, Furukawa B, et al. The effect of respiratory motion on pulmonary nodule location during electromagnetic navigation bronchoscopy. Chest, 2015,147(5):1275-1281.
37. 陈愉, 李时悦, 陈汉, 等. 电磁导航支气管镜实时引导肺活检对肺外周微小病变的诊断价值. 中华结核和呼吸杂志,2014,37(8):579-582.
38. 顾晔,汪浩,费苛,等.电磁导航支气管镜在肺外周结节诊断中的应用.中华胸心血管外科杂志,2015,31(2):84-87.

39. 顾晔, 郝晓晖,沈芸, 等. 电磁导航支气管镜诊断菌阴肺结核三例并文献复习. 中国防痨杂志, 2014, 36(12): 1084-1088.

40. Yang H, Zhao H, Garfield DH, et al. Endobronchial ultrasound-guided transbronchial needle aspiration in the diagnosis of non-lymph node thoracic lesions.Ann Thorac Med, 2013(1):14-21.

41. 肖鑫武,孙文逵,刘亚芳,等.超声支气管镜引导下的经支气管镜针吸活检术在纵隔及肺部病变诊疗中的应用价值.东南国防医药,2015,17(3):239-241.

42. 黄禹,任红岩, 何碧芳, 等. 气管内超声非实时引导下经气管镜肺活检对肺周围型病变的诊断价值. 中华结核和呼吸杂志, 2013, 36(1): 12-16.

43. Gurioli C, Ravaglia C, Romagnoli M, et al. EBUS-TBNA in mediastinal/hilar lymphadenopathies and/or masses an Italian case series. Clin Respir J, 2012, 6(1):3-8.

44. Tournoy K. Tuberculosis through the rose tinted spectacles of the EBUS endoscopist: be aware of the bias.Thorax, 2012,67(7):650-651

45. 罗广裕,单宏波,赖仁纯,等.支气管内超声引导下经支气管针吸活检术对纵隔及肺门肿大淋巴结的诊断价值.中国超声医学杂志,2012,12:1078-1081.

46. 裴迎华,张杰,王娟,等. 超声支气管镜引导下支气管针吸活检对纵隔及肺门病变诊断的应用.中华医学超声杂志(电子版),2012,10(9):60-63.

47. 赵辉,王俊,周足力,等.支气管内超声引导针吸活检术在单纯纵隔病变诊断中的应用价值.北京大学学报(医学版),2012,44(1):147-150.

48. 张婷,谭旭艳,李明,等.超声支气管镜引导穿刺纵隔淋巴结的价值.中国超声医学杂志,2015,31(2):113-116.

49. Choi YR, An JY, Kim MK, et al. The diagnostic efficacy and safety of endobronchial ultrasound-guided transbronchial needle aspiration as an initial diagnostic tool.Korean J Intern Med, 2013,28(6):660-667.

50. Sun J, Teng J, Yang H, et al. Endobronchial ultrasound-guided transbronchial needle aspiration in diagnosing intrathoracic tuberculosis. Ann Thorac Surg, 2013 ,96(6):2021-2027.

51. Ren S, Zhang Z, Jiang H, et al. Combination of endobronchial ultrasound-guided transbronchial needle aspiration with standard bronchoscopic techniques enhanced the diagnosis yields of pulmonary tuberculosis patients with lymphadenopathy. Panminerva Med,2013,55(4):363-370.

52. Zaidi SN, Raddaoui E. Utility of endobronchial ultrasound guided fine needle aspiration and additional value of cell block in the diagnosis of mediastinal granulomatous lymphadenopathy. Cytojournal, 2015. doi: 10.4103/1742-6413.165947.

53. Sentürk A, Hezer H, Karalezli A, et al.Importance of polymerase chain reaction in patients with histopathological diagnosis of granulomatous disease by EBUS-TBNA: a preliminary report.Tuberk Toraks, 2012,60(4):355-364.

54. 蒋延文,田庆,马迎民,等. EBUS-TBNA明确诊断纵隔结核的CT影像学表现. 军医进修学院学报,2012,33(6):610-612.

55. 顾晔, 姜格宁, 周晓, 等. 气管内超声引导下针吸活检对肺门纵隔病变的诊断价值. 中华结核和呼吸杂志, 2013, 36(1): 22-26.

56. Kuo CH, Lin SM, Lee KY, et al. Algorithmic approach by endobronchial ultrasound-guided transbronchial needle aspiration for isolated intrathoracic lymphadenopathy: a study in a tuberculosis-endemic country. J Formos Med Assoc, 2014,113(8):527-534.

57. Madan K, Mohan A, Ayub II, et al. Initial Experience with endobronchial ultrasound-guided transbronchial needle aspiration (EBUS-TBNA) from a tuberculosis endemic population. J Bronchology Interv Pulmonol, 2014 , 21(3):208-214.

58. Dhasmana DJ, Ross C, Bradley CJ, et al. Performance of Xpert MTB/RIF in the Diagnosis of Tuberculous Mediastinal Lymphadenopathy by Endobronchial Ultrasound. Ann Am Thorac Soc, 2014, 11(3): 392-396.

59. Izumo T, Sasada S, Chavez C, et al. Endobronchial ultrasound elastography in the diagnosis of mediastinal and hilar lymph nodes. Jpn J Clin Oncol, 2014, 44(10):956-962.

60. Izumo T, Sasada S, Watanabe J,et al. Comparison of two 22 G aspiration needles for histologic sampling during endobronchial ultrasound-guided transbronchial needle aspiration (EBUS-TBNA). Jpn J Clin Oncol, 2014, 44(9):841-845.

下　篇

结核病诊断方法及新进展

第八章
耐药结核病

第一节　耐药结核病疾病特点

一、耐药结核病的分类

耐药结核病（drug resistance-tuberculosis， DR-TB）是指由耐药结核分枝杆菌所引起的结核病。根据耐药种类的不同，将耐药结核病分类如下。

1.单耐药结核病（monoresistance-tuberculosis， MR-TB） 是指结核病患者感染的结核分枝杆菌体外药物敏感性试验证实对1种一线抗结核药物耐药的结核病。

2.多耐药结核病（polydrug resistance-tuberculosis， PDR-TB） 是指结核病患者感染的结核分枝杆菌体外药物敏感性试验证实对1种以上一线抗结核药物耐药（但不包括同时对异烟肼和利福平耐药）的结核病。

3.耐多药结核病（multidrug resistance-tuberculosis， MDR-TB） 是指结核病患者感染的结核分枝杆菌体外药物敏感性试验证实至少同时对异烟肼和利福平耐药的结核病。

4.广泛耐药结核病（extensive drug resistance-tuberculosis， XDR-TB） 是指结核病患者感染的结核分枝杆菌体外药物敏感性试验证实除至少同时对异烟肼和利福平耐药外，还对任何氟喹诺酮类抗菌药物产生耐药，以及3种二线注射类药物（卷曲霉素、卡那霉素和阿米卡星）中的至少1种耐药的结核病。

5.利福平耐药结核病（rifampicin resistance-tuberculosis， RR-TB） 是指结核病患者感染的结核分枝杆菌体外药物敏感性试验证实对利福平耐药的结核病，包括任何耐利福平的结核病，即利福平单耐药结核病（Rifampicin mono-resistant tuberculosis，RMR-TB）、利福平多耐药结核病（Rifampicin poly-drugresistant tuberculosis， RPR-TB）、MDR-TB和XDR-TB等。

以上分类与定义适合于所有的初治和复治结核病，包括肺结核和肺外结核。

二、临床表现

（1）多数患者可反复出现咳嗽、咳痰，部分患者可伴咯血、胸痛、呼吸困难、气短、发绀等呼吸道症状。

（2）可有间断性发热、盗汗、乏力、食欲降低、体重减轻等。重症患者可以出现恶病质状态。

（3）部分患者肺部体征不明显，病变较为严重时可发现胸廓塌陷，肋间变窄，胸部扩张受限。叩诊可为浊音，听诊呼吸音减低，并可闻及干湿啰音等。可并发肺心病、自发性气胸、支气管扩张等，并出现相应的体征。

三、影像学表现

双侧肺部可有渗出、干酪样变、纤维化、空洞、钙化、胸膜增厚等不同病期的病变。空洞可位于一侧或两侧，可单发或多单发，以纤维空洞为主。可有引流支气管征，可伴有支气管播散灶。可有肋间隙变窄、肺门上提、肺纹理呈垂柳状、膈肌上升、纵隔移位、心影呈滴状等。可见肺气肿、肺大疱等改变。

第二节　耐药结核病诊断方法

一、诊断方法

（一）耐药结核病的表型诊断方法

耐药结核病的表型诊断方法是在含抗结核药物培养基中进行结核分枝杆菌培养，观察后者生长是否受到抑制，包括常规检测方法如绝对浓度法、比例法和抗性比率法等，快速培养仪检测法包括BACTEC MGIT 960、Bact/ALERT 3D方法、氧化还原指示法，酶活性测定法包括硝酸还原酶测定法、荧光素酶测定法等，其他诊断方法如显微镜直视下药物敏感性检测、孔雀石绿微管药敏检测法、微量快速显色药敏检测法等。

1.常规检测方法　耐药结核病的诊断在开展耐药结核病规范化治疗的过程中起着重要的作用。不仅可以帮助临床筛选有效的个体化抗结核治疗药物，同时还可以分析耐药结核分枝杆菌的流行情况，为耐药结核病的治疗与控制提供客观依据。绝对浓度法是由Meissner（德国）于1964年首先提出的，是我国30多年来一直沿用的药物敏感性试验方法。比例法是由法国的Canetti和Grossete于1963年首先提出，是WHO全球耐药监测项目中推荐的标准药物敏感性试验方法。

比例法和绝对浓度法是测定分枝杆菌药物敏感性的两种常规方法，前者是WHO在全球结核病耐药监测项目中推荐的统一方法，后者是我国各级实验室30多年来普遍沿用的方法。近年来，随着我国部分省陆续加入WHO全球结核病耐药监测项目，两种方法的一致性问题以及药物敏感性试验是否向比例法转轨已成为国内争议的热点。综合以往国内研究报道，对比例法和绝对浓度法对比研究结果显示，SHRE 4种药物一致率均高达96%以上。绝对浓度法向比例法转轨，将会使我们的药物敏感性试验结果与国际接轨，且不会影响到与我国既往资料的连续性和可比性。

绝对浓度法对接种量（10^{-3}mg）要求十分严格，既要避免由于过量接种产生自然突变的可能，又要保证对照培养基上菌落生长旺盛，相比之下，比例法由于设定了高、低两个（10^{-4}mg 和10^{-6}mg）接种量的参考系统，且试验结果的判定是通过计算活性单位的比值获得，因此，对接种量这一药物敏感性试验的重要变异因素进行了一定程度的校正。

比例法定义1%为“敏感”和“耐药”的临界点，而绝对浓度法规定低浓度含药培养基上生长的菌落数多于20个判断为耐药，按接种菌量的活菌单位计算与比例法的1%耐药有相同的理论基础。在此基础上，由于绝对浓度法每种药物设定高、低两个药物浓度，所以绝对浓度法在一定程度上反映了耐药的程度和水平。如果说比例法是定性的药物敏感性试验，绝对浓度法则包含有“半定量试验”之意。比例法操作较为烦琐，且需定量技术。

2.快速培养仪检测方法　结核分枝杆菌培养技术是结核病诊断的重要技术，长期以来，传统的改良酸性罗-琼（Lowenstein- Jensen， L-J，罗氏）培养技术是我国结核病实验室主要依赖的培养方法。罗氏培养法是以结核分枝杆菌在试管内的生长为基础的。结核分枝杆菌是一种缓慢生长菌，单个细菌在固体培养基上生长成可视菌落需要4周的时间，这就决定了传统的改良酸性罗氏培养基检测无法满足临床对结核病的诊断和治疗的需求。液体培养基是微生物学界使用最早的微生物体外培养基。由于液体培养基能够使细菌得到更加充分的营养供应，使细菌在良好的营养条件下更好地生长，同时在应用液体培养基的基础上结合特殊的检测系统，使结核分枝杆菌培养的阳性检出速度和检出率得到提高。因此，近年来分枝杆菌快速液体培养系统逐渐被引入临床，如BACTEC MGIT 960、Bact/ALERT 3D、ESPⅡ等。本节主要介绍BACTEC MGIT 960和Bact/ALERT 3D在分枝杆菌快速培养和快速药物敏感性试验中的应用。

（二）耐药结核病的基因型诊断方法

耐药结核病的基因型诊断方法检测的是结核分枝杆菌耐药基因，而不是耐药的表型。主要方法有线性探针方法、基因Xpert RIF/MTB方法、基因芯片方法等。

1.线性探针测定法　线性探针杂交的概念较为广泛，从定量PCR技术到DNA芯片技术，均利用了线性探针杂交。尽管利用线性探针技术的形式多种多样，但其核心技术原理是相似的，是利用DNA/RNA线性探针与靶标DNA/RNA进行杂交，杂交后的匹配程度决定了Tm温度的不同，将探针与靶标完全匹配的探针保留，呈阳性信号；不完全匹配的探针去除，呈阴性信号。分子线性探针（line probe assay， LPA）技术，即耐药结核分枝杆菌基因分型技术（GenoType®MTBDR）在2008年已被WHO批准用于MDR-TB的快速检测。反向线性斑点杂交（Reverse Line Blot， RLB）技术是1998年荷兰科学家基于线性探针杂交技术建立起来的一种杂交技术。在检测结核分枝杆菌异烟肼和利福平耐药应用较为广泛。

2.Xpert MTB/RIF测定法　结核病的控制难点之一在于确诊的技术耗时较长且敏感性低，对于耐药性结核病尤其是MDR-TB诊断的滞后更造成了治疗的延后和结核病的传播。NAATs是通过高特异性的扩增核酸靶序列来检测结核分枝杆菌，是结核病诊断技术中一种重要而快速的分子诊断工具。其中新型的分子检测方法Xpert MTB/RIF测定法由于其高度的灵敏度、准确性和操作简便而得到广泛关注。Xpert MTB/RIF技术是由美国的Cepheid公司研发的一项以结核分枝杆菌核酸扩增为基础的全自动分子诊断方法。是集痰标本处理、DNA提取、核酸扩增、结核分枝杆菌特异核酸检测、利福平耐药基因*rpoB*突变检测于一体的结核病和耐药结核病的快速诊断方法，即可同时实现结核分枝杆菌和利福平耐药的检测。2010年12月，WHO批准了Xpert MTB/RIF技术的应用。该技术也被WHO誉为结核病诊断中革命性的突破，是WHO在2011年重点推荐的技术。

3.基因芯片技术　基因芯片（gene chip，DNA Chip）技术，又称DNA微阵列（DNA micorarray），是指按照预定位置固定在固相载体上很小面积内的千万个核酸分子所组成的微点阵列。在一定条件下，载体上的核酸分子可以与来自样品的序列互补的核酸片段杂交。如果把样品中的核酸片段进行标记，在专用的芯片阅读仪上就可以检测到杂交信号。基因芯片集成了探针固相原位合成技术、照相平版印刷技术、高分子合成技术、精密控制技术和激光共聚焦显微技术，使得合成、固定高密度的数以万计的探针分子以及对杂交信号进行实时、灵敏、准确的检测分析变得切实可行。目前广泛应用于疾病的基因诊断、基因表达研究、基因组研究、发现新基因以及病原体的诊断。基因芯片技术发展的最终目标是将从样品制备、杂交反应到信号检测的整个分析过程集成化以获得微型全分析系统（micro total analytical system）或称缩微芯片实验室（laboratory on a chip）。使用缩微芯片实验室，就可以在一个封闭的系统内以很短的时间完成从原始样品到获取所需分析结果的全套操作。研究发现，耐药结核分枝杆菌临床分离株药物作用靶基因发生突变是结核分枝杆菌耐药性的主要分子机制。现已发现96%耐利福平菌株的*rpoB*基因中一个*81bp*区域出现点突变；耐异烟肼菌株中约70%与*katG*基因突变有关，其中最常见的是315位点，20%～35%与*inhA*基因调节区突变有关，10%～15%与*ahpC*的调节区突变有关；65%～75%耐链霉素菌株的*rrs*基因或*rpsL*基因中有突变；70%以上耐吡嗪酰胺菌株的*pncA*基因有突变；约70%耐乙胺丁醇菌株的耐药性与*embB*基因突变有关。耐药基因的发现为耐药结核分枝杆菌分子生物学检测技术的发展鉴定了基础。由于基因芯片可在同一载体上进行多个基因或多个突变形式的检测，这样可以根据不同耐药基因在一个芯片上检测几种药物的耐药性。

二、诊断要点及药物敏感性试验技术的选用

（一）诊断要点

（1）有耐药结核病的临床表现。

（2）有耐药结核病的影像学表现。

（3）实验室药物敏感性试验是确诊耐药结核病的唯一方法。

（二）药物敏感性试验技术选用的原则与步骤

药物敏感性试验必须建立在全面的实验室质量保证的基础上，应具有高度的可靠性和可重复性。

1.药物敏感性试验技术与方法的选用原则

（1）实验室设置和能力必须符合要求，并要有严格的质量保证。

（2）根据药物敏感性试验技术与方法的可靠性和可重复性选用，建议首先开展WHO推荐的传统表型检测。

（3）根据实际情况选用合适的方法，经济条件有限的医疗机构可选用绝对浓度法、比例法和抗性比率法，条件较好的可选用BACTEC方法。

（4）由于分子生物学方法如线性探针方法（hain test）和Xpert RIF/MTB方法具有快速、准确等优点，在怀疑患者有原发耐药的重症肺结核时可考虑应用，当然若条件许可，复治患者也可常规应用。

（5）耐药结核病防治规划实验策略要有系统方法，要考虑药物敏感性试验的局限性，药物敏感性试验也应考虑哪些药物可靠性和可重复性好。

2.药物敏感性试验方法的选用步骤

（1）应首先开展异烟肼和利福平的药物敏感性试验。

（2）可进一步开展二线注射类药物如阿米卡星、卡那霉素、卷曲霉素和氟喹诺酮类药物的药物敏感性试验。

（3）若条件允许的话，接下来可开展乙胺丁醇、链霉素和吡嗪酰胺的药物敏感性试验。

（4）不建议常规开展第4组药物和第5组药物的药物敏感性试验，由于其结果的可靠性、可信性和可重复性不能确定，且与临床的一致性不明。

第三节　耐药结核病诊断新进展

耐药结核病的诊断方面近年来取得了较大的进展，主要包括以下方面。

一、Xpert MTB/RIF技术

Xpert MTB/RIF在前期研究中显示可检测到痰标本中 131cfu（菌落形成单位）/ml的结核分枝杆菌（95% *CI* 106 ~ 176），灵敏度大幅高于涂片镜检的10000cfu/ml，类似固体培养基，而低于液体培养基（10 ~ 50cfu/ml）。与传统方法相比其最大的优势在于极大地缩短了结核病及耐药结核病的诊断时间，并由此可能挽救更多的生命。诊断结核病的中位数为0天，对比涂片镜检的1天、液体培养16天以及固体培养20天，时间更短；诊断利福平耐药的中位数为1天，对比线性探针20天和药物敏感性检测106天，时间更短。15份使用Xpert MTB/RIF检测诊断肺结核报道*Meta*分析示总灵敏度为90.4%（95% *CI*：89.2~91.4），总特异性98.4%（95% *CI*：98.0~98.7）。涂片阴性和涂片阳性患者灵敏度分别为75.0%和98.7%。Xpert MTB/RIF可在2小时内得到检测结果，灵敏度高，潜力巨大，目前已在结核病患病率较高的67个国家推广实施。Antonenka等将Xpert MTB/RIF与广泛应用的另外两种分子检测方法ProbeTec ET DTB（DTB）（Becton-Dickinso公司）和COBAS TaqMan MTB（CTM-MTB）（罗氏）进行了比较，CTM-MTB的方法与Xpert MTB/RIF类似，只是靶标为16S rDNA区，

DTB是基于链置换扩增（SDA）技术检测IS6110的靶序列。结果显示，培养阳性的标本Xpert MTB/RIF、CTM-MTB和 DTB检测的灵敏度分别为74.6%、73.8%和79.1%；涂片阴性的标本检测分别为68%、68%和72%；涂片阳性的标本DTB为100%，Xpert MTB/RIF和CTM-MTB分别为 94.1%和93.3%。特异性最好的是CTM-MTB（100%），最低的是Xpert MTB/RIF（96.2%）因有2株NTM检测错误。CTM-MTB无效结果最多（4.1%），而Xpert MTB/RIF和DTB为0.8%。作者认为，三种方法整体类似，DTB的灵敏度略好，而CTM-MTB的特异性最佳。

二、TaqMan MTB探针实时聚合酶链反应(RT—PCR)

COBAS TaqMan MTB探针是一种临床标本快速检测结核分枝杆菌的RT-PCR试剂盒。Lee等对586例临床呼吸道标本的检测灵敏度和特异性为 82.7%和96.5%。涂片阴性但检测阳性的5例，后经临床证实为肺结核，涂片阴性的灵敏度由此提升至83.1%。近来 TaqMan MTB探针RT-PCR取代了Amplicor MTB检测，是最先商用的基于NAATs结核分枝杆菌复合体的方法之一。133例临床标本的检测TaqMan MTB显示了较Amplicor MTB显著减少的PCR抑制。对1143例临床标本检测的前瞻性研究中，与培养作为金标准相比，TaqMan MTB检测呼吸道标本的灵敏度为88.4%，特异性为98.8%，非呼吸道标本的检测灵敏度为63.6%，特异性94.6%。显示COBAS TaqMan探针是一种可直接检测临床标本结核分枝杆菌的好工具。Yoshida等对LAMP方法（loopamp MTBC检测试剂盒）与TaqMan方法进行了比较：TaqMan方法使用离心后100 μl上清液，而LAMP方法使用60 μl同样样品离心后的沉淀物。对于涂片阳性的样本，TaqMan探针和TB-LAMP检测同时100%呈阳性反应；25例涂片阴性样本中，TaqMan方法检测阳性为16例（64%），而LAMP方法检测阳性为20例（80%）。说明LAMP检测在涂片阴性的标本中阳性率较TaqMan检测高，灵敏度与培养相似。

三、分子信标技术

分子信标技术属于最近发展起来的新基因探针技术，特点是背景信号低，灵敏度高，特异性强，操作简单，无需检测无反应的部分。Yu等设计了靶标为*IS6110*基因（*114bp*）和*rpoB*基因片段（*215bp*）的双分子信标对临床标本进行结核分枝杆菌快速检测。方法为将两个片段插入到PMD-19T载体纯化后，通过PCR和测序，构建质粒。结果显示双分子信标稳定性好（ CV为1.91%~2.68%），扩增效率高（95.6%）。并对结核分枝杆菌特异性高，NTM不产生荧光信号。可在10^3~10^{11}拷贝/ml的范围内检测并可检测细菌数。双分子信标可减少假阴性，提高灵敏度，并减少了反应时间和成本。

四、线性探针测定法

线性探针测定法（molecular line probe assays）诊断MDR-TB已得到了WHO的认可与推荐。耐药结核分枝杆菌基因分型技术也即分子线性探针测定法，包括GenoType®MTBDRplus和GenoType®MTBDRsl。GenoType®MTBDRplus可检测异烟肼和利福平耐药性，而GenoType®MTBDRsl可快速检测乙胺丁醇、氟喹诺酮类药物和二线注射类药物的耐药性。REBA MTB-Rifa®线性探针测定法已上市，用于检测利福平耐药的*rpoB*基因决定区（RRDR）。Cho等对收集的492株结核分枝杆菌临床分离株以及228份涂片和培养阳性的痰标本采用REBA MTB-Rifa®线性探针测定法进行检测，并与传统的表型药物敏感性试验结果进行了比较。表型药物敏感性试验检测显示，492株中215株对利福平耐药，其中92.1%（198 /215）为耐多药菌株。REBA MTB-Rifa®线性探针测定法检测到 98.1%（211/215）利福平耐药。四株表型利福平耐药株检测为阴性，通过测序显示3株为MDR，且*RRDR*区域缺少突变。REBA MTB-Rifa®线性探针测定法的灵敏度和特异性分别为98.1%（211/215）和100%（277/277）。检测涂片阳性痰标本228份，REBA MTB-Rifa®探针的灵敏度和特异性均为100%（96/96，132/132）。研究结果支持使用该方法检测临床分离株和涂片阳性痰标本对利福平的耐药性。

五、高分辨率熔解曲线分析

高分辨率熔解曲线分析（high resolution melting curve analysis，HRM）广泛应用于基因分型、突变扫描和序列比较，其原理是利用荧光染料可以插入DNA双链的特性，通过实时监测升温过程中双链DNA荧光染料与PCR扩增产物的结合情况区分野生型和突变型，是目前突变检测的有力工具，已用于抗结核药物的耐药检测。洪创跃等选取49株突变型菌株和78株野生型菌株作为研究对象，应用HRM技术检测*pncA*基因突变并对吡嗪酰胺的耐药性进行评估。检测结果显示49株突变型菌株中HRM检测出48株突变，1株双突变位点误判为野生型；78株野生型菌株中HRM检测出6株突变型。MGIT 960药物敏感性方法检测127株临床分离株中吡嗪酰胺耐药62株，敏感65株；HRM检测62株耐药株中有53株耐药，65株敏感株中有64株敏感。以MGIT960为药物敏感性的金标准，其灵敏度为85.5%（53/62），特异性为98.5%（64/65）。柳清云等根据结核分枝杆菌一线药物常见耐药突变位点（包括*rpoB81bp*耐药决定区、*inhA*启动子、*katG315*、*ahpC*启动子以及*embB306*）设计6条荧光双标记探针和对应引物，通过PCR扩增耐药突变位点所在基因片段，在扩增完成后通过熔解曲线检测分析实现对耐药突变的快速检测。对76株临床耐多药菌株进行检测，各种突变对应ΔTm值范围为1.8～14.4℃。将检测结果和测序结果对比表明该方法检测的灵敏度和特异性都为100%（*rpoB*，80/80；*inhA*，7/7；*katG*315，59/59；*ahpC*，8/8；*embB306*，27/27）。

六、焦磷酸测序技术

焦磷酸测序技术是一项全新的短片段DNA测序技术，可以快速、准确地测定一段较短的DNA片段，其检测精确性能与传统的Sanger双脱氧链终止法相媲美，且操作极为简单，目前已被广泛应用于单核苷酸多态性分析、病原微生物快速鉴定、突变检测、甲基化分析及药物基因组学等。由于结核分枝杆菌各耐药基因具有突变位点集中、形式多样的特点，仅需对突变热点的特定短片段进行测序，即可获得结核分枝杆菌药物敏感性试验结果。与其他分子药物敏感性试验方法比较，焦磷酸测序技术对短片段突变分析具有独特优势，是一种快速、准确和高通量的分子药敏方法，可用于检测多种抗结核药物的耐药性。

朱长太等应用焦磷酸测序技术对202株被MGIT 960药物敏感性试验证实为耐多药结核分枝杆菌的临床分离株进行鉴定。以焦磷酸测序同时检测到*rpoB*基因及*katG*基因突变判读为耐多药结核分枝杆菌，结果显示：202株结核分枝杆菌临床分离株中，焦磷酸测序检测到耐多药结核分枝杆菌共计154株；以MGIT 960检测结果为判读标准，则焦磷酸测序法检测耐多药结核分枝杆菌灵敏度为72.8%（95%*CI*：66.3%～78.4%），特异性为90.0%（95% *CI*：80.1%～95.1%）。郭琪等采用*Meta*分析方法综合评价国内外焦磷酸测序技术快速诊断异烟肼耐药的诊断价值，分析检索相关文献114篇，最后纳入9篇。将焦磷酸测序与常规测序相比，其结果一致率100%。以细菌学药物敏感性试验为金标准，焦磷酸测序检测*katG*基因时标本总数为945份，加权灵敏度、特异性及95%*CI*分别是77%（73%，80%），100%（99%，100%）；SROC曲线下面积为98.82%。只检测*inhA*基因时的加权灵敏度为19%（15%，24%），特异性为100%（98%，100%）。Engström等应用焦磷酸测序法对不均一耐药结核分枝杆菌菌群的野生型和突变型混合DNA样本进行检测，如果用肉眼分析热解色谱图，当突变型DNA达到35%时突变信号出现肉眼可见的改变；当突变型DNA含量达到40%时，突变信号的形态变得十分明显了。如果应用软件进行分析的话，突变型DNA的含量需要达到70%。这主要是因为50%～60%突变型DNA引起的峰值水平不够，导致突变位点识别困难。有研究报道，应用sanger测序法对*ropB*基因突变进行检测，要求野生型DNA背景下的突变型DNA至少要达到50%，而表型耐药检测通常将耐药定义为1%以上的菌株具有耐药性。因此，表型耐药检测和基因检测敏感度的差异可能造成对同一标本药敏结果的不同认定。除了检测已知的耐药基因突变外，焦磷酸测序技术也可以用来检测未知的突变。

七、质谱技术

随着分子生物学技术和计算机技术的不断发展，病原微生物检测将向着快速、简便和高度自动化的方向发展。近年来飞行时间质谱技术在细菌和真菌等微生物鉴定中的应用受到广泛关注。质谱技术主要是利用特定离子源将待测样品转变为运动的离子，这些离子根据质量/电荷比的不同，在电场或磁场作用下得到分离，并用检测器记录各种离子的相对强度，形成质谱图，通过与已知数据库进行匹配，匹配率最高的为未知微生物的鉴定结果。

质谱技术具有高灵敏度、高通量和快速的特点，但这种技术早期的研究使用细胞壁表面蛋白进行细菌鉴定，其对培养基、培养条件等环境因素要求高，不适于临床微生物实验室使用。直到2004年质谱技术所用基质液的改进使测试菌的核糖体蛋白解离出来，从而使质谱技术真正投入临床应用。Panda等采用MALDI-TOF质谱对42株临床结核分枝杆菌分离株进行检测，有97.61%同金标准在属的水平上是一致的，有85.36%在种的水平上是一致的。有1株的检测结果与传统的金标准不一致，结果是质谱分析认定为结核分枝杆菌（log＞2.0），而传统方法认定为NTM。周昭彦等采用MALDI-TOF质谱技术鉴定NTM，评估其快速鉴定临床和环境分离NTM的可行性、准确性和重复性。对生长于米氏7H10琼脂平板的83株10个种的NTM进行MALDI-TOF质谱鉴定。同16S rRNA测序结果比较，所有菌株均能鉴定到属，67株鉴定到种，6株鉴定到复合群水平，即88.0%测试菌株可准确鉴定至菌种或复合群水平。81.9%NTM的MALDI-TOF 质谱鉴定值大于1.700，如仅统计鉴定值大于1.700的NTM，MALDI-TOF 质谱方法鉴定NTM至复合群水平的准确率可达97.1%；鉴定到种的准确率达92.8%。

八、PCR扩增限制性酶切分析

Varma-Basil等介绍了一种新型的*hsp65*基因的PCR扩增限制性酶切分析（PRA），并开发用于临床分离株鉴别结核分枝杆菌的快速筛查。使用限制性酶NruI和BamHI来获得一定数量的限制性带型，从而区分结核分枝杆菌和非结核分枝杆菌。经对310份临床标本和24株参考株进行了测试，结果显示295株为结核分枝杆菌而15株为NTM，并经过随机选择结核分枝杆菌38株和所有15株 NTM通过测序进一步证实。说明该方法简单，不需要复杂的分析。该方法符合成本效益比，快速，灵敏度高，甚至不需要专业技术人员。可在最小投入下检测区分结核分枝杆菌和NTM。

九、寡核苷酸微矩阵法

微矩阵核酸杂交的方法是能快速检测对二线抗结核治疗药物耐药的分子学方法。可检测出氟喹诺酮的耐药突变基因*gyrA*和*gyrB*，以及与阿米卡星和卷曲霉素耐药相关的*rrs*基因和启动子的*eis*基因。Zimenkov等对来源于痰或者支气管灌洗液临床标本65株菌株进行了检测，对氧氟沙星、左氧氟沙星、莫西沙星、卡那霉素和卷曲霉素不同耐药程度的结核分枝杆菌株，该方法检测出了其中的61株。该方法检测氟喹诺酮耐药的灵敏度和特异性为98%和100%，卡那霉素为97%和94%，卷曲霉素为100%和94%。该方法的灵敏度接近300基因拷贝。其检测的灵敏度从67%到100%不等，取决于相关标本涂片阳性的等级，该方法在痰涂片阳性的标本中应用最佳。该方法同之前检测异烟肼和利福平耐药方法的联合应用，可以同时检测出MDR和XDR的耐药菌株，并且确定该菌株的耐药程度。

十、直接测序法

Zakham等通过对利福平耐药基因*rpoB*和异烟肼耐药基因*KatG*和*inhA*的检

测，以期发现一种快速诊断MDR-TB的方法。收集的133例对正规抗结核治疗无效的结核病患者的痰标本中，100例为新发病例，33例为再次抗结核治疗的患者。所有痰标本中结核分枝杆菌*rpoB*、*KatG*和*inhA*基因突变情况，都经过PCR和DNA测序检测。结果显示，单异烟肼耐药7例，单利福平耐药17例，MDR-TB 9例（6.8%）。耐药结核病患者中，有8例为高危患者，其中4例为慢性病例，4例为治疗后复发病例。*rpoB*基因中常见的突变为531基因位点的TCG取代TTG，占46.15%。*KatG*基因的突变发生在315基因位点，ACC取代AGC。唯一发生*inhA*基因突变的标本，其突变的位点为-15p区。作者认为，PCR测序法能快速对临床标本做出准确的耐药性状况的检测，为高危结核病患者的管理提供依据，及时调整该类患者的抗结核治疗方案，减少MDR和XDR结核分枝杆菌株的产生。

十一、纳米金探针技术

近年来纳米技术带来了分子诊断的巨大进步，纳米金颗粒普遍替代荧光、同位素信号，基于纳米金粒子（AuNPs）功能化巯基修饰的DNA（纳米金探针）技术稳定性好、杂交效率高，而且不需要复杂的设备，30分钟即可获得结果，目前已被广泛地用于病原体的核酸检测和区分，包括结核分枝杆菌。Pedrosa等使用多重PCR扩增结核分枝杆菌*rpoB531*和的*inhA*基因，使用单个纳米金探针队列来检测与MDR-TB相关联的基因突变。扩增目标基因随后与纳米金探针进行杂交。结果示对10例利福平耐药和15例利福平敏感标本的检测完全一致，对14例异烟肼耐药标本检测准确率为84%，其余4例突变位置并不在*inhA* C 15T。说明纳米金探针能快速敏感地检测结核分枝杆菌*inhA*和*rpoB*基因突变情况，有较大的应用价值。Hussain等发展了一种特异性检测结核分枝杆菌复合群的快速纳米金检测原型。使用球形纳米金粒子（AuNPs，14nm），对结核分枝杆菌的 16S rDNA的区域通过PCR扩增，以及对未扩增的DNA基因使用纳米金检测。结果示检测的45例DNA基因阳性样本与自动化液体培养系统（BACTEC™MGIT™）结果符合，与半巢式PCR（100%一致性）符合，检测用时1小时。纳米金检测原型检测结核分枝杆菌直接而且费用低廉，所开发的原型简单，检测灵敏、快速，可以替代基于PCR的检测，显示了广泛的应用前景，特别是在发展中国家。

（杨江华　唐神结）

参考文献

1. 唐神结,许绍发,李亮. 耐药结核病学. 北京:人民卫生出版社,2014.
2. 唐神结. 结核病临床诊治进展年度报告(2011). 北京:人民卫生出版社,2012.
3. 唐神结. 结核病临床诊治进展年度报告(2012).北京:人民卫生出版社,2013.
4. 唐神结. 结核病临床诊治进展年度报告(2013).北京:人民卫生出版社,2014.
5. 唐神结. 结核病临床诊治进展年度报告(2014).北京:人民卫生出版社,2015.
6. 唐神结,李亮,高文,等. 中国结核病年鉴(2015).北京:人民卫生出版社,2016.
7. Lawn SD, Mwaba P, Bates M,et al.Advances in tuberculosis diagnostics: the Xpert MTB/RIF assay and future prospects for a point-of-care test. Lancet Infect Dis,2013,3(4):349-361.
8. Zumla A, Raviglione M, Hafner R,et al.Tuberculosis.N Engl J Med,2013,368(8):745-755.
9. Antonenka U, Hofmann-Thiel S, Turaev L,et al.Comparison of Xpert MTB/RIF with ProbeTec ET DTB and COBAS TaqMan MTB for direct detection of M. tuberculosis complex in respiratory specimens. BMC Infect Dis,2013,13:280.
10. World Health Organization. The use of a commercial loop-mediated isothermal amplification assay (TB-lamp) for the detection of tuberculosis: expert group meeting report, Geneva: May 2013. http://www.who.int/iris/handle/10665/83142
11. Phetsuksiri B, Rudeeaneksin J, Srisungngam S,et al.Applicability of in-house loop-mediated isothermal amplification for rapid identification of Mycobacterium tuberculosis complex grown on solid media. Jpn J Infect Dis,2013,66(3):249-251.
12. EhsanAryane, ManoochehrMakvandi, AhmadFarajzadeh,et al.Clinical value of IS6110-based loop-mediated isothermal amplification for detection of Mycobacterium tuberculosis complex in respiratory specimens. J Infect, 2013, 68(6):487-493.
13. Bloemberg GV, Voit A, Ritter C, et al.Evaluation of Cobas TaqMan MTB for direct detection of the Mycobacterium tuberculosis complex in comparison with CobasAmplicor MTB.J Clin Microbiol,2013,51(7): 2112-2217.
14. Cho E, Shamputa IC, Kwak HK, et al.Utility of the REBA MTB-Rifa® assay for rapid detection of rifampicin resistant Mycobacterium tuberculosis.BMC Infect Dis,2013, 13:478.
15. Bunsow E, Ruiz-Serrano MJ, López Roa P,et al.Evaluation of GeneXpert MTB/RIF for the detection of Mycobacterium tuberculosis and resistance to rifampin in clinical specimens. J Infect, 2013.
16. Maurya AK, Singh AK, Kant S,et al.Use of GenoType®MTBDRplus assay to assess drug resistance and mutation patterns of multidrug-resistant tuberculosis isolates in northern India.Indian J Med

Microbiol,2013,31(3):230-236.

17. 洪创跃,王峰,刘小立.高分辨率熔解曲线技术快速筛查结核分枝杆菌*pncA*基因突变.中华结核和呼吸杂志,2013,36(3):198-201.

18. 柳清云,罗涛,李静,等.双通道实时荧光PCR熔解曲线法检测结核分枝杆菌药物耐药相关基因突变.中华检验医学杂志,2013,36(1):63-67.

19. Lee AS, Ong DC, Wong JC, et al. High-resolution melting analysis for the rapid detection of fluoroquinolone and streptomycin resistance in Mycobacterium tuberculosis.PLoS One. 2012;7(2):e31934. PMID: 22363772.

20. 朱长太,郑瑞娟,王洁,等.焦磷酸测序技术检测耐多药结核分枝杆菌.实验与检验医学.2012,30(6):528-530.

21. 郭琪,胡忠义,李觉等.焦磷酸测序技术用于结核病检测研究的进展.中华结核和呼吸杂志,2012,35(12):921-923.

22. Engström A, Hoffner S, Juréen P.Detection of heteroresistantMycobacterium tuberculosis by pyrosequencing.J Clin Microbiol,2013,51(12):4210-4212.

23. Panda A, Kurapati S, Samantaray JC, et al.Rapid identification of clinical mycobacterial isolates by protein profiling using matrix assisted laser desorption ionization-time of flight mass spectrometry. Indian J Med Microbiol,2013 ,31(2):117-122.

24. 周昭彦,胡必杰,鲍容,等.MALDI-TOF质谱快速鉴定非结核分枝杆菌方法的建立和评价.中华检验医学杂志,2013,36(7):610-614.

25. Varma-Basil M, Garima K, Pathak R, et al.Development of a novel PCR restriction analysis of the hsp65 gene as a rapid method to screen for the Mycobacterium tuberculosis complex and nontuberculous mycobacteria in high-burden countries.J Clin Microbiol,2013,51(4):1165-1170.

26. Zimenkov DV, Antonova OV, Kuz'min AV,et al.Detection of second-line drug resistance in Mycobacterium tuberculosis using oligonucleotide microarrays.BMC Infect Dis, 2013,13:240.

27. Zakham F, Chaoui I, Echchaoui AH, et al.Direct sequencing for rapid detection of multidrug resistant Mycobacterium tuberculosis strains in Morocco.Infect Drug Resist, 2013,6:207-213.

28. Pedrosa P, Veigas B, Machado D,et al.Gold nanoprobes for multi loci assessment of multi-drug resistant tuberculosis.Tuberculosis (Edinb),2013.12.009. [Epub ahead of print]

29. Hussain MM, Samir TM, Azzazy HM. Unmodified gold nanoparticles for direct and rapid detection of Mycobacterium tuberculosis complex.Clin Biochem,2013 ,46(7-8):633-637.

30. 张立群,唐神结.纳米技术在结核病中的应用研究及其进展.中华结核和呼吸杂志,2016,39(5):393-395.

第九章
菌阴肺结核

菌阴肺结核为三次痰涂片及一次痰培养阴性的肺结核。由于其缺乏细菌学诊断依据，是肺结核诊断的难点。

第一节　菌阴肺结核疾病特点

一、流行病学特点

据2015年WHO报告：2014年全球报告肺结核患者631万余例，其中，细菌学检查阳性的患者占43%；中国报告肺结核患者82万余例，其中细菌学检查阳性的患者占29%。2010年全国第五次结核病流行病学抽样调查也显示15岁及以上人群活动性肺结核的患病率为459／10万，涂阳肺结核患病率仅为66／10万。提示60%以上的活动性肺结核患者为菌阴肺结核。

二、存在的原因

肺结核是由结核分枝杆菌引起的感染性疾病，病原学检查阳性是其诊断的金标准。理论上讲，未经治疗的活动性肺结核患者不会处于“菌阴”状态，导致菌阴肺结核存在的可能原因如下。

（一）检查方法受限

痰涂片抗酸染色和结核分枝杆菌培养是肺结核确诊的重要检查方法。然而，痰涂片抗酸染色法需患者每毫升痰液内结核分枝杆菌达到5000～10000条时才能获得阳性结果，而结核分枝杆菌培养法需患者每毫升痰液内结核分枝杆菌达到10～100条时才能获得阳性结果。因此，当活动性肺结核患者痰液内的菌量负荷未达到此水平时，痰涂片和痰结核分枝杆菌培养可能会出现阴性结果。

（二）患者肺内病变的影响

活动性肺结核患者痰液内的菌量负荷与肺内病变的性质和特点有关。当患者肺内病变以渗出和变质为主，影像学显示空洞病变时，其内含菌量达到10^7～10^9/ml，痰涂片抗酸染色法即可获得阳性结果。而当患者肺内病变为增殖性改变，导致影像学显示硬结病灶时，其含菌量≤10^2～10^4/ml，即使结核分枝杆菌培养也可能出现阴性结果。

（三）痰标本留取和痰涂片质量控制的影响

肺结核患者痰检阳性率的高低还受痰标本留取的影响，留取的痰标本以唾液为主、即时痰、单份痰的痰检阳性率低。此外，痰检的各环节质量控制欠佳时，痰检阳性率低。这些都人为导致“菌阴肺结核”的存在。

三、临床特征

（一）临床症状不典型

肺结核的症状包括结核病中毒症状和呼吸道症状。大多数菌阳肺结核患者可出现咳嗽、咳痰等呼吸道症状以及较为典型的结核病中毒症状。然而，有文献报道：20.6%的菌阴肺结核患者可无症状，出现发热、盗汗等结核病中毒症状的菌阴肺结核患者不到25%，咳嗽、咳痰的发生率为15%～93%，提示部分菌阴肺结核患者不具备典型的临床症状。

（二）影像学改变无特异性

菌阴肺结核患者的影像学特点与菌阳肺结核患者相类似。但以斑片、结节影和树芽征相对多见，而空洞、实变影相对少见。

（三）辅助检查方法的灵敏度差

PCR、PPD试验、血清结核抗体是结核病诊断常用的辅助检查方法。然而，有文献报道：菌阴肺结核患者PCR阳性率为42%～50%，但其假阳性率约为10%；PPD试验强阳性率仅40%，血清结核抗体的灵敏度约为57%。显示这些常用检查方法在菌阴肺结核诊断中的应用价值受限。

第二节　菌阴肺结核诊断方法

一、菌阴肺结核的常规诊断及实验室诊断

鉴于无法获得病原学结果，菌阴肺结核的诊断主要依赖于除病原学以外的其他诊断方法。

（一）临床表现

1.症状　结核分枝杆菌在肺脏生长、繁殖，导致肺结核患者出现全身和局部症状。前者被称之为结核病中毒症状，主要包括发热（多为午后低热）、盗汗、乏力、食欲减退、体重减轻、妇女月经失调或闭经、结节性红斑等。后者主要表现为咳嗽和咳痰超过2周以上，伴咯血、胸痛、呼吸困难等。儿童可出现发育迟缓等。活动性肺结核患者可出现一个或多个症状，部分患者可有反复发作的上呼吸道症状，但如前所述，部分菌阴肺结核患者无典型的全身和局部症状。

2.体征　轻症肺结核患者无明显体征。重症肺结核患者可出现各种呼吸系统

体征，因肺内病变特点而异。当病变为大叶性干酪样肺炎时，局部叩诊呈浊音，听诊可闻及管状呼吸音；有空洞合并感染或合并支气管扩张时，可闻及干或湿啰音。出现毁损肺或合并肺不张时，可表现气管向患侧移位，患侧胸廓塌陷、肋间隙变窄、叩诊为浊音或实音、听诊呼吸音减弱或消失、健侧胸廓饱满、肋间隙增宽、叩诊为过清音等；合并结核性胸膜炎时，早期于患侧可闻及胸膜摩擦音，随着胸腔积液的增加，患侧胸廓饱满，肋间隙增宽，气管向健侧移位，患侧叩诊呈浊音至实音，听诊呼吸音减弱至消失；当积液吸收后，若有胸膜增厚、粘连，则气管向患侧移位，患侧胸廓可塌陷，肋间隙变窄、呼吸运动受限，叩诊为浊音，听诊呼吸音减弱。

（二）影像学检查

影像学检查是菌阴肺结核患者重要的检查方法和依据。常用的检查方法为以下几种。

1.胸部X线检查　肺结核患者胸部X线表现特点为：①多发生在肺上叶尖后段、肺下叶背段、后基底段；②病变可局限也可多肺段侵犯；③影像学呈多形态表现，即同时呈现渗出、增殖、纤维和干酪样病变，也可伴有钙化，易合并空洞，可伴有支气管播散灶，可伴胸腔积液、胸膜增厚与粘连；④呈球形病灶时（结核球），直径多在3cm以内，周围可有卫星病灶，内侧端可有引流支气管征；⑤病变吸收慢（1个月以内变化较小）。

各型肺结核的主要影像学特点如下。①原发性肺结核表现为原发病灶及胸内淋巴结肿大或单纯胸内淋巴结肿大。②急性血行播散性肺结核表现为两肺广泛均匀分布的，大小、密度一致的粟粒状阴影；亚急性或慢性者病变以上、中肺野为主，病灶可相互融合。③继发性肺结核胸片表现多样，轻者可仅在肺尖部呈现斑点状、索条状阴影或锁骨下浸润，或边缘清晰的结核瘤，重者可呈大叶性浸润、空洞形成、支气管播散、大叶或小叶性干酪样肺炎。反复进展至晚期病变，胸片常显示单发或多发纤维厚壁空洞及病龄不同的新旧支气管播散灶，多伴胸膜增厚、心脏气管移位、肺门上提、肺纹理呈垂柳状、代偿性肺气肿等改变。④结核性胸膜炎分为干性胸膜炎及渗出性胸膜炎。干性胸膜炎X线无明显阳性征象。渗出性胸膜炎可有少量胸腔积液，影像学表现为横膈阴影增厚、肋膈角变浅。若出现中等量或大量胸腔积液，可表现为外高内低分布均匀的大片致密阴影。

有文献报道，胸部X线检查诊断肺结核的灵敏度为80%，特异性为67% 。此外，胸片低读率达18%，过读率为17%，读片医师间误差率为27%～30%，自身前后误差率为19%～24%。再加之胸片不能观察一些细微的病变，限制了其在菌阴肺结核诊断和鉴别诊断中的应用。

2.胸部CT　肺结核患者胸部CT的影像学特点与胸部X线相类似，但更加清晰。系因CT具有较高的密度和空间分辨率，对小叶中心结节、树芽征、支气管壁增厚、空洞等具有较高的检出率，从而可检出被胸片漏诊的病变，明确胸片上的可疑病变、判断继发性肺结核的活动性。胸部CT对如下情况有补充性诊断价值：①发现胸内隐匿部位病变，包括气管、支气管内的病变；②早期发现肺内粟粒阴影；③诊断有困难的肿块阴影、空洞、孤立结节和浸润阴影的鉴别诊断；④了解肺门、纵隔淋巴结肿大情况，鉴别纵隔淋巴结结核与肿瘤；⑤少量胸腔积液、包裹积液、叶间积液和其他胸膜病变的检出；⑥囊肿与实体肿块的鉴别。

3.B型超声　主要用于观察结核性胸膜炎患者的胸膜病变、确定胸腔积液的部位、积液量，引导穿刺和引流。

（三）免疫学诊断方法

结核分枝杆菌侵入机体所引起的免疫反应在结核病的发生、发展、转归中发挥重要作用。由于细菌学检测的方法受限，免疫学诊断已成为菌阴肺结核的重要辅助诊断依据。

1.细胞免疫检测

（1）TST。TST是一项检测结核分枝杆菌感染的细胞免疫功能的体内试验。

基本原理为感染结核分枝杆菌4~8周后体内可产生致敏淋巴细胞，当皮肤再次接触到结核分枝杆菌抗原后则出现红斑、硬结反应。根据红斑、硬结反应的强度诊断LTBI、辅助诊断活动性结核病。常用PPD 5U注入左前臂掌侧中下1/3交界处皮内，使之形成6~10mm皮丘，72小时观察结果，以硬结纵横径记录反应范围，以局部皮下硬结的平均直径判断反应强度。硬结平均直径<5mm或无反应者为阴性；硬结平均直径5~9mm为一般阳性；硬结平均直径10~19mm为中度阳性；硬结平均直径≥20mm（儿童≥15mm）或局部出现水疱、坏死及淋巴管炎者为强阳性。

PPD（或TST）试验阳性提示LTBI和BCG接种，强阳性则是菌阴肺结核辅助诊断依据之一。由于PPD是结核分枝杆菌培养上清液的粗提物，含有200多种成分，使其与BCG及部分NTM之间存在交叉反应，难以区分LTBI、BCG接种和NTM，尤其是在BCG接种覆盖率高的人群和NTM流行的区域。此外，PPD在患者机体免疫功能受损或低下时，常呈现阴性反应，如儿童、老年、营养不良、HIV感染、恶性肿瘤、接受免疫抑制剂治疗的人群等。

（2）IGRAs。IFN-γ由T细胞和自然杀伤细胞分泌，可活化巨噬细胞，使其获得杀灭胞内寄生菌的能力。比较基因组学的研究发现BCG在体外传代期间缺失的基因组片段——差别区（RD）与结核分枝杆菌的毒力有关。其中，RD1区仅存在于致病分枝杆菌中，而在BCG及其他环境分枝杆菌（除了堪萨斯分枝杆菌、海分枝杆菌、苏加分枝杆菌）中缺失。早期分泌抗原靶（ESAT-6）和培养滤液蛋白（CFP-10）是RD1区编码的两种抗原多肽，能诱导机体产生记忆性免疫应答，诱导产生高水平的IFN-γ和强烈的迟发型变态反应（DTH）。机体感染结核分枝杆菌后存在特异的效应T淋巴细胞，其在体外再次受到结核分枝杆菌特异抗原（ESAT-6与CFP-10）的刺激时分泌释放IFN-γ。

目前，国际上较成熟的IGRAs有两种方法：①酶联免疫斑点试验（enzyme-linked immunospot assay，ELISPOT）检测在结核分枝杆菌特性抗原刺激下，

PBMC中能够释放IFN-γ的效应T细胞数量。②酶联免疫吸附试验（ELISA）检测全血中致敏T细胞再次受到结核分枝杆菌特异性抗原刺激后释放的IFN-γ水平。

IGRAs阳性或大于相关界限值提示LTBI，但也不能排除堪萨斯分枝杆菌等NTM感染，系因ESAT-6与CFP-10也存在于少数NTM中。IGRAs阴性并不能排除LTBI。因为，IGRAs与机体免疫功能有关，任何原因导致肺结核患者免疫功能低下均可使IGRAs出现阴性反应。

IGRAs能否诊断活动性结核病仍有争议，WHO认为IGRAs不能用于活动性结核病的诊断。中华医学会结核病学分会建议：IGRAs不能用于确诊或排除活动性结核病，但对缺少细菌学诊断依据的活动性结核病（如菌阴肺结核），IGRAs可在常规诊断依据的基础上，起到补充或辅助诊断的作用。

2.体液免疫检测　血结核抗体检测结核分枝杆菌感染机体后，患者体液中（血清、浆膜腔积液、脑脊液）产生特异性抗体IgG、IgA、IgM，对这些特异性结核抗体检测有助于结核病的诊断。目前，常用的结核抗体为IgG抗体，采用间接酶联免疫吸附试验、免疫色谱法、免疫胶体金渗滤法、蛋白芯片法等检测。常用的抗原包括LAM、PPD、38kD蛋白、Ag85等，因不同公司出品的检测试剂包被的抗原不尽相同，导致其检测灵敏度、特异性差别较大。

结核抗体阳性，提示结核分枝杆菌感染，是菌阴肺结核的诊断依据之一。但是，肺结核患者结核抗体检测可阴性，见于结核分枝杆菌感染初期尚未形成IgG抗体、免疫功能低下者（如老年、婴幼儿、HIV感染者、糖尿病患者、应用免疫抑制剂者等）等，因此，结核抗体阴性不能排除肺结核。

由于结核病的体液免疫机制尚未明确，WHO不建议血结核抗体检测作为结核病的辅助检查方法。但鉴于其特异性较高，国内的相关规范和指南仍将其用于结核病、特别是菌阴肺结核的辅助诊断。

（四）分子生物学检测——聚合酶链反应（PCR）结合探针检查

核酸探针和PCR 为结核病细菌学的基因诊断提供了新方法。PCR 是选用一对特定的寡核苷酸引物介导的结核分枝杆菌某特定核酸序列的DNA 体外扩增技术。它可以在短时间使特定的核酸序列拷贝数增加数百万倍，在此基础上进行探针杂交，提高了检出的灵敏度和特异性。PCR在菌阴肺结核患者的阳性率为42%～80%，可辅助诊断菌阴肺结核。但PCR阴性，也不能排除肺结核。此外，PCR假阳性率较高，约为10%，需结合临床分析。

（五）介入检查

介入检查是指在医学影像设备（血管造影机、腔镜、CT、B超等）的引导下将特殊的导管和器械插入器官或血管，进行疾病诊断的方法。旨在观察相应器官的病变特点，获取各种标本，为疾病的诊断提供依据。就菌阴肺结核而言，主要检查方法为以下几种。①气管镜检查：直接观察气管、支气管腔内病变，获取各种标本（痰液、肺泡灌洗液、组织标本等）用于相关检查。②胸腔镜检查：直接观察胸膜病变，获取各种标本（胸腔积液、胸膜组织标本等）用于相关检查。③穿刺活检：包括CT引导下肺穿刺活检、淋巴结穿刺活检等，可获取组织标本，用于病理学检查。

（六）病理学检查

肺结核的镜下病理改变取决于其病变的特点。以渗出为主的病变，表现为以浆液性或浆液纤维素性炎，可见中性粒细胞和巨噬细胞浸润，渗出液与巨噬细胞中可见抗酸染色阳性的结核分枝杆菌。增生为主的病变可见特征性的结核结节，由类上皮细胞、朗汉斯巨细胞、外围局部聚集的淋巴细胞、部分反应性增生的成纤维细胞构成。结核结节中心可出现干酪样坏死。以坏死为主的病变可见红染的无结构颗粒状物，可见抗酸染色阳性的结核分枝杆菌。病理学检查显示结核病典型的病理改变也是菌阴肺结核的诊断标准之一。

（七）试验性或诊断性抗结核治疗

抗结核治疗有效是菌阴肺结核的诊断依据之一。但截至目前，这种试验性或诊断性抗结核治疗未见规范与指南，导致其临床应用受限。中华医学会结核病学分会提出的“菌阴肺结核的诊断标准”含有诊断性抗结核治疗的建议，因此，菌阴肺结核在严格适应证的条件下可采用试验性诊断性治疗，但应注意动态观察症状及影像学改变等，及时分析疗效差的原因，并在治疗中继续与其他疾病鉴别。

二、菌阴肺结核的诊断标准、依据与鉴别诊断

（一）菌阴肺结核的诊断标准

2001年，中华医学会结核病学分会在《肺结核诊断和治疗指南》中制定了菌阴肺结核的诊断标准。①典型肺结核临床症状和胸部X线表现；②抗结核治疗有效；③临床可排除其他非结核性肺部疾患；④PPD (5TU) 强阳性，血清抗结核抗体阳性；⑤痰结核分枝杆菌PCR结合探针检测呈阳性；⑥肺外组织病理证实结核病变；⑦支气管肺泡灌洗液检出抗酸分枝杆菌；⑧支气管或肺部组织病理证实结核病变。具备1 ~ 6 条中3 项或7 ~ 8 条中任何1 项可确诊。

（二）菌阴肺结核的诊断依据

菌阴肺结核的诊断应依据中华医学会结核病学分会制定的《肺结核诊断和治疗指南》和卫生部颁布的《肺结核诊断标准-（WS288-2008）》。其主要诊断依据应包括以下几点。

1.流行病学史　部分患者具有与传染性肺结核患者的密切接触史。

2. 临床表现　部分患者具有结核病中毒症状和（或）呼吸系统症状，病变进展时可出现与肺内病变相关的呼吸系统体征。

3. 胸部影像学检查　呈现与肺部结核病变相关的影像学特征。

4. 免疫学检查　PPD强阳性和（或）抗结核抗体检测阳性和（或）IGRAs阳性。

5. 分子生物检测　PCR阳性。

6. 组织病理检查　呈现与结核病变相关的病理改变。

7. 诊断性治疗　诊断性抗结核治疗有效。

三、菌阴肺结核的主要鉴别诊断

（一）社区获得性肺炎

社区获得性肺炎（community acquired pneumonia，CAP）是指在医院外罹患的感染性肺实质炎症，包括具有明确潜伏期的病原体感染在入院后于潜伏期内发病的肺炎。主要病原体为细菌（肺炎链球菌等）、非典型病原体（支原体等）、呼吸道病毒（流感病毒等）等。患者可出现发热、咳嗽、咳痰等症状。胸片或CT可出现斑片、实变、间质性改变等影像学特点，与各型肺结核相近似。因此，各型肺结核均需与CAP鉴别。鉴别要点为：CAP患者①临床表现多为持续发热、咳黄痰或脓痰；②相关病原学检查可阳性，如痰、血培养查见病原体，血清学检测查见相关抗原或相关抗体滴度增高等；③血常规显示WBC>10×10^9/L或<4×10^9/L，伴或不伴细胞核左移，降钙素原常增高；④抗感染治疗2～3周，症状缓解，影像学显示病变吸收、减少。

（二）肺脓肿

肺脓肿是由多种病因所引起的肺组织化脓性病变。影像学呈现空洞的继发性肺结核常需与其相鉴别。鉴别要点为：肺脓肿患者①多有诱因，如误吸、肺外感染性病灶等；②临床表现多为持续高热、咳大量脓臭痰等；③痰、血培养可查见病原体；④胸片或CT多见下叶大片致密浸润影，其内可见空洞或伴液平；⑤血常规显示WBC>10×10^9/L，中性粒细胞增高，伴细胞核左移，降钙素原常增高；⑥抗生素治疗常有效；⑦肺穿刺活检可明确诊断。

（三）侵袭性肺部真菌感染

侵袭性肺部真菌感染（invasive pulmonary fungal infection，IPFI）是不包括真菌寄生和过敏所致的支气管肺部真菌感染。引起IPFT常见的真菌主要是念珠菌属、曲霉属、隐球菌属、接合菌（主要指毛霉）和肺孢子菌等。其临床症状和影像学改变多与继发性肺结核相似。鉴别要点：IPFI患者①具有易感因素，如患有艾滋病、接受免疫抑制剂治疗、长期应用广谱抗生素、长期使用呼吸机等；②既往侵袭性真菌感染病史；③病原学检查，合格标本经直接镜检发现菌丝，真菌培养2次阳性（包括曲霉属、镰刀霉属、接合菌等）；④血液标本曲霉菌半乳甘露聚糖抗原（GM）检测和血液标本真菌细胞壁成分1，3-β-D葡聚糖抗原（G试验）连续2次阳性，血液标本隐球菌抗原阳性；⑤影像学特征与感染的真菌菌种有关，如侵袭性肺曲霉感染早期出现胸膜下密度增高的结节实变影，数天后病灶周围可出现晕轮征，10～15天后肺实变区液化、坏死，出现空腔阴影或新月征，隐球菌感染可见多发球形阴影等；⑥外周血中性粒细胞减少，中性粒细胞计数<0.5×109/L，且持续10天以上；⑦抗炎治疗无效；⑧肺穿刺活检可确诊。

（四）恶性肿瘤

鉴于影像学表现相类似，各型肺结核均需与恶性肿瘤相鉴别。例如，原发性肺结核常需与原发性肺癌和淋巴瘤相鉴别，血行播散性肺结核常需与肺泡细胞癌和肺转移癌相鉴别，继发性肺结核常需与原发性肺癌相鉴别，结核性胸膜炎常需与恶性间皮瘤和恶性胸腔积液相鉴别。鉴别要点为：恶性肿瘤患者①具有高危因素，如长期大量吸烟史、高危职业接触史（如石棉）以及肺癌家族史等；②症状常见痰中带血、刺激性干咳、胸痛等；③常见转移症状和体征，如声嘶、上腔静脉梗阻综合征、腹痛、肝大、皮下结节、浅表淋巴结肿大等；④血、胸腔积液肿瘤标记物增高；⑤痰细胞学检查见癌瘤细胞；⑥影像学显示恶性肿瘤的特征性表现，如类圆形磨玻璃或软组织密度影，可见毛刺、分叶、胸膜皱缩征等，偏心、内壁不规则的癌性空洞，双肺弥漫分布、大小、密度均不均匀的结节影，淋巴结增大、融合呈团块等；⑦气管镜检查可见管腔内新生物或外压性狭窄；⑧胸腔积液可呈血性，细胞学检查见肿瘤细胞等；⑨相关部位（肺、淋巴结、胸膜等）、不同方法（经CT引导、气管镜、胸腔镜、纵隔镜、手术）活检病理证实。

（五）结节病

结节病是一种原因未明、多器官受累的肉芽肿性疾病，以肺和淋巴结受累最常见。原发性肺结核和血行播散性肺结核需与其鉴别。鉴别要点为：结节病患者①Kveim试验阳性；②血管紧张素转换酶（ACE）增高；③高血钙、高尿钙、碱性磷酸酶增高、血浆免疫球蛋白增高；④肺泡灌洗液中T淋巴细胞和CD4/CD8增高；⑤肺、淋巴结活检符合结节病。

四、诊断中应注意的问题

（一）提高痰检阳性率

采取各种措施提高痰检的阳性率是提高菌阴肺结核诊断率的重要措施，这些措施包括：留取合格的痰标本，采用集菌法，提高痰检技能，严格痰菌检验的质量控制，反复多次检查等。有文献报道：留取24小时痰液的痰检阳性率高于即时痰，留取多份痰较留取一份痰可增加涂片阳性率60%～70%。

（二）重视CT及其介入检查

胸部CT常可检出被胸部X线漏诊的病变，明确胸部X线显示的可疑病变和评价有无并发症， 特别是高分辨率CT（HRCT）有助于了解肺结核的病理过程及决定病变的活动性。而CT定位下肺穿刺活检更是菌阴肺结核确诊的重要方法。有文献报道：胸部CT诊断菌阴肺结核的灵敏度为93.4%，特异性为88.1%，准确率为91.5%，分别较胸片提高10%～20%。CT引导下的肺穿刺活检诊断菌阴肺结核的灵敏度达到77%。因此，对疑似菌阴肺结核的患者应及早行CT检查，必要时CT定位下肺穿刺活检，以及早获得准确的诊断。

（三）多种方法联合应用或多指标联合检测

多种方法联合应用或多种指标联合检测，可相互弥补不足，提高灵敏度和特异性，从而减少误诊和漏诊。

（四）积极应用新方法或新技术

目前，在细菌学检查、血清学检查、免疫学检查及分子生物学检测方面均不断有新的方法问世，应开展大规模多中心的临床验证，促进新技术向临床转化，并积极应用新方法或新技术，以提高菌阴肺结核的确诊率。

（李　琦）

参考文献

1. World Health Organization. Global tuberculosis report 2015. WHO/HTM/TB/2015.22. Geneva: World Health Organization, 2015.
2. 全国第五次结核病流行病学抽样调查技术指导组,全国第五次结核病流行病学抽样调查办公室.2010年全国第五次结核病流行病学抽样调查报告.中国防痨杂志,2012,34(8):485-508
3. 马玙,朱丽贞,潘毓萱.结核病.北京:人民卫生出版社,2006.
4. 曾晓蓉,成玉妹,陈尚华.菌阴肺结核496例临床分析.职业与健康,2008,24(7):703-704.
5. 中华医学会结核病学分会,《中华结核和呼吸杂志》编辑委员会. γ-干扰素释放试验在中国应用的建议.中华结核和呼吸杂志,2014,37(10):744-747.
6. 王国斌,叶德普,彭义利,等.5种方法联合检测对菌阴肺结核诊断价值的研究.中华结核和呼吸杂志,2000,23(1):47-49
7. 中华医学会结核病学分会.肺结核诊断和治疗指南.中华结核和呼吸杂志,2001,24(2):70-74
8. 中华人民共和国卫生部.肺结核诊断标准(WS288-2008).中华人民共和国卫生行业标准,2008.
9. 路希伟,伍建林,刘晶华等.CT在涂阴继发性肺结核中的诊断价值.中国防痨杂志,2008,30(4):283-286

第十章
结核性胸膜炎

第一节　结核性胸膜炎疾病特点

结核性胸膜炎（tuberculous pleuritis）是临床上最常见的肺外结核之一，发病率仅次于淋巴结核，在结核病发病率低的国家和地区，结核性胸膜炎的发病率呈下降趋势。在结核病高流行地区，结核性胸膜炎是渗出性胸腔积液的最主要原因。在美国和巴西，结核性胸膜炎患者占结核病患者的4%；在韩国的流行病学资料中，结核性胸膜炎患者占结核病患者的7.3%，在南非，结核性胸膜炎可达所有结核病患者的20%，其中在HIV/AIDS患者中结核性胸膜炎的发病率更高；我国第三次流行病学调查结核性胸膜炎患者占结核病患者总数的2.5%，近年来结核性胸膜炎的发病率呈上升趋势，其中青少年和青年人发病率最高，是45岁以下单侧胸腔积液的首位原因，男女比例约为2:1，我国尚缺乏结核性胸膜炎的流行病学资料。1999年中华医学会结核病学分会把结核性胸膜炎归为Ⅳ型，国际上则把结核性胸膜炎归为肺外结核。

结核性胸膜炎是结核分枝杆菌及其代谢产物进入胸膜腔，当机体处于高敏状态时引起的胸膜炎症，可以是原发结核分枝杆菌感染后，也可以是继发性的，结核性胸膜炎的发生与结核分枝杆菌感染及机体的免疫状态密切相关。

结核性胸膜炎依照临床表现可分为干性胸膜炎和渗出性胸膜炎，干性胸膜炎多发生在肺尖部或下肺胸膜，多在体检时发现局限胸膜粘连，可无临床表现或仅表现为胸痛；在机体处于高敏状态时，结核分枝杆菌或其代谢产物进入胸膜腔，产生胸腔积液，称为渗出性胸膜炎；结核性脓胸可以是未经积极治疗的结核性胸膜炎演变而来，也可以与两种胸膜炎呈现完全不同的发病模式，此时大量的结核分枝杆菌进入胸膜腔繁殖生长，产生稠厚的脓性积液，壁层胸膜和脏层胸膜增厚形成纤维板，CT上表现为典型的胸膜分离征象。

一、病因和发病机制

将灭活的结核菌素注入结核分枝杆菌致敏的豚鼠的胸膜腔内可以诱导产生胸腔积液，这个过程可以被拮抗淋巴细胞活性的血浆所抑制，临床上，胸腔积液中结核分枝杆菌分离的阳性检出率很低，基于以上原因，过去一直认为结核性胸膜炎的发病机制不是结核分枝杆菌的直接感染而是结核分枝杆菌菌体蛋白所诱导的迟发型变态反应；随着诊断技术的进步，胸腔积液中结核分枝杆菌培养的阳性率可达50%～70%；闭式胸膜活检和胸腔镜技术开展后，发现50%～80%的患者胸膜呈现典型的结核结节，分子病理提示高达80%以上的患者胸膜组织中TB-PCR呈现阳性，同样，胸膜组织结核分枝杆菌培养的阳性率也在50%以上，因此，目前认为，结核性胸膜炎的发病是胸膜在受到结核分枝杆菌直接感染后，机体在高敏状态下，对结核分枝杆菌菌体抗原产生的变态反应。

结核性胸膜炎可以是原发感染，胸膜下干酪样病灶破溃入胸膜腔是其基本的病理过程，少量的细菌破入胸膜腔后，菌体抗原与致敏的T淋巴细胞相互作用，诱导迟发型变态反应，免疫反应是胸腔积液形成的主要原因，多发生于病灶破入胸膜腔后3～6个月内，渗出液的主要成分是血浆蛋白、$CD4^+$淋巴细胞和各种炎症介质。临床上常表现为单纯胸腔积液，免疫功能低下如HIV/AIDS的患者中更易发生原发感染；结核性胸膜炎也可以表现为继发感染，可发生于结核病病程中的任一阶段，影像学多合并同侧或双侧肺实质病灶，肺实质病灶可以是陈旧的，也可以是活动的。

与肺结核相似，结核分枝杆菌进入胸膜腔后，诱导$CD4^+$辅助T细胞介导的迟发型变态反应。Th1细胞优势介导的免疫反应是机体重要的保护性反应，INF-γ是最重要的细胞因子，可活化巨噬细胞和NK细胞杀死结核分枝杆菌，Th2型细胞因子可拮抗以上反应。胸腔积液中INF-γ含量显著高于外周血而IL-4则显著低于外周血，提示在胸膜腔局部这种隔室化效应更加强烈。在感染发生后首先应答的是多形核粒细胞，之后是巨噬细胞，随后是淋巴细胞。因此，在感染的早期胸腔积液中常见中性粒细胞为优势，2周后转变为淋巴细胞优势，随着胸膜腔炎症反应的发生，胸膜毛细血管充血，大量富含蛋白、效应细胞和炎症介质的液体在胸膜腔集聚，形成胸腔积液。

结核分枝杆菌到达胸膜腔的途径有：①肺门或纵隔淋巴结结核时，淋巴结增大，淋巴回流受阻，结核分枝杆菌逆行到达胸膜；②机体其他部位的结核分枝杆菌通过血液循环侵犯胸膜；③邻近胸膜的肺内结核病灶、支气管淋巴瘘，脊柱结核椎旁脓肿，邻近的肋骨、胸壁的骨结核直接蔓延至胸腔，此时因大量结核分枝杆菌进入胸腔，常形成结核性脓胸。

二、病理生理

早期胸膜充血水肿，白细胞浸润，随后淋巴细胞浸润。如炎症反应轻微，不出现浆液渗出则为干性胸膜炎；炎症反应剧烈，胸膜毛细血管充血，血浆渗出，形成渗出性胸腔积液。大量纤维蛋白的渗出，胸腔积液吸收的过程中会形成包裹、纤维粘连、胸膜增厚。

干性胸膜炎对肺功能的影响不大。渗出性胸膜炎对肺功能的影响主要取决于胸腔积液的量和残留胸膜增厚的程度。少量积液时肺功能可无改变，大量胸腔积液压迫肺脏，减少呼吸面积，限制膈肌活动，表现为限制性通气功能障碍，患者肺总量、用力肺活量会显著下降，胸腔积液吸收期会留下胸膜增厚，广泛胸膜增厚时会导致限制性通气功能障碍。

结核性脓胸患者壁层胸膜和脏层胸膜广泛增厚形成纤维板，纤维组织增生使得患侧胸廓变形，肋间隙变窄，脊柱侧弯，膈肌增高，脏层胸膜增厚使得肺扩张受限，顺应性下降，可严重影响肺功能，表现为限制性或混合性通气功能障碍。

三、临床表现

结核性胸膜炎多见于青年男性，可以急性起病或亚急性起病。干性胸膜炎最常见的症状是胸痛，深呼吸和咳嗽时加重；结核性渗出性胸膜炎最常见的症状是发热，胸痛、咳嗽和活动后呼吸困难，发热可以是午后低热，也可以表现为持续高热，胸痛多发生于疾病早期胸腔积液量较少时，待胸腔渗出液增加，壁层胸膜和脏层胸膜分开时，胸痛反而可以减轻；咳嗽多为刺激性干咳，胸腔积液量增多后患者会出现活动后呼吸困难，部分患者还可以有乏力、食欲不振、夜间盗汗等症状。体格检查：疾病早期，胸腔积液量较少时，患侧呼吸音减低，可以闻及胸膜摩擦音，积液量增多出现患侧胸廓膨隆，肋间隙增宽，呼吸运动减弱或消失，积液区叩诊呈浊音或实音，右侧胸腔积液肝浊音区消失，积液区触觉语颤减弱或消失。

急性结核性脓胸全身中毒症状重，呈现持续高热、胸痛、呼吸困难、衰弱，伴有支气管胸膜瘘时，可咳出大量脓痰。慢性结核性脓胸病程往往迁延多年，可以不发热，但全身消耗表现明显，多合并轻中度贫血和缺氧，体格检查患者胸廓塌陷，肋间隙变窄，呼吸运动减弱，叩诊实音，气管向患侧移位，常伴有杵状指（趾）。

绝大多数结核性胸膜炎的患者外周血白细胞计数是正常的，慢性结核性脓胸可合并贫血，急性期血小板计数往往增高，95%的结核性胸腔积液为单侧，双侧胸腔积液需要考虑漏出液的可能，也可见于结核性缩窄性心包炎。单侧大量胸腔积液需要除外恶性胸腔积液。

第二节　结核性胸膜炎诊断方法

一、诊断标准

（一）结核性胸膜炎的确定诊断标准

结核性胸膜炎确定诊断实验室标准：疑诊患者痰、胸腔积液、活检的胸膜组织中查到抗酸杆菌和（或）结核分枝杆菌培养阳性；活检胸膜组织病理表现为典型的干酪样肉芽肿或非干酪样肉芽肿伴抗酸染色或TB-PCR阳性。

结核性胸膜炎确定诊断临床标准：在结核病高流行地区，45岁以下的单侧渗出性胸腔积液，以淋巴细胞为主（淋巴细胞比例大于75%），ADA大于40；结核病高流行地区，活检的胸膜组织查到非典型干酪样肉芽肿病变。

在确定诊断标准中，查到抗酸杆菌还需要与NTM鉴别，在NTM发病率高的人群中，如HIV/AIDS，查到抗酸杆菌同时需要TB-PCR阳性。在临床诊断标准中，需要注意的是，与能够引起ADA增高的其他疾病鉴别，如部分肺炎旁积液、肺脓肿、间皮瘤、淋巴瘤及其他肉芽肿疾病，如真菌感染、结节病、血管炎、类风湿等。

（二）诊断的局限性

我国结核性胸膜炎患者胸腔积液中分离到抗酸杆菌的阳性率不足5%，胸腔积液结核分枝杆菌培养的阳性率10%～20%，且结核分枝杆菌培养需要4～8周时间，不利于临床及时诊断和治疗。在我国，闭式胸膜活检和内科胸腔镜开展少，使得我国结核性胸膜炎确诊率远低于国际水平，到目前为止，绝大多数患者仍采用胸腔积液常规、生化分析、影像学结合诊断性抗结核治疗反应来综合判断。因此，需要大力开展新的诊断方法、加大开展闭式胸膜活检和内科胸腔镜，积极发展病原学检测手段，提高结核性胸膜炎的确诊率。

二、诊断方法

（一）胸腔积液检查

留取胸腔积液进行常规和生化检查是结核性胸膜炎诊断的初筛实验，对结核性胸膜炎的初步诊断和鉴别诊断具有重要的价值，只要条件允许，胸腔积液的患者均应行诊断性胸腔穿刺。典型的结核性胸腔积液外观是草黄色，透明或微混，约10%的患者可以呈现血性胸腔积液，极少数为乳糜样胸腔积液；pH7.3 ~ 7.4，有核细胞计数在（100 ~ 1000）$\times 10^6$/L，90%的患者淋巴细胞占有核细胞比例大于50%，急性期可以中性粒细胞为主，此时胸腔积液分离出结核分枝杆菌的阳性率最高，间皮细胞应小于5%，70%的患者蛋白定量＞40g/L，85%的患者葡萄糖＞3.33mmol/L（60mg/dl），在葡萄糖低于2.5mmol/L， pH低于7.2时应考虑脓胸可能。

临床上，判断渗出液还是漏出液是诊断的第一步，结核性胸膜炎应该是渗出液，目前为止，Light标准仍然是最好的判断渗出液和漏出液的标准。渗出液标准为胸腔积液蛋白/血浆蛋白＞0.5或胸腔积液LDH/血浆LDH＞0.6或胸腔积液LDH＞血浆上限的2/3； Light标准对渗出液的诊断准确率高达95%以上，当胸腔积液蛋白/血浆蛋白在0.5 ~ 0.65，或胸腔积液LDH/血浆在0.6 ~ 1.0时，Light标准可能会将一部分漏出液判断为渗出液，尤其是使用过利尿剂的患者。此时可以使用血浆-胸腔积液蛋白梯度3.1mg/dl或血浆-胸腔积液白蛋白梯度1.2mg/dl用于鉴别渗出液和漏出液。血浆/胸腔积液NT-Pro-BNP检测有助于鉴别充血性心力衰竭引起的漏出液。胸腔积液肿瘤标志物检测和胸腔积液病理检查有助于鉴别恶性胸腔积液。血浆和胸腔积液PCT检测有助于鉴别肺炎旁积液。

（二）病原学检查

通过痰、胸腔积液、活检胸膜组织检测抗酸杆菌和结核分枝杆菌培养对结核性胸膜炎具有确诊意义，所有结核性胸膜炎的患者均应积极寻找病原学依据。

结核性胸膜炎患者痰中找抗酸杆菌或结核分枝杆菌培养仍然非常重要，尽管结核性胸膜炎的患者经常干咳无痰或不合并肺实质病变。无痰的患者应行氯化钠吸入诱导痰进行检查，国外报道诱导痰的抗酸染色阳性率可达12%，结核分枝杆菌培养阳性率可达52%。

胸腔积液中查找抗酸杆菌的阳性率不足5%，结核性脓胸中的阳性率较高，传统的罗氏培养国外报道阳性率可达36%，国内各个临床中心阳性率不一致，但普遍低于国外，在10%～30%。罗氏培养耗时4～8周，培养阳性可进行药物敏感性试验，尤其对复治或存在耐药高危因素的患者非常重要。

胸膜活检组织抗酸染色和结核分枝杆菌培养有更高的阳性率，抗酸染色的阳性率可达26%，结核分枝杆菌罗氏培养的阳性率可达56%；使用快速的液体培养方法可以提高阳性率达81%，培养时间可以从4～8周缩短为2周。

对培养基进行改良可以提高培养的阳性率并缩短获得阳性结果的时间，1996年，美国JOHNSTOH 公司又推出了Bactec MGIT 960 型全自动快速分枝杆菌培养仪。仪器采用荧光法的原理，将MGIT 培养管底部埋有荧光显示剂，直接感应培养管内氧气浓度。培养管内有分枝杆菌生长时，氧气被消耗，激活包埋的荧光物质，荧光显示剂在二极管的激发下发出荧光。BACTEC系统对胸腔积液中结核分枝杆菌培养阳性率最高可提高到63%，平均时间为2～4周，与传统罗氏培养相比有很大提高。近年来，通过技术改进，还可以对一线药物进行药物敏感性试验、菌型鉴定、耐药基因的检测等，提高了对NTM的检出并大大缩短了获得药敏结果的时间。显微镜观察药敏检测技术（microscopic observation drug-susceptibility assay， MODS）是近年来又一种结核病病原学检测新技术，利用结核分枝杆菌在适宜液体培养基中生长速度较固体培养基快，且会形成特征性的索状结构的特性，在一定时间内在显微镜下观察是否形成索状结构来判断是否存在结核分枝杆菌的方法，这种方法成本较低，不需要昂贵的设备，对技术的要求较低，同时检测的速度快，灵敏度高且可以提供药物敏感数据，更加适合发展中国家开展。来自我国的数据显示，MODS、改良罗氏培养法和抗酸染色法检测结核性胸膜炎的阳性率分别为58.1%、18.9%和6.8%，检测时间为2周。

结核性脓胸的患者胸腔积液抗酸染色和结核分枝杆菌培养的阳性率较高，因慢性结核性脓胸患者多已进行长期的抗结核治疗，应行胸腔积液或脓液的结核分枝杆菌培养并进行药物敏感性试验。HIV/AIDS的患者胸腔积液中结核分枝杆菌分离的阳性率要高于HIV阴性的人群。

（三）核酸扩增试验

NAATs是利用核酸探针通过聚合酶链反应扩增特异的结核分枝杆菌核苷酸序列的方法，有较高的灵敏度和特异性，痰、胸腔积液、胸膜组织NAATs阳性可以确诊结核性胸膜炎，阳性结果还有助于除外NTM感染，是结核性胸膜炎诊断中的重要检测方法。除痰外，还可以用于检测多种临床样本，包括胸腔积液、脓液和胸膜活检组织，NAATs在胸腔积液中的灵敏度并不高，*Meta*分析汇总的灵敏度为62%，特异性为98%，对实验室和技术人员的要求比较高，我国胸腔积液的NAATs检测灵敏度在20%～40%，使得其临床上的应用有限。NAATs在结核性脓胸或胸膜组织中阳性率高，可用于结核性脓胸的快速诊断，通过胸膜活检获取胸膜组织病理联合NAATs有助于结核性胸膜炎的快速诊断，并且能够鉴别NTM感染。

Gene Xpert是快速全自动的实时定量PCR方法用于检测结核分枝杆菌和利福平耐药的方法，痰的Gene Xpert在活动性肺结核中的优异表现使得该方法得到迅速和广泛应用。但该方法在胸腔积液中的阳性率较低，*Meta*分析汇总的灵敏度为51.4%，特异性为98.6%，我国胸腔积液的Gene Xpert检测的灵敏度不足30%，主要原因可能与胸腔积液中细菌负荷低有关。胸膜活检组织也可使用Gene Xpert进行检测，阳性率明显提高，国外报道可达81.5%

（四）生物标志物

在我国，结核性胸膜炎确诊率低于50%，有的临床中心确诊率低于10%，绝大多数胸腔积液的患者仍然依赖胸腔积液化验、影像学表现和对抗结核药物的治疗反应来综合判断。此外，很多患者不愿意接受或不能接受闭式胸膜活检或胸腔镜检查来获取胸膜组织，因此，生物标志物的研究一直是结核性胸膜炎重要的辅助诊断手段。大量和种类繁多的生物标志物中，以下几个在结核性胸膜炎中均有较好的灵敏度和特异性。

1.ADA　即腺苷脱氨酶，是淋巴细胞分泌的酶，早在1978年发现胸腔积液的ADA水平可以用于结核性胸膜炎的诊断，迄今为止，仍然是临床中最稳定最可靠的生物标志物。*Meta*分析汇总的灵敏度为92%，特异性90%，因其较高的阳性预测值，在结核病高流行地区，部分学者认为可以替代闭式胸膜活检用于诊断结核性胸膜炎；而在结核病低流行地区，利用其较高的阴性预测值，ADA＜35U/L可除外结核性胸膜炎。ADA检测价格低廉，便于开展，且大家对cut-off的认识比较统一，普遍接受的cut-off值是35～40U/L；血清ADA水平对结核性胸膜炎的诊断和鉴别诊断无明显意义。值得注意的是，ADA水平随着年龄的增加呈现下降趋势，在老年患者中，ADA在30～40U/L时，也应该考虑结核性胸膜炎的可能。在结核病高流行地区，如我国，年龄＜45岁、以淋巴细胞为主的渗出性胸腔积液，ADA≥40U/L是可以被接受的临床诊断标准，但还不能作为确定诊断，还需要与其他引起ADA增高的疾病，如肺炎旁积液、肺脓肿、淋巴瘤等鉴别；值得注意的是，70%的脓胸ADA水平都增高，绝对值比结核性渗出性胸膜炎更高。ADA大于250U/L往往提示脓胸或淋巴瘤而不是结核。ADA包含有两个同工酶，ADA1和ADA2，其中ADA2是优势酶，占85%，ADA2仅由单核和巨噬细胞分泌，是结核性胸腔积液中的优势酶，而ADA1则可来源于多种细胞。单独检测ADA2可进一步提高灵敏度和特异性。

2.INF-γ　INF-γ是一种前炎症细胞因子，主要由TH1细胞、细胞毒T细胞、NK细胞分泌，可提高巨噬细胞吞噬结核分枝杆菌的活性。结核性胸膜炎是以Th1细胞为主的保护性应答，而INF-γ是Th1细胞分泌的最重要的细胞因子。直接使用ELISA的方法检测胸腔积液中INF-γ水平对结核性胸膜炎的诊断具有较高的敏感性和特异性，可接近ADA。*Meta*分析其汇总的灵敏度89%，特异性97%，对结核性胸膜炎而言是一个很好的生物标志物。目前而言，尚缺乏被广为接受的cut-off值，临床操作并不比ADA简便，诊断的准确性并不优于ADA，使得临床中心开展还不普及，但是联合ADA和其他检测指标对复杂胸腔积液的诊断有价值。

3.干扰素-γ诱导蛋白10　干扰素-γ诱导蛋白10（interferon gamma induced protein 10 ，IP-10）属于趋化因子中CXC亚家族，是由病变局部的炎症细胞和单核-巨噬细胞分泌的一种细胞因子，参与将单核细胞和活化的Th1淋巴细胞运送到感染部位，从而介导Th1炎症反应性疾病，结核性胸膜炎是Th1细胞优势介导的细胞免疫反应。检测胸腔积液中IP-10对结核性胸膜炎的诊断具有较好的灵敏度和特异性，*Meta*分析汇总的灵敏度为84%，特异性为90%。但其诊断效能并不比INF-γ优越。

4.IL-27　IL-27 属于IL-12家族，是一种异二聚体的细胞因子，主要由巨噬细胞、树突状细胞等抗原呈递细胞分泌，促进INF-γ生成和Th1型细胞反应。近期研究发现，检测胸腔积液中IL-27具有很高的灵敏度和特异性。*Meta*分析其汇总的灵敏度为92.5%，特异性为90%；此外，胸腔积液中IL-27水平与ADA和INF-γ有很好的正相关，三者的联合检查有望能够显著提高结核性胸膜炎诊断的灵敏度。在诊断的界值上，目前尚缺乏被广为接受的cut-off值（其界值波动于391～1007ng/L），使得其还未能在临床中开展。

（五）IGRAs

结核性胸膜炎的患者中传统的TST有1/3的患者表现为阴性，在糖尿病，老年，HIV阳性的患者中阳性率更低，再加上我国出生接种BCG的政策，使得传统的TST灵敏度和特异性均较差，难以满足临床诊断的需要。

IGRAs是体外的基于T细胞的免疫检测手段，通过检测结核分枝杆菌RD1区特异抗原（ESAT-6，CFP-10）致敏的T淋巴细胞在受到抗原刺激后释放入血的INF-γ或计数分泌INF-γ的效应T细胞数量来诊断结核分枝杆菌感染的方法。有两个商品化的试剂盒，T-SPOT.TB和QFT-GIT，其中T-SPOT.TB可用于检测外周血和胸腔积液样本，而QFT-GIT只能用于检测血浆样本。该试验主要用于结核分枝杆菌感染的诊断，其用于结核性胸膜炎的诊断是一种拓展，该试验最大的优点是不受BCG接种和NTM感染的影响，最大的局限是不能区分结核潜伏感染和活动性结核病。在结核性胸膜炎的诊断中，*Meta*分析汇总的灵敏度为77%（血）和72%（胸腔积液），特异性为77%（血）和78%（胸腔积液）。该项试验近年来在我国广泛开展，但判断其临床意义时受到陈旧结核和潜伏感染的影响，且费用较高，使得其临床价值有限。

（六）影像学

1.X线　X线对结核性胸膜炎的诊断具有筛查意义。发现典型的胸腔积液表现或合并肺实质病变可提示结核性胸膜炎的可能。干性胸膜炎胸片检查可无异常，结核性渗出性胸膜炎最主要的X线表现是单侧少到中量胸腔积液，典型表现为下胸部外高内低反抛物线型均匀致密影，患侧肋膈角消失，大量胸腔积液患侧全部为均匀致密影，纵隔向健侧移位。特殊部位的包裹性积液有一定的特点，肺底积液时膈肌升高，膈顶向外侧移位，左侧肺底积液可见膈顶与胃泡距离增大；叶间积液表现为沿着叶裂的梭形或纺锤形均匀致密影；发生在侧胸壁的包裹性积液呈现为D字形均匀致密影。20%～50%的结核性胸膜炎患者X线上发现肺实质病变，多位于胸腔积液的同侧，其中纤维陈旧病变约占18%，结节样浸润约占

16%，空洞约占14%。

2.B型超声　B超对胸腔积液的探测比X线更加灵敏，已经替代X线用于胸腔穿刺前定位，尤其是包裹性积液。此外，B超还可以用于探测胸膜粘连的程度，测量胸膜厚度，还可在B超引导下行闭式胸膜活检术或者内科胸腔镜前标记膈肌位置及选取合适的穿刺肋间。

3.CT　CT对结核性胸膜炎的诊断具有重要的辅助诊断价值，是发现胸腔积液的最敏感的方法。可以发现极少量的胸腔积液，对于X线正常的结核性胸膜炎患者，CT扫描发现有接近一半的患者合并肺实质病变。CT扫描中如发现合并双上肺的陈旧纤维病变、小叶中心结节、线样支气管征、实变、空洞、支气管播散征象或粟粒样结节等均对结核性胸膜炎的诊断具有重要的提示意义，可以在胸腔积液和痰培养结果回报前提供重要的辅助诊断价值。此外，CT还可以发现X线不易发现部位的病变，比如肺尖部、肺底、心影后以及被胸腔积液掩盖部位的肺实质病变，并对肺实质病变与胸膜的关系做出评估，如胸膜下微结节影、支气管胸膜瘘。对非典型部位结核的诊断有一定价值，如下肺结核的诊断。CT还可以提高其他肺外结核的发现，如合并支气管结核、纵隔淋巴结结核、颈部和腋窝淋巴结增大，能够早期发现胸壁结核、肋骨结核和脊柱结核，并对界定外科手术范围具有重要价值。CT对结核性脓胸具有诊断意义，CT上可见胸膜分离征、胸膜增厚和钙化。CT还对良恶性胸膜病变具有重要的鉴别诊断价值。

近年来，使用高分辨率CT对结核性胸膜炎患者进行研究发现，绝大多数患者会合并肺实质病变，但并不像传统认识的那样以合并陈旧肺部病变、小叶中心结节、实变、空洞等活动性肺结核病变为主。最常见的影像学表现是胸膜下及支气管血管束周围微结节和小叶间隔增厚，提示结核性胸膜炎经淋巴管播散比经支气管播散更常见。

（七）胸膜活检

经皮胸膜活检曾经是诊断结核性胸膜炎的金标准，活检的胸膜组织病理表现为肉芽肿病变、干酪样坏死、抗酸染色阳性，胸膜活检组织典型的干酪样肉芽肿或非典型肉芽肿伴抗酸染色阳性对结核性胸膜炎具有确诊意义。50%～97%的活检组织呈现肉芽肿样病变，此外，胸膜活检组织还可以送检结核分枝杆菌培养和NAATs检测以提高诊断的灵敏度。

（八）内科胸腔镜

与闭式胸膜活检不同，胸腔镜不仅可以获得胸膜组织，还可以在直视下观察胸膜病变和有目的地获取胸膜组织，内科胸腔镜是诊断结核性胸膜炎和不明原因胸腔积液的最好方法。

内科胸腔镜下结核性胸膜炎常见的表现有：干酪样坏死；弥漫性粟粒样结节；单发或多发胸膜结节；胸膜充血、水肿和增厚；胸膜粘连和纤维隔。有经验的医生可以通过胸腔镜下大体表现诊断结核性胸膜炎。胸膜活检组织需送检常规病理检查，组织学上典型的干酪样肉芽肿可诊断结核性胸膜炎，肉芽肿病变或非肉芽肿病变时需要做抗酸染色或NAATs检查，约10%的患者可以获得诊断。胸膜活检组织应常规送检结核分枝杆菌培养，内科胸腔镜结合病理检查和结核分枝杆菌培养可以将诊断灵敏度提高到95%～100%。

与外科胸腔镜检查和开胸活检相比，内科胸腔镜检查损伤小，仅需局麻，在内镜室即可操作，内科胸腔镜最常见发不良反应是胸痛，多在2～3天内可缓解。

三、诊断流程

我国为结核病高流行国家，结核性胸膜炎是门诊胸腔积液的最主要病因之一，在不同的临床中心，结核性胸膜炎所占胸腔积液的比例不同，临床医生的临床经验也会决定进一步的检查策略，图10-1为推荐的疑诊结核性胸膜炎的诊断流程，首先最重要的是进行诊断性胸腔穿刺，根据胸腔积液的生化和细胞学结果，判断为漏出液还是渗出液。漏出液应积极寻找心脏、肝脏、肾脏等容易引起漏出性胸腔积液的原因。而渗出液中，根据淋巴细胞比例、患者年龄、胸腔积液中ADA水平，再结合痰和胸腔积液抗酸染色、NAATs和结核分枝杆菌培养的结果、胸部X线或胸部CT、TST、胸腔积液中其他生物标志物等判断是否需要胸膜活检，获取胸膜组织进行病理和抗酸染色及NAATs检查。对于存在耐药高危因素的结核性胸膜炎，应积极行结核分枝杆菌培养和药物敏感试验及耐药基因检查来达到诊断目的。

附图一　结核性胸膜炎诊断流程

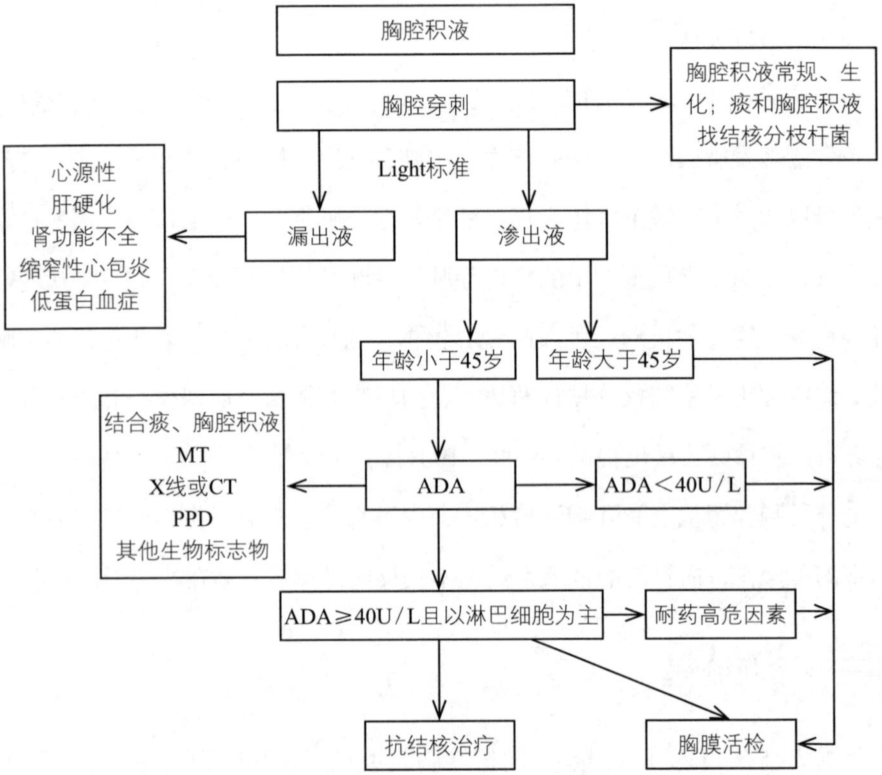

图 10-1　结核性胸膜炎的诊断流程

（杨新婷）

参考文献

1. World Health Organization. Global tuberculosis report. Geneva:WHO, 2015.
2. 陈灏珠,林果为.实用内科学.北京:人民卫生出版社,2009.

3. 马玙,朱莉贞,潘毓萱.结核病.北京:人民卫生出版社,2006.
4. porcel JM. Tuberculous pleural effusion.Lung,2009,187(5):263-270.
5. Baumann MH,Nolan R,Petrini M,et al. Pleural tuberculosis in the United States:incidence and drug resistance. Chest, 2007,131(4):1125-1132.
6. Ruan SY,Chuang YC,Wang JY,et al. Revisiting tuberculous pleurisy:pleural fluid characteristics and diagnostic yield of mycobacterial culture in an endemic area. Thorax, 2012,67(9):822-827.
7. Sehgal IS,Dhooria S,Aggarwal AN,et al. Diagnostic Performance of Xpert MTB/RIF in tuberculous Pleural Effusion:Systematic Review and Meta-analysis.J Clin Microbiol, 2016,54(4):1133-1136.
8. Aggarwal AN,Agarwal R,Gupta D,et al. Interferon Gammma Release Assays for Diagnosis of Pleural Tuberculosis:a Systematic Review and Meta-analysis.J Clin Microbiol,2015,53(8):2451-2459.
9. Piras MA,Gakis C,Budroni M,et al.Adenosine deaminase activity in pleural effusions: an aid to differential diagnosis. Br Med J ,1978,2(6154):1751-1752.
10. Gui X,Xiao H.Diagnosis of tuberculosis pleurisy with adenosine deaminase(ADA): a systematic review and meta-analysis. Int J Clin Exp Med ,2014,7(10):3126-3135.
11. Abrao FC,de Abreu IR,Miyake DH,et al. Role of adenosine deaminase and the influence of age on the diagnosis of pleural tuberculosis . Int J Tuberc Lung Dis, 2014,18(11):1363-1369.
12. Zemlin AE,Burgess LJ,Carstens ME. The diagnostic utility of adenosine deaminase isoenzymes in tuberculoous pleural effusions. Int J Tuberc Lung Dis, 2009,13(2):214-220.
13. JiangJ,Shi HZ,Liang QL,et al.Diagnostic valuw of interferon-gamma in tuberculous pleurisy:a metaanalysis. Chest, 2007,131(4):1133-1141.
14. SupriyaP,ChandrasekaranP,Das SD.Diagnosticutility of interferon-gamma-induced protein of 10 kDa in tuberculous pleurisy.Diagn Microbiol Infect Dis, 2008,62(2):186-192.
15. Wu YB,Ye ZJ,Qin SM,et al. Combined detections of interleukin 27,interferon- γ ,and adenosine deaminase in pleural effusion for diagnosis of tuberculous pleurisy. Chin Med J, 2013,126(17):3215-3121.
16. Ko JM,Park HJ,Kim CH.Pulmonary changes of pleural TB:up-to-date CT imaging.Chest, 2014,146(6):1604-1611.

第十一章 中枢神经系统结核

第一节 中枢神经系统结核临床表现

一、一般表现

中枢神经系统结核起病多缓慢或呈亚急性，但也有呈急性的，临床症状多为不规则低热，伴有乏力、盗汗、食欲缺乏、恶心、头晕、头痛等，可有畏光、易激动、便秘、尿潴留。若合并其他脏器结核，可有其各自的症状，如合并肺结核可有咳嗽、咳痰，如合并急性血行播散性结核病可表现为弛张热或稽留高热。

二、神经系统表现

1．脑膜刺激征　一般1～2周以后出现，多数患者出现颈强直、克氏征及布氏征阳性，但少数患者没有这些表现或晚期才出现。婴幼儿及老年患者的脑膜刺激征可不典型。

2．脑神经受损表现　临床以第Ⅱ、Ⅲ、Ⅴ、Ⅶ对脑神经常见，表现为视力减退或象限盲、眼睑下垂或闭合不全、眼位不一致、瞳孔不等大等。

3. 颅内压增高表现

（1）头痛。多为首发症状，常较剧烈而持久，以枕后及额颞部痛多见。

（2）呕吐。颅内压增高、脑膜刺激的常见症状，多发生于头痛剧烈时，有时呈喷射状呕吐，可伴或不伴有恶心；若在晨间空腹出现，且无恶心先兆，则更有意义。

（3）视盘水肿。由于颅内压增高，视盘发生水肿，进而萎缩，直至失明。

（4）意识障碍。可表现为嗜睡、昏睡、意识模糊、谵妄，甚至昏迷。

（5）脑疝。临床常见小脑幕切迹疝及枕骨大孔疝。小脑幕切迹疝表现为昏迷、一侧瞳孔散大、对光反射消失、对侧肢体瘫痪、全身抽搐及生命体征改变。枕骨大孔疝常急性发生，表现为突然呼吸停止、深昏迷、双侧瞳孔散大、对光反射消失、四肢弛缓瘫、血压下降、迅速死亡。

4. 脑实质受损表现

（1）癫痫。多由近皮层的结核病灶或水肿等引起脑部神经元异常放电所致。

（2）瘫痪。可为偏瘫、单瘫，多由大脑皮层运动区或内囊病变引起。

（3）去大脑强直。患者意识障碍，表现为醒状昏迷，貌似清醒，但无任何意识活动，对各种刺激不发生反应，二便失禁。强痛刺激后，表现为四肢强直性伸直。

（4）去皮层强直。患者表现为双眼凝视或无目的活动，无任何自发性语言，呼之不应，貌似清醒，实无意识。强痛刺激后，双上肢屈曲，双下肢强直性伸直。

（5）四肢手足徐动、震颤、舞蹈样运动。

5. 自主神经系统受损表现　表现为自主神经功能紊乱，如呼吸异常、循环障碍、胃肠紊乱、体温调节障碍，还可表现为肥胖、尿崩症和脑性失盐综合征等。

6. 脊髓受损表现　临床上表现为脊神经受刺激和脊髓受压迫症状，如神经根痛，受损平面以下传导束性感觉障碍，伴有运动障碍及尿便障碍。

第二节　中枢神经系统结核诊断方法

一、实验室诊断

（一）血液检查

少数患者伴有轻度贫血，与长期低热、食欲缺乏、呕吐及营养不良有关；白细胞正常或轻度升高，少数重症病例可有明显的中性粒细胞升高表现，个别可出现类白血病反应；红细胞沉降率（ESR）多升高。临床上一直将红细胞沉降率升高作为判断结核病活动性的依据之一，但ESR并不能反映结核病变的活动性部位。

（二）脑脊液检查

尽管脑脊液检查约有1/3的患者呈不典型改变，但脑脊液的变化出现较早，是中枢神经系统结核诊断和鉴别诊断的主要依据之一。

1.脑脊液压力　腰穿前频繁呕吐、应用脱水剂、脉络丛萎缩、脉络丛动脉痉挛、椎管梗阻等情况下，脑脊液压力可降至0.588kPa（60mmH_2O）以下。但一般情况下，中枢神经系统结核患者的脑脊液压力常可升高到1.765～1.961kPa（180～200mmH_2O），有时可高达4.9kPa（500mmH_2O）。脑脊液外观多为清亮或淡黄色，甚至呈草黄色，或稍混浊，或呈毛玻璃状。有时因纤维蛋白原含量过多，脑脊液放出后可立即凝固于试管内，有的静置数小时后液面可形成薄膜，对诊断有一定价值，但此现象并非中枢神经系统结核病所特有。

2.细胞学检查　大多数患者的脑脊液白细胞可升高至（300～500）$\times 10^6$/L，甚至少数可达1.5×10^9/L以上。起病10天左右，中性粒细胞的比例较高

（0.60～0.80），核左移现象不明显。随着病情发展，淋巴细胞、激活淋巴细胞、激活单核细胞和浆细胞的比例增加。常见中性粒细胞、淋巴细胞、激活淋巴细胞、单核细胞、激活单核细胞和浆细胞的并存，比例相差不甚悬殊，称为混合型细胞反应。这种混合型细胞反应为中枢神经系统结核脑脊液细胞学的最显著特征，一般持续时间较长，短时间内常无明显变化。混合型细胞反应中以淋巴样细胞为主，且最常见，也是脑脊液的细胞学特征。经正规治疗后，病情好转，此时脑脊液中的中性粒细胞消失，主要为淋巴细胞和单核细胞。慢性期可呈持续混合细胞反应。玻片离心沉淀法的细胞收集率的提高，大大增加了抗酸杆菌的阳性检出率。

3.生化改变　病程中期糖含量可以不低，但随着病程的进展开始出现糖含量降低，一般常低于2.5mmol/L（45mg%）。糖含量越低越有诊断价值。其机制可能是炎症时细菌及白细胞对葡萄糖的利用增加，细菌毒素引起神经系统代谢改变，脑膜炎性细胞的代谢产物抑制了膜携带转运功能，致使糖由血液向脑脊液转运发生障碍，脑脊液内糖量减少。但单独糖含量降低这一项指标不能作为诊断的依据，因为影响糖含量降低的因素很多，如脑脊液置放过久、呕吐、进食过少以及化脓性脑膜炎、隐球菌性脑膜炎等均可影响脑脊液中的糖含量，而使糖含量降低。氯化物含量降低的诊断意义比糖含量降低更大，可作为诊断的重要参考。病程越长，氯化物含量越低，诊断价值越大。特别在氯化物含量与糖含量平行降低时，更有诊断价值，其机制与葡萄糖降低相同。也有人认为患者频发呕吐、大量出汗、服盐过少与血浆氯化物含量减少有直接关系。蛋白质含量增高（一般为1～3g/L及以上），对诊断、处理和预后观察具有重要作用。后期若发生椎管内蛛网膜粘连，蛋白质可增至10g/L以上。但脑脊液蛋白变化没有葡萄糖、氯化物和细胞学检查灵敏度高。如果在治疗过程中，脑脊液蛋白含量持续增高或长期不能下降，则有变为慢性的可能，预后十分不良。同时，脑脊液蛋白含量增高不是中枢神经系统结核病所特有，只要脑膜及脉络丛有炎性改变或腰穿时有外伤性出血，脑脊液蛋白含量就会增加甚至很高，且可持续很久不吸收，故须结合葡萄糖及氯化物的变化综合分析判断。

4.细菌学检查　结核分枝杆菌的细菌学检查为中枢神经系统结核的重要诊断依据，通常采用直接涂片，或采用薄膜法检查抗酸杆菌，或培养法检测结核分枝杆菌。目前无论是集菌法还是培养法检查，结核分枝杆菌的阳性率均不高，一般报道，涂片阳性率为10%左右，培养阳性率为20%左右，但实际工作中的阳性率更低，而培养时间更长，很难满足临床及时早期诊断的需求。近年来文献报道脑脊液中L型菌检出率为8%～17.7%，因此，疑为中枢神经系统结核时应做L型菌特殊检查。

二、影像学诊断

（一）脑膜结核

1. 基底池、侧裂池、软脑膜和室管膜的增厚　这是脑膜炎性渗出和增殖导致脑膜增厚的反应。

（1）MRI表现。基底池、脑裂和脑沟内的脑脊液信号被增厚的脑膜部分或全部替代，T1加权图像表现为高于脑脊液且与脑实质相仿的信号，T2加权图像为低于脑脊液但等于或者略高于脑实质的信号，表面欠光整，增强扫描后呈明显强化、均质或不均质强化，或者线样强化。脑膜增厚可以是薄线样，也可以是不均匀的增厚。邻近脑实质的脑膜增厚可出现炎性水肿，表现为不强化的长T1、长T2信号。外侧裂脑膜的增厚常包绕大脑中动脉水平段，引起供血区域的继发性缺血及脑梗死表现。基底池的病灶可以造成脑脊液流动障碍，导致继发性脑积水。室管膜增厚T1加权图像表现为高于脑脊液，T2加权图像等于或略高于脑脊液，与脑实质相仿，增强扫描明显强化，室管膜粘连时可见不同程度的脑室扩张及扭曲变形。

（2）CT表现。脑裂和脑沟的脑膜增厚表现为脑脊液腔隙内被高于脑脊液的密度填充（部分或全部）；发生于基底池时表现为基底池脑膜的增厚，可以有点状钙化，增强扫描明显强化。室管膜密度高于脑脊液且明显强化。

2. 脑膜结核瘤　脑膜结核瘤由肉芽肿环和干酪样坏死的中心构成，为圆形或不规则形态，很少独立存在，多与增厚的脑膜融合在一起，可单发，但多发常见，且常呈簇状分布。

（1）MRI表现。T2加权图像表现等信号或略高信号，大部分病灶难以分辨出干酪样坏死的中心，因而在非增强的T1加权图像中常与增厚的脑膜混在一起，难以分辨是不规则增厚的脑膜还是结核瘤。干酪样坏死中心在T1加权图像表现为低信号，T2加权图像可为高信号（完全液化）或低信号（未液化），也可以为混杂信号（部分液化）。增强后T1加权图像上肉芽肿环明显强化，干酪样坏死中心则不强化。无论未液化还是液化的干酪样坏死，因为不导致水的扩散障碍，所以在DWI上均为低信号。基底池和外侧裂的结核瘤常与增厚的脑膜融合在一起；软脑膜的病灶可为单纯的环状病灶，也可与增厚的软脑膜融合在一起；有时可以看到邻近的脑组织水肿。

（2）CT 表现。结核瘤直径较小时表现为高于脑脊液、与脑实质密度相仿的病灶，增强扫描可见明显强化的肉芽肿环与不强化的干酪样坏死中心。结核瘤直径较大时，强化前表现为低密度的干酪样坏死中心和等密度的肉芽肿环。

3. 硬膜下或硬膜外结核性脑脓肿　硬膜下脓肿表现为颅骨内板下新月形病灶，硬膜外脓肿表现为颅骨内板下双凸透镜形态的病灶。脓腔在磁共振加权T1图像表现为低信号，T2加权图像表现为高信号。脓肿壁在T1加权图像和T2加权图像均表现为相等或略高信号。增强扫描时脓肿壁明显强化，脓腔不强化。由于脓肿的水扩散受限，DWI图像表现为高信号。

（二）脑实质结核

1. 结核结节与结核瘤　虽然两者病理基础一样，即中心为干酪样坏死，周围为肉芽肿包绕（在病理学上，直径超过5mm的结核结节称为结核瘤，结核瘤为多个结核结节的融合），但由于大小的差异，肉芽肿与干酪样坏死面积的差异在影像学上的表现不尽相同。当直径较小，尤其是小于3mm时，影像学上表现为实性的结节灶；当直径较大或干酪样坏死比例较大时，表现为环形病灶，可以是规则的圆形或类圆形，也可以是不规则的环形。

（1）MRI表现。①结节状病灶直径或大或小，T1加权图像呈等信号或略低信号，T2加权图像呈等信号或略高信号，在高场强的磁共振图像中，可看到中心为低信号（可能代表干酪样坏死的中心）。T2加权图像和水抑制序列液体衰减反转恢复序列图像上，病灶周缘可见范围或大或小的高信号包绕，代表病灶周围水肿。增强扫描可见病灶明显均质强化，周围水肿带不强化，其可以单发或多发，也可以成簇分布，也可以和环状病灶融合在一起。由于水肿带的遮盖，部分体积较小的病灶只能看到水肿的表现，看不到病灶本身，只有强化后才能看到粟粒状或者小结节状强化病灶。②环形病灶表现为脑实质内由外周环状结构和不同信号的中心结构组成，代表病理上肉芽肿环和干酪样坏死的中心，可呈圆形、类圆形或不规则形态，常为多发，可成簇分布。肉芽肿环和干酪样坏死的中心呈多种信号改变。T1加权图像中心为低信号，肉芽肿环呈等信号或略高信号，周围可见低信号的水肿区。T2加权图像上，当干酪样坏死（未液化的凝固性坏死）的中心表现为低信号时，肉芽肿环为高信号，周围可见高信号水肿区，水肿与肉芽肿环之间可见细线样低信号间隔；当干酪样坏死中心（液化的干酪样坏死）为高信号时，肉芽肿的环则表现为低信号，外周被高信号的水肿区包绕。二者的肉芽肿环增强后的T1加权图像均表现为明显强化。当干酪样坏死部分液化时，T2加权图像呈混杂信号。当成簇分布而且肉芽肿环较厚时，T1加权图像和T2加权图像均表现为等信号，只有增强扫描才能分辨出明显强化的肉芽肿环与不强化的干酪样坏死中心。结核瘤内的干酪样坏死虽然在未液化（T1加权图像低信号）和液化（T2加权图像高信号）之间有信号差异，但在DWI图像上均表现为没有扩散障碍，呈等信号。

（2）CT表现。结核结节平扫大部分表现无异常，增强扫描时可看到结节样强化。当结核瘤直径较小的时候，平扫可无异常发现，或表现为略低密度灶，增强扫描可见明显强化的肉芽肿环和不强化的干酪样坏死中心。当结核瘤直径较大时，强化前可见呈低密度的干酪样坏死中心和等密度的肉芽肿环，增强后肉芽肿环明显强化，干酪样坏死中心不强化。病灶常呈簇状分布，体积较大或者成簇分布时可看到病灶外的低密度水肿带。

2. 结核性脑炎　其病理基础是白质内的炎性反应性水肿和脱髓鞘改变。MRI表现为手掌样形态的异常信号，T1加权图像为低信号，T2加权图像为高信号，有占位效应，多数病灶本身不强化，有时可见脑回样强化或片状强化，其内无强化的结核结节或结核瘤。CT表现为不强化手掌样低密度。

3. 结核性脑脓肿　MRI表现为脑实质内的环状病灶，T1加权图像脓腔为低信号，脓肿壁为等信号或略高信号；T2加权图像脓肿壁为等信号或略高信号，外缘可见线状低信号包绕，周围为大片高信号水肿区。这与常规自旋回波序列SE序列中心液化的结核瘤的表现不易区分，即使增强扫描也难以分辨。DWI可用来鉴别中心液化的结核瘤与结核性脑脓肿，结核瘤的液化中心无水扩散障碍，表现为低信号，脓腔内的水扩散受限，表现为高信号，脓腔的表观扩散系数（ADC）值减低。结核性脑脓肿的CT表现和直径较大的结核瘤无明显差异，二者难以鉴别。

（三）脊膜脊髓结核

1. 脊膜增厚　表现为不同程度的脊膜不规则增厚，以颈胸段为主，也可累及脊髓全长，呈线状、条带状及丘状，边缘可不光滑、毛糙。磁共振T1加权图像呈等信号或略高信号，T2加权图像呈高信号，增强扫描明显强化。

2. 蛛网膜下腔改变　MRI可见线条状、片絮状异常信号，T1加权图像呈低信号，T2加权图像呈高信号，增强扫描强化不明显。个别可见多房状蛛网膜囊肿形成，T2加权图像呈高信号。

3. 脑脊液-脊髓交界面改变　磁共振T1加权图像显示脑脊液-脊髓交界面毛糙、不光滑。

4. 脊髓肿胀与缺血　脊髓肿胀表现为脊髓增粗，可局限或弥漫，磁共振可见不规则斑块状T1加权图像略低信号、T2加权图像略高信号，由于发现时间不同，增强扫描可表现为不均匀强化或不强化。累及血管时表现为脊髓缺血改变，中央灰质区T2加权图像呈高信号，增强扫描无明显强化。

5. 结核结节和结核瘤　脊髓实质的结核结节和结核瘤与脑实质类似，较大的少见，大多数不超过1.0cm。脊髓的结核瘤不仅可以出现在髓内，也可见于硬膜下腔。

第三节　中枢神经系统结核诊断新进展

一、细菌学诊断

（一）涂片镜检

1.改良的抗酸染色法　脑脊液涂片查找抗酸杆菌是目前用于诊断中枢神经系统结核最常用的一种简便而迅速的诊断方法。但由于结核分枝杆菌菌体内含有大量类脂质（占结核分枝杆菌重量的60%），尤以细胞壁内含量为多，且其富脂外壁的疏水性，导致一般的染色剂难以渗入，加之脑脊液中结核分枝杆菌含量极少，故传统的抗酸染色法（Ziehl-Neelsen stain， Z-N，齐-内染色法）阳性率极低，远远不能满足临床诊断的需要，即使增加脑脊液标本量，也只能将阳性率提高到60%。结核分枝杆菌为兼性胞内菌，既有细胞外状态，又有细胞内状态。改良抗酸染色法采用细胞离心涂片及Triton X-100破膜技术进行标本处理，只需要0.5ml脑脊液，不仅提高了细胞外结核杆菌阳性检出率，还能清晰显示中性粒细胞、单核细胞及淋巴细胞等细胞内结核分枝杆菌，较常规抗酸染色法更高效、更灵敏，是一项方便而准确的结核性脑膜炎快速诊断技术。Feng等通过从脑脊液中找结核分枝杆菌的方法对37例结核性脑膜炎患者采用了三种检测方法（传统抗酸染色法、改良抗酸染色法、ESAT-6免疫荧光染色法），阳性率分别为21.1%、100%、81.1%。邹月明等采用改良抗酸染色法对35例结核性脑膜炎患者脑脊液进行涂片、染色及镜检，将抗酸染色的检出率由以往的10%提高至88.57%。但是，改良抗酸染色法仅仅能检出抗酸杆菌，不能确定为结核分枝杆菌，也不能证明此菌是致病状态还是潜伏感染状态，故仍需做进一步研究来证实抗酸杆菌为致病菌。

2.新免疫荧光染色法　早期分泌性靶抗原6（ESAT-6）是致病性结核分枝杆菌早期分泌性靶抗原，不致病结核分枝杆菌及其他的分枝杆菌没有此抗原的表达，感染早期即有ESAT-6抗原分泌到细胞外，并存在于细胞质和细胞壁中。研究发现，结核分枝杆菌在感染的巨噬细胞内生长时，ESAT-6蛋白表达明显提高。因BCG传代过程中删除了ESAT-6基因，故检测此基因可排除接种BCG的干扰；同时它也不受胞壁完整性的影响，弥补了抗酸染色的缺点。职瑾等对36例确诊结核性脑膜炎和45例非结核性脑膜炎患者脑脊液细胞行ESAT-6免疫荧光染色，结果显示灵敏度为88.89%，特异性为93.33%。

（二）分离培养法

传统的罗氏培养灵敏度为60%～70%，但是临床得到阳性结果通常需要4～5周的时间。目前快速的检测方法主要包括：分枝杆菌生长指示管培养（MGIT）、BacT/ALERT3D仪器培养法、MODS 等。前两种培养方法由于其培养基营养丰富，加之自动化的检测系统，检测时间显著缩短， 如MGIT大约只需要2周的时间。MODS法是一种液体培养结合显微镜观察的技术。研究显示，脑脊液标本行MODS、MGIT、罗氏培养法诊断结核性脑膜炎的灵敏度分别为65%、70%、42%。MODS的主要优势是培养出现阳性结果的中位时间短，仅为6天。

二、免疫学诊断

（一）IGRAs

IGRAs是一种用于结核分枝杆菌感染的体外免疫检测的新方法。结核分枝杆菌感染者体内存在特异的效应T淋巴细胞，效应T淋巴细胞再次受到结核抗原刺激时会分泌多种细胞因子（如IFN-γ），因此，本试验可用于诊断LTBI。其中ESAT-6和滤液蛋白-10（CFP-10）具有很强的诱导致敏T淋巴细胞释放IFN-γ的作用。目前国际上有QFT-G（Quantiferon TB Glod）与TSPOT两种试剂盒。T-SPOT.TB是通过酶联免疫斑点技术测定T细胞产生的IFN-γ的数量；而QFT-GIT是通过酶联免疫吸附试验（ELISA）测定培养上清液中的IFN-γ。Zhou等对IGRAs用于诊断成人肺外结核做了系统性回顾及*Meta*分析，发现T-SPOT.TB被用于肺外结核（胸膜炎、心包炎、腹膜炎、脑膜炎）患者的诊断，而QFT-GIT主要被应用于结核性胸膜炎的诊断。T-SPOT.TB对于结核性脑膜炎的诊断灵敏度为75%，特异性为91%，与ADA检测相比，没有显著的优势。且由于其费用高、技术操作复杂，诊断肺外结核应用有限。

（二）其他生物标志物的检测

1.抗原检测　ESAT-6、CFP-10等。ESAT-6前文已提到。CFP-10是RD1基因编码，在结核分枝杆菌和致病性牛型分枝杆菌属中广泛表达。二者被认为是在免疫学上有希望成为诊断结核分枝杆菌感染的敏感和特异指标之一。但是，由于产生和提取纯化过程十分烦琐且费用昂贵，使其在大规模应用及快速诊断结核病上受到了限制。

2.抗体检测　LAM是细胞壁的主要成分，在结核分枝杆菌与宿主的相互作用中起着关键作用，是结核分枝杆菌感染过程中重要的免疫反应调节因子。有报道称，检测脑脊液中抗LAM抗体对结核性脑膜炎诊断价值较高。在多项回顾性研究中发现，检测脑脊液中LAM-IgG的灵敏度为50.4%～64.0%，特异性为

69%～100%，其灵敏度和特异性均明显高于传统的抗酸杆菌涂片和培养。

3. 细胞因子　Douwe 等通过研究结核性脑膜炎患儿的阳性生物标志物发现，若脑脊液中蛋白含量高于1g/L，脑脊液中血管内皮细胞生长因子（VEGF）浓度显著升高；若脑脊液葡萄糖浓度低于2.2mmol/L，IL-13水平显著升高。IL-13、VEGF、抗菌肽37联合检测，其阳性预测值为91%。

三、分子生物学诊断

（一）Xpert MTB/RIF

Xpert MTB/RIF是一种全自动的快速结核病分子诊断技术。它可以同时检测结核分枝杆菌和利福平耐药性；可以在2小时内得到准确的结果，以便能在当天为患者制定合理的治疗方案；有最低的生物安全要求和使用人员培训需求，可以安置在非传统实验室。2013年10月，WHO建议：对于肺外结核诊断和利福平耐药，强烈推荐疑似结核性脑膜炎患者初诊应采用Xpert MTB/RIF检测脑脊液标本。有条件的可将其作为常规检测的替代方法，包括传统显微镜、菌株培养和（或）病理组织切片等，对疑似肺外结核患者的非呼吸道标本（淋巴或其他组织）进行检测。Claudia等对13个关于结核性脑膜炎的研究中的839例标本进行系统性回顾及*Meta*分析，结果显示，以脑脊液作为标本，Xpert MTB/RIF的灵敏度为 80.5%，而脑脊液培养灵敏度为62.8%。Nathan 等认为离心分离后行脑脊液Xpert MTB/RIF检验的灵敏度与脑脊液培养相似。

（二）聚合酶链反应

近年来，以分子生物学研究为基础的结核性脑膜炎诊断技术取得较大进展。通过NAATS，特别是PCR检测脑脊液中结核分枝杆菌DNA，由于其速度快、灵敏度及特异性好，而成为一种很有前途的诊断中枢神经系统结核的方法。但是由于检测方法不同及实验室的差异，结核性脑膜炎诊断的灵敏度有显著差异（65%～83%）。巢氏PCR是一种改进的PCR技术，旨在显著提高扩增效率，减少由于不相关的引物结合位点扩增产生的非特异性PCR水平。定量巢氏实时PCR技术（quantitative nested real-time PCR，QNRT-PCR），由于采取闭管操作，避免了污染，其特异性较常规PCR有所提高。近来，为了快速诊断中枢神经系统结核，研发了一种新的PCR方法——广泛定量巢氏实时PCR（WR-QNRT- PCR）技术，这个技术结合了巢氏PCR的高灵敏度及实时定量PCR的精确性。它不仅能快速诊断结核性脑膜炎，还能预测预后，并且可在结核性脑膜炎的临床治疗过程中评价抗结核治疗的疗效。

（三）环介导等温扩增技术

环介导等温扩增技术（LAMP）也是一种DNA扩增技术，与传统的PCR相比，它适合于基础设施较差的实验室，甚至野外。这项技术对于中低收入国家具有一定的吸引力。有报道其对于结核性脑膜炎的诊断灵敏度为88%，特异性为80%。但是它的应用还需要进一步评价。

（四）结核分枝杆菌直接检测

结核分枝杆菌直接检测（MTD）是以结核分枝杆菌特异性16S rRNA作为目标放大基因，扩增片段与特异性DNA探针结合（杂交），经杂交保护分析法筛选，最后以化学发光仪检测被标记的rRNA的一种方法。MTD与抗酸染色法联合检测，可以检测结核分枝杆菌活菌，且其检测结果短时间内又不受抗结核药物的影响，对于抗酸染色涂片阴性的标本，可使诊断价值显著提高。但是关于将此方法用于脑脊液检测结核分枝杆菌复合群的研究报道并不多见。Thwaites等发现MTD检测结核性脑膜炎患者脑脊液结核分枝杆菌核酸灵敏度为38%，特异性为99%，抗酸染色灵敏度为52%、特异性为100%，而两者联合检测灵敏度为68%。

（五）结核分枝杆菌基因型直接检测

结核分枝杆菌基因型直接检测（GTMD）是一种以核酸序列扩增和DNA条带技术为基础的新诊断方法。有学者发现其检测结核分枝杆菌复合群灵敏度为92%～97%，特异性为90%～100%，一天内即可完成检测。但是由于其成本过高，一定程度上限制了它的使用与推广。

四、生物化学指标检测

ADA是一种与机体细胞免疫活性有重要关系的核酸代谢酶。研究显示，与其他感染性脑膜炎相比，结核性脑膜炎患者ADA水平显著升高，加之其检测方法简单、价格低廉、检测快速，因此，可作为辅助诊断结核性脑膜炎的指标，其灵敏度和特异性分别为60%～92%、80%～90%。但是脑脊液ADA诊断结核性脑膜炎的界值目前还没有达成共识，在多项研究中界值在5～15U/L。Gopal等对40例HIV感染的结核性脑膜炎患者行脑脊液ADA检测，认为ADA界值定为5U/L时，灵敏度为87.5%，特异性为87.5%；ADA界值定为6U/L时，灵敏度为75%，特异性为96.8%。

（闫世明　韩利军　孙 力）

参考文献

1. 彭卫生,王英年,肖成志.新编结核病学.北京: 中国医药科技出版社,2003.
2. 马玙,朱莉贞,潘毓萱.结核病.北京:人民卫生出版社,2006.
3. Caws M, Dang TM, Torok E, et al. Evaluation of the MODS culture technique for the diagnosis of tuberculous meningitis. PloS ONE, 2007, 2(11):1173.
4. McNerney R, Mallard K, Urassa HM, et al. Colorimetric Phage-Based Assay for Detection of Rifampin-Resistant Mycobacterium tuberculosis. J Clin Microbiol, 2007, 45(4):1330-1332.
5. 梁湘辉,宋婕,刘文恩.液基集菌制片技术检测抗酸杆菌的临床应用研究.中国防痨杂志,2009,1(31):86-89.
6. 何俊瑛,黄庆生,卜晖.脑脊液单核细胞内结核抗原检测对结脑早期诊断的意义.脑与神经疾病杂志,2005,13(3):204-206.
7. 中华医学会结核病学分会颅内影像学分型专家共识编写组.颅内结核影像学分型专家共识.中华结核和呼吸杂志,2015,38(11):805-809.
8. 王东坡,吕岩,周新华,等.脊膜脊髓结核23例核磁共振影像分型.中华结核和呼吸杂志,2015,38(11):828-832.
9. 唐神结.结核病临床诊治进展年度报告(2012).北京:人民卫生出版社,2013.
10. Feng GD, Shi M, Ma L, et al. Diagnostic Accuracy of intracellular Mycobacterium tuberculosis Detection for Tuberculous Meningitis. American Journal of Respiratory and Critical Care

Medicine,2014, 189(4): 475-481.

11. 邹月丽,白鸽,卜晖,等. 改良抗酸染色法在结核性脑膜炎诊断中的应用. 中国神经精神疾病杂志,2014,40(3):149-152.
12. 职瑾,史明,冯国栋,等.脑脊液细胞中结核早期分泌性靶抗原6的检测及其早期诊断价值. 细胞与分子免疫学杂志,2015,31(3): 387-390.
13. Bahr NC, Boulware DR. Methods of rapid diagnosis for the etiology of meningitis in adults. Biomark Med,2014, 8(9): 1085-1103.
14. Zhou XX, Liu YL, Zhai K,et al. Body Fluid Interferon- γ Release Assay for Diagnosis of Extrapulmonary Tuberculosis in Adults: A Systematic Review and Meta-Analysis. Sci Rep,2015,5: 15284.
15. Patel VB, Bhigjee AI, Paruk HF, et al. Utility of a novel lipoarabinomannan assay for the diagnosis of tuberculous meningitis in a resource-poor high-HIV prevalence setting. Cerebrospinal Fluid Res, 2009,6:13.
16. Visser DH, Solomons RS, Ronacher K, et al. Host Immune Response to Tuberculous Meningitis. Clinic Infect Dise,2015,60(2):177-187.
17. Denkinger CM, Schumacher SG, Boehme CC, et al. Xpert MTB/RIF assay for the diagnosis of extrapulmonary tuberculosis: a systematic review and meta-analysis. Eur Respir J,2014,44(2): 435-446.
18. Bahr NC, Tugume L, Rajasingham R, et al. Improved Diagnostic Sensitivity for TB Meningitis with Xpert MTB/Rif of centrifuged CSF: a prospective study. Int J Tuberc Lung Dis,2015,19(10):1209-1215.
19. Takahashi T1, Tamura M, Takasu T. The PCR-Based Diagnosis of Central Nervous System Tuberculosis:Up to Date. Tuberc Res Treat,2012:831292.
20. Thwaites GE, Caws M, Chau TT, et al. Comparison of conventional bacteriology with nucleic acid amplification(amplified mycobacterium direct test) for diagnosis of tuberculous meningitis before and after inception of antituberculosis chemotherapy. J Clin Microbiol, 2004,42(3):996-1002.
21. Ghosh GC, r Sharma B, Gupta BB. CSF ADA Determination in Early Diagnosis of Tuberculous Meningitis in HIV-Infected Patients. Scientifica (Cairo), 2016,5820823:1-4.

第十二章
结核性心包炎

结核性心包炎（tuberculosis pericarditis，TBP）占心包疾病的21.3%～38.8%。在我国，在心包炎肯定的病因中，结核性心包炎是最常见的，其次为非特异性心包炎。近年来国内外关于此有多篇报道，但国外报道例数不多，且以个案为主，国内报道例数相对较多。结核性心包炎由于侵犯重要的脏器应视为重症结核病之一，可发生猝死。结核性心包炎同其他疾病一样，关键在于早期诊断及合理治疗。如何才能做到早期诊断，主要在于对该病的认识和警觉，另外体现在对心包疾病的鉴别诊断能力上。

心包疾病可由多种致病因素引起，可为全身疾病的一部分，也属肺外结核中结核性多浆膜腔积液的一种。由于我国是结核病高发国家，因此，在心包疾病中，结核性心包炎占有重要位置。

结核性心包炎由结核分枝杆菌侵及心包引起，常见的感染途径包括：①气管、支气管树、纵隔或肺门的淋巴结结核，经淋巴管逆行至心包；②肺结核和胸膜结核的病变直接蔓延至心包；③全身血行播散性结核病，同时播散至心包。本病好发年龄为30～50岁，但近年来发现，老年人发生结核性心包炎的病例也逐渐增多。诊断及时、治疗彻底，则预后良好。本病分急、慢性两种或两期，前者常伴有心包积液，后者亦引起心包缩窄。心包炎持续3个月以上者称为慢性心包炎。

第一节　结核性心包炎临床表现

一、基本临床表现

（一）症状

结核性心包炎可有结核病中毒症状，常见发热，以午后为著，38℃左右，可伴有心悸、胸痛、咳嗽和呼吸困难，也可伴有盗汗和乏力。食管受压时可出现吞咽困难。

（二）体征

当心包积液较多（200～300ml）或发生心包缩窄时可出现以下特征。

1.心脏体征　心尖搏动减少、消失或出现心浊音界向两则扩大。心脏听诊心音减弱而遥远，心率可增快。早期可闻及心包摩擦音，慢性期或缩窄期可闻及心包叩击音（由于血流流入心室时突然受到限制，血液冲击心室壁和形成旋涡而产生震动，在听诊时所闻及的舒张期额外音，即心包叩击音）。在胸骨左缘第三、四肋间可听到舒张早期额外音，即病理性第三心音。

2.可出现奇脉　①吸气时胸腔负压增加，使肺血管容量明显增加，血液潴留肺血管内，而心脏因受渗液包围的限制，右心室充盈不能显著增加，致肺静脉回流减少甚至逆流，导致左心室充盈减少；②心脏因液体包围使容积固定，吸气时右心室血液充盈增加，体积增大，室间隔向后移位，左心室容积减少，因而充盈减少；③吸气时膈下降牵拉心包，使心包腔内压力增高，左心室充盈进一步减少。三者相结合使左心室排血量锐减，动脉血压显著下降[下降幅度超过1.33kpa（10mmHg）]，即出现奇脉。

3.左肺受压迫征象　有大量心包渗液时，心脏向后移位，压迫左侧肺部，可引起左肺下叶不张。左肩胛角下常有浊音区，语颤增加，并可听到支气管呼吸音（Ewart征）。

4.体循环瘀血体征　缩窄性心包炎的心包失去弹性而由坚硬纤维组织代替，形成一个大小固定的心脏外壳，妨碍心脏的扩张。由于心肌活动的限制，使血液充盈受阻，心室内压力迅速上升，可使体循环静脉压和肝门静脉压增高，导致静脉回流障碍。如颈静脉怒张，吸气时颈静脉充盈更明显，还可伴有肝大（肝瘀血）、肝颈回流征阳性、双下肢水肿（开始在脚踝部明显，严重者双下肢水肿可达膝关节以上）或胸腹腔积液（可单侧或双侧胸腔积液）。此时测肘静脉压可见显著升高[高于1.5kpa（15cmH_2O）]。

二、合并结核性胸（腹）膜炎的临床表现

临床上结核性心包炎常常可合并结核性胸膜炎和（或）结核性腹膜炎，称为结核性多浆膜腔积液。其临床特征为不同程度的结核病中毒症状，如发热、乏力和盗汗等，发生在胸腔和腹腔则会有不同部位的相应症状和体征。如发生在胸腔可有胸痛和呼吸困难，患侧呼吸动度减弱，叩诊局部浊音或实音，听诊局部呼吸音减低或消失；如发生在腹腔，积液量不多时腹部可无明显症状，当积液量达到1000ml可以有腹部移动性浊音阳性。胸腹腔积液都需要通过积液常规、生化检查和相关化验等鉴别是否为渗出液，是否为结核性。

第二节　结核性心包炎诊断方法

结核性心包炎由于起病症状隐匿，早期特征性不强，临床易与其他心包炎症状相混淆，且早期不容易获得病原学依据，容易导致误诊，因此，结核性心包炎也提倡综合诊断。要结合患者的症状、体征，以及实验室的相关检测，并要排除

相类似的心包疾病，必要时还要参考诊断性抗结核治疗的效果进行综合分析和判断。心包积液或心包病理组织找到结核分枝杆菌才能确诊。

一、辅助检查

（一）常规检查

1. 血常规、红细胞沉降率和心肌酶的检查　一般血常规多正常，少数可合并感染，使血常规中性粒细胞比例升高。红细胞沉降率一般可有轻中度升高或正常。但在结核病、炎症、结缔组织疾病、风湿和恶性肿瘤等疾病中，红细胞沉降率也均可升高，因此红细胞沉降率无特异性。如红细胞虽高，但随着抗结核治疗而不断下降，则提示结核可能性大。如果红细胞沉降率很高或在治疗中红细胞沉降率不降低或有所升高，则需注意排查恶性肿瘤和结缔组织疾病等。若肌酸激酶同工酶（CK-MB）与心肌肌钙蛋白I（cTnI）等心肌损伤标志物增高则表明炎症累及心肌。

2.PPD皮试　目前临床常用的PPD皮试特异性差，不能区分BCG接种、陈旧性结核病、曾经治愈的结核病、活动性结核病以及NTM的感染等，故目前仍然不能解决早期菌阴结核病的诊断。PPD皮试阳性，一般为终身阳性，直到抵抗力降低时，可变为弱阳性或阴性，因而用它诊断活动性结核病，参考价值有限。但若儿童PPD皮试强阳性，其诊断结核病的参考价值则高于成人（但不能仅凭此确诊）。皮试阴性不能排除结核病的诊断，因为它还受患者免疫功能等因素的影响。目前我国有两种PPD：卡介菌纯蛋白衍生物（BCG-PPD），主要用于BCG接种后效果的评价或监测；结核菌素纯蛋白衍生物（TB－PPD），主要用于检测人型结核分枝杆菌的感染。

3.外周血抗结核抗体的检测　此法属于免疫学诊断方法之一，目前为血清多种特异性抗原、抗体的联合检测（有试剂盒为14种抗原检测）。联合检测的优点是在保证特异性的基础上有助于改善灵敏度低的缺点。联合特异性强的多种抗原、抗体检测可提高检测阳性率，但与个体免疫背景、高菌负荷、病变程度等相关，如早期轻症结核病患者，外周血抗结核抗体的检测多为阴性。因此，阴性仍不能排除结核病的诊断。阳性不能确诊结核病，因为这不能区分是活动性结核还是陈旧性结核，需要结合临床情况综合分析。因此，阳性仅对结核病诊断有一定的参考价值。

4.外周血IGRAs的检测　这也是免疫学诊断方法之一，它优于PPD皮试，但也仅能检测是否有过结核分枝杆菌感染，对患者当前体内不同结核分枝杆菌感染的不同病理状况，如治愈过的肺结核、复发的结核病、活动性结核病、陈旧性结核病、潜伏性结核分枝杆菌感染等无法区分。该法的检测结果也与患者自身的不同免疫状况如年龄、营养不良、免疫抑制剂、癌症化疗、TB-HIV共感染等密切相关。因此，本法诊断活动性结核病的价值也有限。

（二）心电图检查

1.ST段移位　因炎症累及和心包渗液压迫心外膜下心肌，使其产生损伤和缺血。

2.P波增宽　50%左右的P波增宽有切迹，但不存在病理性Q 波，可有右心室肥大或右束支传导阻滞。

3.T波改变　由于心外膜下心肌纤维复极延迟。

4.P-R段移位　除avR和V_1导联外，P-R段压低，提示心包膜下心房肌受损。

5.QRS波　QRS波低电压推测为心包渗液的电短路作用。如抽去心包渗液仍有低电压，应考虑与心包炎症纤维素的绝缘作用和周围组织水肿有关。

6.电交替　P、QRS、T波全部电交替为心包填塞的特征性心电图表现。

7.心律失常　90%的病例保留窦性心率，其他为房性期前收缩和房性心动过速，而心房纤颤少见。一般在结核性心包炎诊断时，要具备ST-T改变和QRS波低电压两个条件，仅有后者不能诊断。

（三）心脏超声检查

心脏超声检查为无创性检查，对判断心包积液性质及心脏活动有很高的参考价值。正常心包腔内可有20～30ml起润滑作用的液体，超声心动图常难以发现。心包腔内至少有50ml液体，可确定心包积液。心脏超声检查还可以鉴别无回声区是心包肿块还是胸腔积液或心外膜脂肪垫等。①可直接发现心包积液的液性暗区（发现少量积液、心包粘连和心包腔内渗出的纤维素）；②检测心包壁层厚度，一般高于2mm为异常；③心包积液穿刺定位，可了解进针深度和进针方向；④能观察心房腔内有无附壁血栓或其他占位病变；⑤能准确观察心脏各房室内的结构、容积大小，特别是心脏的运动功能。在炎症时心肌运动功能减退，在此基础上的舒张期心房受压现象是诊断心脏压塞的敏感而特异的征象。

（四）心包积液检查

心包积液穿刺检查，是有创性检查，有一定的风险，应做好穿刺前的准备工作（签心包穿刺同意书，行血小板和凝血等检查，备好急救设备等），除心包积液常规和生化检测外，还要进行结核分枝杆菌的快速检测和药物敏感性［包括结核分枝杆菌的分子检测技术（Hain test 和 Gene Xpert），Bactec-960结核分枝杆菌的快速培养，必要时培养物DNA测序］试验，以及ADA、结核抗原和抗体、IGRAs、细胞学（脱落细胞的病理学检查）、肿瘤标记物、细菌培养和药物敏感性、真菌培养和药物敏感性等检测。

1.常规和生化检查　心包积液呈渗出液特征，可为淡黄色或血性。细胞分类中淋巴细胞占多数。

2.心包积液结核菌的检查　检出率较低，国内外报道亦有不同，为18.4%～54%不等，相差较大。国内有个案报道心包积液检查出为耐多药结核性心包积液，采用结核分枝杆菌快速培养和药物敏感性试验的方法，显示对HRES耐药。近年开展的结核分枝杆菌的分子检测技术也可用于心包积液的检测，如Hain test 和 Gene Xpert，2～24小时可报告结果，可快速诊断结核病，并快速筛查利福平和异烟肼耐药，或利福平耐药。2013年WHO推荐Xpert用于肺外结核诊断。但Hain test 和 Gene Xpert这两项技术受检测基因局限性的影响，检测阴性也不能排除结核病的诊断。一项国外心包积液鉴别诊断研究显示，心包积液Xpert MTB/RIF，ADA和IGRAs联合检测可提高结核性心包炎的诊断准确率。另外，国外早年有发现，心包积液是由分枝杆菌引起，故对结核分枝杆菌快速培养时，其培养物必要时需做DNA测序检查，以助判断是否为NTM引起。

3.结核菌PCR检测技术　具有快速早期诊断的参考价值，存有一定的假阳性和假阴性。国外报道此项技术检测心包积液的阳性率为15.4%～72.2%。但此项检查阳性也仅作为诊断参考依据，不能确诊（可详见其他浆膜腔积液章节）。目前随着检测技术的改进，减少了污染率。

4.IGRAs的检测　T-SPOT.TB用于浆膜腔积液检测，其利用感染部位具有隔室化的特点，在结核炎症时，身体自身的防御机制促使特异的淋巴细胞被募集到局部感染部位，通过分泌细胞因子发挥免疫学效应。局部感染部位的T-SPOT.TB比外周血高，对诊断可有参考意义。但由于受检测技术等多种因素的影响，其检测结果有时各家报道不一，目前最终的诊断还要看试验性（或诊断性）治疗结果的断定。一项北京协和医院187例患者的队列研究报道称，在浆膜腔积液T-SPOT.TB检测中，胸腔积液、腹腔积液及心包积液的T-SPOT.TB检测灵敏度分别为88.9%、94.4%及100.0%。另一项荷兰的研究也用同样方法，提出T-SPOT.TB检测相比于传统的结核分枝杆菌检测，能更快速地决定开始结核病治疗。目前研究均显示浆膜腔积液IGRAs检测的灵敏度与特异性较外周血高，但报道数量不多，各个报道的患者例数也不足，因此，对非血液的体液标本进行IGRAs的研究尚需进一步经过大样本研究进行验证，从而得出更可靠的循证医学依据。

5.ADA检测　在早期诊断中具有较高的参考价值。ADA主要存在于T淋巴细胞中，它与T淋巴细胞的分化增殖密切相关。国内外有多篇关于此法的报道，其中两篇报道称，与其他病因引起的心包积液比较，ADA对结核性心包积液灵敏度和特异性均较高：如ADA活性界定值在30U/L，灵敏度和特异性分别为68%和94%，阳性预告价值是80%。有关心包积液ADA活性的诊断价值的另一篇报道：心包积液ADA>50U/L，提示结核病可能，并且与其他4组（恶性、尿毒症、化脓性、非心包疾病）比较有显著性差异（$P<0.001$）。中国四川一项*Meta*分析结果显示，ADA诊断结核性心包炎的灵敏度为90%（95%*CI*：0.86～0.93），特异性为86%（95%*CI*：0.83～0.89）。但要特别注意的是，血性心包积液、恶性淋巴瘤的心包积液以及结缔组织疾病的心包积液ADA值也可能升高。

6.细胞因子的检测　早年国外有报道结核性心包积液患者的IFN-γ含量显著高于其他疾病（恶性、NTM感染）的心包积液（$P<0.0005$）；TNF-α含量在感染性和结核性积液中相类似，但显著高于恶性积液。IL-1和IL-2在恶性积液中检测不到，但在感染和结核性心包积液中均升高，且前者高于后者。IL-6在恶性组中显著升高。结核性心包积液中，这些细胞因子的升高是由淋巴细胞Th-1的高敏反应引起的。

7.心包积液结核分枝杆菌的抗原和抗体的联合检测　心包积液抗结核抗体早期阳性率低，即使阳性也仅作为临床诊断的参考。

8.其他细菌和真菌的检测　心包积液也应常规送检普通细菌培养加药物敏感性和真菌培养加药物敏感性，在临床上均可见这两种疾病误诊为结核性心包炎而收入结核病专科医院的。

9.细胞学检查和肿瘤标记物的检测　一般这两项检测为常规必查项目。心包积液的脱落细胞学检查很重要，查到恶性细胞可明确诊断恶性心包积液。心包积液的癌胚抗原（CEA）对鉴别良恶性心包积液也具有重要意义，它的升高几乎99%提示为恶性。

（五）心包活检和心包镜检查

在以上各项检查无阳性支持依据或试验性治疗效果不明显时，为明确诊断可行此项检查。国内外均有报道，用活检钳进行心包活检，阳性率明显提高。国内报道10例在透视监视下进行心包活检成功率为100%。有报道心包活检的心包组织PCR阳性率可达80%以上。另外，凡有心包积液需要手术引流者，可选心包镜检查。它可直接观察心包，在可疑区域做心包活检，从而提高病因诊断的准确性，但临床上较少使用。

（六）影像学检查

1.X线检查　当心包渗液超过250ml，可出现心影增大，右侧心膈角变锐，心缘的正常轮廓消失。胸膜渗出液常见，特别在左侧。在慢性或缩窄性心包炎时，心影可正常（心胸比例≤0.5，X线不易发现），但通过其他迹象可主动发现。另外要注意有50%～72%的患者合并肺结核或胸腔积液。

2.胸部CT　可显示心包积液及心包钙化的情况，对心包增厚具有相当高的特异性和分辨力。结核性心包增厚的特点是：常常壁层胸膜呈现厚薄不均的特征。胸部CT必要时要观察纵隔淋巴结大小，判断有无纵隔淋巴结结核。胸部CT同时能显示肺内病变情况与心包膜的关系。根据病变特征，可有效鉴别结核病和肿瘤。

3.MRI　可分辨心包增厚以及有无缩窄存在。国外文献报道，结核性心包炎在增强后的MRI有特征性改变，T1加权图像显示，增厚心包与心肌的图像信号相同，T2加权图像显示，增厚心包内层损伤而为低信号（由腔内血细胞及纤维素所致）。心包腔内可见长线形低信号（如肉芽组织及干酪样坏死物），增强后，增厚的心包壁层与脏层呈双轨样均匀增强（由心包脏层、壁层纤维性肥大所致）。

4 .核医学检查（18F-FDG PET/CT）　一项2013年在中国上海对15例急性结核性（*n*=5）或特发性心包炎（*n*=10）患者用18F-FDG PET／CT检测法进行的回顾性分析中，通过观察心包最大厚度和SUV_{max}值及纵隔、锁骨上淋巴结FDG摄取的表现特征提示，心包的厚度和SUV_{max}值在急性结核性心包炎明显高于急性特发性心包炎。结论为，根据心包FDG摄取程度和纵隔及锁骨上淋巴结FDG摄取程度，可鉴别急性结核性心包炎和特发性心包炎，有助于结核性心包炎快速诊断和治疗。

（七）其他检查

为进一步排除其他原因引起的心包积液，必要时还需进行其他检查，如甲状腺功能减退，要查甲状腺功能；结缔组织疾病要查血抗核抗体谱；肺栓塞要查双下肢B超和D-二聚体等。

二、诊断与鉴别诊断

结核性心包炎要与心肌炎、充血性心肌病、风湿性心包炎、病毒感染、化脓性心包炎、慢性细菌性心包炎、真菌性心包炎、甲状腺功能减退症、红斑狼疮等相似疾病鉴别。

（一）结核性心包炎与其他心包炎鉴别

结核性心包炎与其他心包炎鉴别要点见表12-1。

表12-1 结核性心包炎与其他心包炎鉴别要点

鉴别项目	结核性心包炎	风湿性心包炎	化脓性心包炎	非特异性心包炎
病史	常伴结核病灶或与其他浆膜腔结核同时存在	起病前1～2周常有上呼吸道感染，伴其他风湿病的表现，为风湿性全心炎的一部分	常有原发的感染病灶，伴明显的毒血症表现	起病前1～2周常有上呼吸道感染，起病多急骤，可复发
发热	低热或常不显著	多数为不规则的轻度或中度发热	高热	持续发热，为稽留热或弛张热
胸痛	常无	常有	常有	常极为剧烈
心包摩擦音	少有	常有	常有	明显，出现早
心脏杂音	无	常伴有显著杂音	无	无
抗链“O”滴定度	正常	常增高	正常或增高	正常或增高
白细胞计数	正常或轻度增高	中度增高	明显增高	正常或增高
血培养	阴性	阴性	可阳性	阴性
心包渗液量	一般少至中等量	较少	较多	较少至中等量
积液性质	可为血性	多为草黄色	脓性	草黄色或血性

续表

鉴别项目	结核性心包炎	风湿性心包炎	化脓性心包炎	非特异性心包炎
细胞分类	淋巴细胞较多	中性粒细胞较多	中性粒细胞较多	淋巴细胞较多
ADA 活性	≥ 30 U/L	<30U/L	<30U/L	<30U/L
细菌	有时找到结核分枝杆菌	无	能找到化脓性细菌	无
胸部 CT	心包壁层增厚，心包可有钙化	心包增厚不明显，无钙化	心包增厚不明显	心包增厚不明显，无钙化
治疗	抗结核治疗	抗风湿病治疗	抗生素治疗	肾上腺皮质激素治疗

（二）缩窄性心包炎与心肌病鉴别要点

缩窄性心包炎与心肌病鉴别要点见表12-2。

表12-2　缩窄性心包炎与心肌病鉴别要点

鉴别项目	缩窄性心包炎	心肌病
疲劳和呼吸困难	逐渐发生，后期明显	一开始就明显
吸气时颈静脉怒张	有	无
心尖搏动	常不明显	常扪及
奇脉	常有	无
二尖瓣与三尖瓣关闭不全杂音	无	常有
舒张期的心音	第二心音之后较早出现，较响，为舒张早期额外音（心包叩击音）	在第二心音之后较迟出现，较轻，为第三心音，常可听到第四心音
胸部 X 线	心脏轻度增大，可见心包钙化	心脏常明显增大，无心包钙化，限制型者可有心内膜钙化
心电图	QRS 波群低电压和广泛性 T 波改变，可有心房纤颤或提示左房肥大的 P 波改变	可有 QRS 波群低电压和 T 波改变，有时出现异常 Q 波，常有房室和心室内传导阻滞（特别是左束支传导阻滞）和心室肥大劳损，也可有心房纤颤
胸部 CT	心包增厚或伴有心包钙化	心包正常

（三）缩窄性心包炎并发腹腔积液时应与下列疾病相鉴别

1.肝硬化腹腔积液　腹腔积液为漏出液，可伴有脾大、血小板减少、蜘蛛痣、有乙肝病史或酗酒史等；无颈静脉怒张、肘静脉压升高和双下肢水肿等体循环瘀血表现，胸部CT无心包积液和心包增厚的特征。

2.结核性腹膜炎伴腹腔积液　腹腔积液为渗出液，无伴发肝结核时，肝脏不大，肝功能正常。腹腔积液检测T-SPOT.TB、抗结核抗体和ADA等如升高则有助于结核病诊断，腹腔积液找到结核分枝杆菌或结核分枝杆菌分子诊断阳性可确诊。如结核性腹腔积液与结核性心包积液共存，为结核性多浆膜腔积液。如腹腔积液为漏出液，则可能为结核性缩窄性心包炎所致，此时的腹腔积液是体循环瘀血的体征之一。

（四）结核性心包积液与恶性肿瘤心包积液的鉴别

1.积液性质　两者均为渗出液，均可为血性心包积液。结核性心包积液多伴有结核病中毒症状；而恶性肿瘤心包积液多不伴有发热。

2.积液增长速度　结核病较慢；肿瘤较快。

3.积液B超观察　结核性心包积液可显示心包壁层有增厚或心包腔内有纤维素样渗出物；肿瘤少见或无。

4.积液检查　抗结核抗体检测或TFN-γ检测或结核分枝杆菌PCR定量检测或结核分枝杆菌快速培养或结核分枝杆菌分子检测等，以及心包积液检查细胞学和肿瘤标志物等有助于诊断。

5.心电图　同时具备两项ST-T改变和QRS波低电压，对诊断结核性心包炎有一定的参考价值。

6.胸部CT特征　结核性心包积液可显示心包壁层有不规则增厚；肿瘤较少。

7.诊断性（试验性）抗结核治疗　结核性心包积液有效，但要注意排除耐多药结核性心包积液；恶性肿瘤心包积液无效。

（五）结核性缩窄性心包炎与布加综合征鉴别

临床可见把结核性缩窄性心包炎误诊为布加综合征（BCS）的病例。布加综合征是由各种原因所致的肝静脉和邻近的下腔静脉狭窄闭塞，肝静脉和下腔静脉血液回流障碍，男性发病率高。腹腔积液和肝大是最常见的临床征象，常伴有下肢水肿、下肢溃疡、色素沉着，甚至下肢静脉曲张等。鉴别两病关键看心包膜壁层的厚度和结核病的相关检查等，布加综合征心包膜壁层的厚度应正常。

综上所述，结核性心包炎症状、体征特异性不强，当患者有结核中毒症状伴有胸闷或呼吸困难时，胸部CT要注意观察心包膜的厚度。心包积液的相关结核检测或诊断性抗结核治疗及排除类似心包疾病可协助结核性心包积液的诊断。

（高微微）

参考文献

1. Bathoorn E, Limburg A, Bouwman J J, et al. Diagnostic potential of an enzyme-linked immunospot assay in tuberculosis pericarditis. Clinical & Vaccine Immunology Cvi, 2011, 18(5):874-877.
2. 朱雪峰.结核性心包炎的临床治疗体会.中国现代药物应用,2012, 6(3):39-40.
3. 黄学锐,王淑霞,高微微,等.耐多药结核性心包炎合并胸膜炎1 例.中国防痨杂志,2001,23(5):280.
4. World Health Organization. Automated rea-time nucleic acid amplification technology for rapid and simultaneous detection of tuberculosis and rifampicin resistance:Xpert MTB/RIF system for the diagnosis of pulmonary and extrapulmonary TB in adults and chidren.Policy update,Geneva:World Health Organization.2013.
5. Shaheen P, Jonathan GP, Zita SK , et al. Diagnostic accuracy of quantitative PCR(Xpert MTB/RIF) for tuberculous pericarditis compared to adenosine deaminase and unstimulated interferon- γ in a high burden setting: a prospective study. BMC Medicine ,2014,12:1-11.
6. Yoon S A, Hahn Y S, Hong J M, et al. Tuberculosis pericarditis presenting as multiple free floating masses in pericardial effusion. Journal of Korean Medical Science, 2012, 27(3): 325-328.
7. 刘晓清. γ-干扰素释放试验体液(浆膜腔积液和脑脊液)检测诊断结核病的临床应用. 中国防痨杂志,2015,37(7):728-731.
8. Zhang L, Zhang Y, Shi X, et al. Utility of T-cell interferon- γ release assays for diagnosing tuberculosis serositis: a prospective study in Beijing, China. Plos One, 2013, 9(1):85030.
9. Xie D L, Cheng B, Sheng Y, et al. Diagnostic accuracy of adenosine deaminase for tuberculosis pericarditis: a meta-analysis. European Review for Medical & Pharmacological Sciences, 2015, 19(22):4411-4418.
10. 陈灏珠,林果为,王吉耀.实用内科学.北京:人民卫生出版社,2013.
11. Dong A, Dong H, Wang Y, et al. F-18-FDG PET/CT in Differentiating Acute Tuberculosis From Idiopathic Pericarditis Preliminary Study. Clinical Nuclear Medicine, 2013, 38(4):160-165.

第十三章
骨关节结核

骨关节结核（osteoarticular tuberculosis）绝大多数继发于肺结核，由结核分枝杆菌通过血液或淋巴系统传播至骨关节，发生于血供丰富、负重程度大的骨质或活动较多的关节滑膜，其中脊柱结核发病率最高，其次为关节结核。依据首都医科大学附属北京胸科医院统计，骨关节结核占肺外结核的1%～3%，其中脊柱结核占骨关节结核的70%，其次是膝关节、髋关节与肘关节。

第一节　骨关节结核临床表现

一、症状

1.典型的结核中毒症状　患者起病缓慢，有低热、乏力、 盗汗、消瘦、食欲不振及贫血等；也有起病急骤者，有高热及毒血症症状，一般多见于儿童及免疫力差的患者。

2.好发部位　脊柱结核好发于腰椎、胸腰段，胸椎次之，颈椎再次之，单纯累及骶尾椎者少见。关节结核病变部位大多为单发性，少数为多发性，但对称性十分罕见。青少年患者起病前往往有关节外伤病史。

3.疼痛　病变部位有疼痛，初起不甚严重，每于活动后加剧。儿童患者常有“夜啼”。部分患者因病变快速造成骨质破坏及形成脓肿，致使骨关节腔内压力升高和产生炎症刺激的急性症状，此时疼痛剧烈。髋关节与膝关节的关节神经支配有重叠现象，髋关节结核患儿可以指认膝关节部位有疼痛。单纯骨结核者髓腔内压力高，脓液积聚过多，疼痛也很剧烈。脊柱结核中，疼痛是最先出现的症状，通常为轻微疼痛，休息后症状减轻，劳累后则加重。颈椎结核除有颈部疼痛外，还有上肢放射痛及麻木等神经根受刺激、压迫的表现，咳嗽、喷嚏时会使疼痛与麻木加重。有咽后壁脓肿者可妨碍呼吸与吞咽，睡眠时有鼾声。后期可在颈侧扪及冷脓肿所致的颈部肿块。胸椎结核患者有背痛症状，下胸椎病变的疼痛有时表现为腰骶部疼痛。脊柱后凸十分常见，部分患者直至发现后凸畸形方至医院就诊。炎症组织刺激神经根时会出现肋部放射痛，病变组织进入椎管会出现截瘫。腰椎结核患者在站立与行走时，往往用双手托住腰部，头及躯干向后倾，使重心后移，尽量减轻体质量对病变椎体的压力。炎症组织刺激神经根时会产生下肢放射痛，严重者大量病变组织进入椎管压迫硬膜囊，会出现马尾神经症状，导致大小便功能障碍。

4.局部肿胀或积液　脊柱结核流注脓肿可以直至皮下，出现在腰三角、胸壁、腹股沟、大腿，部分患者以此就诊。浅表关节可以查出有肿胀与积液，并有压痛，关节常处于半屈状态以缓解疼痛；至后期，肌肉萎缩，关节呈梭形肿胀。

二、体征

1.窦道或瘘管形成　骨关节结核发展的结果是在病灶部位积聚了大量脓液、结核性肉芽组织、死骨和干酪样坏死物质。脓肿可经过组织间隙流动，向体表溃破形成瘘管。脓肿也可以与空腔内脏器官沟通成为窦道。窦道瘘管经久不愈会合并感染导致高热，局部急性炎症反应加重。重度混合感染的结果是慢性消耗、贫血、中毒症状明显，甚至因肝肾衰竭而致死。

2.截瘫　脊柱结核骨质破坏形成死骨或脓肿会压迫脊髓而产生截瘫症状，以颈椎及胸椎多见。

3.病理性骨折与脱位　结核病灶会导致骨与关节的病理性骨折与脱位。

4.病变静止后遗症　关节腔纤维性粘连形成纤维性强直而产生不同程度的关节功能障碍；关节挛缩于非功能位，最常见的畸形为屈曲挛缩与椎体破坏形成的脊柱后凸畸形（驼背）；儿童骨骼破坏将造成双侧肢体的长度不等。

第二节　骨关节结核诊断方法

一、骨关节结核的诊断

骨关节结核的诊断依据患者临床表现及影像学检查，对于晚期的骨关节结核诊断并不困难，但对于初期的骨关节结核的诊断还需结合其他检查以综合判断。

（一）流行病学史

骨关节结核往往存在结核病接触史，或有结核病原发病灶。

（二）临床表现

存在或不存在低热、乏力、厌食、全身不适等结核病中毒症状，因为病史时间较长，住院时往往结核病中毒症状已经消失，或者被“感冒”等掩盖，出现局部疼痛、肿胀等，出现结核性脓肿及形成窦道，或者合并窦道感染。脊柱结核多呈放射性疼痛、僵直、畸形，或出现脊柱压迫征。局部压痛或叩击痛，拾物试验阳性有诊断意义。髋、膝关节结核可见跛行、间歇性腿痛或关节肿胀，活动受限。

（三）实验室检查

有轻度贫血，白细胞计数一般正常。有混合感染或存在巨大脓肿时白细胞计数增高。红细胞沉降率在活动期明显增快；病变趋向静止或治愈，则红细胞沉降率逐渐下降至正常。红细胞沉降率是用来检测病变是否静止和有无复发的重要指标。从单纯性冷脓肿获得脓液标本进行结核分枝杆菌培养，其阳性率约为30%。

（四）影像学检查

X线摄片检查对诊断骨与关节结核十分重要。在骨与关节结核早期，出现软组织肿胀和关节腔大量积液时，可见关节间隙增宽和周围软组织密度增高等；骨结核当骨质出现破坏时方可在X线片上观察到骨质结构的改变；在骨与关节结核的晚期，尚可清楚显示关节组成骨的位置关系及破坏程度。CT检查能够比普通X线摄片发现更多更细微的改变，特别是在显示病灶死骨及空洞等方面具有独特优势，并可以更清晰地显示病灶周围寒性脓肿的部位及累及范围；尤其是MPR技术及3D重建技术显示骨与软组织结构更加清晰直观。MRI检查可以在炎性浸润阶段就显示出异常信号，具有早期诊断的价值。MRI尚可显示脊柱结核患者的脊髓有无受压与变性等异常，尤其对并发截瘫患者的诊断与评价具有重要意义，且明显优于CT及其他检查。寒性脓肿通常MRI表现为腰大肌或者椎旁均匀一致的T1低信号、T2高信号，因此，可以早期明确颈椎、胸椎、腰椎以及骶椎的寒性脓肿形状、大小和流注方向。骨质破坏的典型 MRI表现为T1呈混杂低信号或均匀信号，T2呈混杂高信号，部分呈均匀高信号；病灶内死骨可使T1、T2信号明显不均匀，T2抑脂序列对病变显示更佳。滑膜增厚 T1表现为均匀一致的中等偏低信号，T2表现为中、高、低混杂信号，可见不规则的低信号条状、突起状结节或团块影，高信号的液体渗出信号可分布于混杂信号。MRI 的多平面成像有利于观察脊柱和椎间盘细微的病理改变，有利于观察病变向前或向后纵韧带及椎间孔曼延的范围，确定病变区内有无脓肿形成及流注脓肿的范围，观察病变向椎管内侵犯的情况和硬脊膜囊、脊髓的受压程度，为更确切地制定治疗方案，以及进行术后或药物治疗后的随访提供参考。超声检查可以探查深部冷脓肿的位置和大小，关节镜检查及滑膜活检对滑膜结核的早期诊断具有重要价值。

（五）实验室检查

目前骨关节结核诊断以病理学检查及发现结核分枝杆菌为金标准。其他实验室检查如PPD、抗结核抗体、结核分枝杆菌PCR检查，以及T-SPOT.TB等能确诊一部分早期骨关节结核患者；一部分患者借助试验性抗结核治疗可以获得早期诊断与治疗；剩下的相当一部分患者可能只有静待疾病进展到影像学检查出现典型表现时方能确诊。2010年利福平耐药实时荧光定量NAATs技术（Xpert MTB／RIF）问世，Xpert MTB／RIF作为一种分子生物学快速诊断技术，可以同时检测结核分枝杆菌复合群和利福平耐药情况，可以在100分钟内报告结果，操作简便。基于多中心实验室和国际多中心的评价与验证，结果显示：Xpert MTB／RIF检测技术从痰标本中检测涂阳肺结核和涂阴肺结核的灵敏度分别为99%和74%。检测利福平耐药的灵敏度和特异性分别为95%和98%。获取关节结核的标本需要的技术条件相对简单。脊柱结核由于位置较深，周围毗邻重要脏器，早期行CT定位下穿刺活检是可行的办法。

二、骨关节结核的鉴别诊断

（一）脊柱结核的鉴别诊断

脊柱结核居于全身骨关节结核的首位，其中以椎体结核为主，附件结核罕见。椎体以松质骨为主，它的滋养动脉为终末动脉，使得结核分枝杆菌容易停留在此。在整个脊柱中腰椎活动度最大，腰椎结核发生率也最高，胸椎次之，颈椎更次之。本病以青壮年患者多见，老年人发病率近10年上升趋势明显。根据症状、体征与影像学表现，典型患者诊断不难，但必须与下列疾病相鉴别。

1.强直性脊柱炎　本病均有骶髂关节炎症，没有全身中毒症状，人类白细胞抗原-B27（HLA-B27）阳性，X线平片看不到骨破坏与死骨，胸椎受累后会出现胸廓扩张受限等临床表现。

2.化脓性脊柱炎　发病急，有高热及明显疼痛，进展很快，早期血培养可检出致病菌，X线表现进展快。但慢性化脓性脊柱炎与脊柱结核鉴别困难。

3.腰椎间盘突出　无全身症状，有下肢神经根受压症状，红细胞沉降率不快。X线片上无骨质破坏，CT检查可发现突出的髓核。

4.脊柱肿瘤　多见于老年人，疼痛逐日加重，X线片可见骨破坏累及椎弓根，椎间隙高度正常，一般没有椎旁软组织块影。

5.嗜酸性肉芽肿　多见于胸椎，患者年龄通常不满12岁，整个椎体均匀性压扁成线条状，上下椎间隙完全正常。没有发热等全身症状。

6.退行性脊椎骨关节病　为老年性疾病，普遍性椎间隙变窄，邻近椎体上、下缘硬化发白，有骨桥形成，没有骨质破坏与全身症状。

（二）关节结核鉴别诊断

根据病史、症状与影像学表现，典型患者诊断不难，早期结核病变较难确诊。须与下列疾病相鉴别诊断。

1.特异性滑膜炎　多为一过性，7岁以下儿童多见，有过度活动的病史，表现为髋部疼痛和跛行。X线片未见异常。卧床休息2周即愈，没有后遗症。

2.儿童骨软骨病　本病X线表现特殊，初期关节间隙增宽，接着骨化中心变为扁平和破碎及囊性改变。红细胞沉降率正常。但早期滑膜结核确与儿童股骨头骨骺骨软骨病难以区别。

3.类风湿关节炎　儿童型类风湿关节炎也有发热、红细沉降率加快表现，尤其是初发为单关节性时很难区别。但本病的特征为多发性和对称性，经过短期观察不难区别。

4.化脓性关节炎　发病急骤，有高热。急性期有脓毒症表现，血液和关节液中可检出化脓性致病菌。X线表现为骨破坏迅速，并有增生性改变，后期会发生骨性强直。

（秦世炳）

参考文献

1. 全国第五次结核病流行病学抽样调查办公室. 2010年全国第五次结核病流行病学抽样调查报告.中国防痨杂志,2012,34(8):485-508.
2. 秦世炳.重视肺外结核病并规范骨关节结核的临床诊治.中国防痨杂志,2014,36(8):655-658.
3. 范俊,秦世炳,董伟杰,等. 结核感染T细胞酶联免疫斑点试验与结核抗体检测在骨关节结核辅助诊断中的价值.中国防痨杂志,2014,36(10):884-887.
4. Gu Y, Wang G, Dong W,et al. Xpert MTB/RIF and GenoType MTBDRplus assays for the rapid diagnosis of bone and joint tuberculosis. Int J Infect Dis,2015,36(7):27-30.
5. 尹青琴,焦伟伟,孙琳,等.Xpert结核分枝杆菌／利福平试验对结核病及耐多药结核病诊断价值的Meta分析.中国循证儿科杂志,2012,7(5):341-348.
6. 范俊,秦世炳,董伟杰,等. 正确理解和认识骨与关节结核诊疗的若干问题.中国防痨杂志,2013,35(5):384-392.

第十四章 其他肺外结核

第一节　肾结核

肾结核是由结核分枝杆菌引起的肾脏病变，是造成肾脏器质和功能损害的一种慢性、进行性、破坏性疾病。结核分枝杆菌侵入肾脏，首先在双肾毛细血管丛形成微小结节病灶，但不产生临床症状，多数病灶由于机体抵抗力增强而自愈，此时称为病理性肾结核。如果侵入的结核分枝杆菌数量较多、毒性较强，同时机体抵抗力下降，则结核分枝杆菌可以侵入肾髓质和肾乳头，并在干酪样坏死后溶解破溃排入肾盂，进而沿输尿管侵犯膀胱，产生临床症状，此时称为临床肾结核。感染方式主要有血行播散和淋巴循环感染、逆行感染、直接感染。多数肾结核合并有肾外结核，其中以肺结核最常见，占70%～75%。肾脏通常是泌尿生殖系统中首先被结核分枝杆菌感染的器官，泌尿生殖系统其他部位结核多由肾结核直接播散形成。但因肾结核患者早期症状不典型，易被误诊为泌尿系统感染、慢性膀胱炎、前列腺炎、间质性膀胱炎等，许多肾结核患者确诊时已属晚期，因此，肾结核的早期诊断非常重要。

据综合统计，我国75%的肾结核病例发生在20～40岁，多发生于成人，老年人患病率也有增加趋势，男性的发病率略高于女性。肾结核的临床表现与病变侵犯的部位及组织损害的程度有关。由于肾结核起病隐匿，结核中毒症状不典型，病变初期局限于肾脏的某一部分时临床症状甚少，仅在检验尿液时发现尿中可找到结核分枝杆菌。当膀胱受累出现泌尿系统刺激症状，如尿频、尿急、尿痛时，说明肾脏已经遭到破坏，进而可出现肾盂积水、积脓，输尿管扩张或狭窄，严重者可波及对侧肾脏，进而出现肾功能不全，使患者丧失劳动能力，生活质量急剧下降，给家庭和社会造成很大危害。

一、临床表现

（一）膀胱刺激症状

肾结核的症状表现在膀胱而不在肾脏。膀胱刺激症状是肾结核膀胱受累时最重要的症状，也是最早出现的症状。当结核分枝杆菌侵及膀胱黏膜造成结核性炎症时，患者出现尿频、尿急，此由含有脓细胞及结核分枝杆菌的尿液刺激膀胱所致。排尿次数在白天和晚上都逐渐增加，严重者每小时要排尿数次。当膀胱被结核侵蚀并形成溃疡后，排尿次数更多。结核性溃疡愈合过程中的瘢痕形成可导致膀胱挛缩，膀胱容量急剧变小，患者出现更为剧烈的尿频，排尿次数可多达数十次，并在尿频的同时，出现排尿不能等待，必须立即排出，类似尿失禁的现象，且排尿终末时在尿道或耻骨上膀胱区有灼痛感。膀胱病变日趋严重，这些症状也越显著。据国内统计， 70%～80%的患者有尿频、尿急、尿痛等膀胱刺激症状，且持续时间较长，若不予抗结核治疗，症状难以消失，一般抗生素治疗无效或仅稍有改进。

（二）血尿

血尿是肾结核的另一个重要症状，发生率在70%以上，一般与尿频、尿急、尿痛等症状同时出现，多为终末血尿，严重时有血块。血尿的程度不等，多为轻度的肉眼血尿或显微镜血尿，有3%的病例为明显的肉眼血尿，且肉眼血尿为其唯一的首发症状。血尿大多来自膀胱病变，如膀胱结核性炎症、溃疡使膀胱在排尿时收缩，进而导致出血。血尿也可来自肾脏本身病变。肾性血尿表现为无痛性全程血尿。与肾性血尿不同的是，因膀胱病变所致的血尿尿液红细胞形态是均一性的。

（三）脓尿

脓尿的发生率为20%左右。肾脏和膀胱的结核性炎症造成组织破坏，尿液中可出现大量脓细胞，同时在尿液内亦可混有干酪样物质，使尿液混浊不清，严重者呈米汤样脓尿，有时表现为脓血尿。尿常规显示白细胞数从几十到上万不等。

（四）腰痛

当肾结核病变累及肾包膜或局部有炎症时，可有腰部压痛和叩击痛。当肾结核导致肾组织破坏严重时，肾脏出现积脓、积水，体积增大，可见腰部肿块或肾脏包膜肿胀牵扯性疼痛。肾脏包膜受损破坏时，脓液流出，造成腰大肌脓肿，可刺激周围神经及黏膜，从而导致腰痛。腰痛发生率约为10%。少数患者也可因血块或脓块堵塞输尿管导致排尿不畅而引起肾绞痛。

（五）全身症状

肾结核是常见的肺外结核之一，常伴发全身其他部位的结核病，因此，可出现一般结核病的各种症状。若合并有其他部位结核病或双侧肾结核，尤其是出现肾脏积脓时，会出现发热、食欲缺乏、消瘦、乏力、盗汗等结核病中毒症状。若出现贫血、恶心、呕吐、水肿等症状时，说明肾脏破坏严重，应警惕有无肾功能不全及尿毒症。

（六）其他伴发症状

肾结核常继发于其他器官结核或者并发其他器官结核，因此，会出现一些其他器官结核的症状，如肺结核的咳嗽、咳痰，骨结核的冷脓肿压迫局部导致疼痛，肠结核的腹泻、腹痛，尤其是容易伴发附睾结核，表现为附睾结节、肿大、脓肿，甚至破溃形成溃疡窦道。据文献报道，男性肾结核患者中有50%～70%合并生殖系统结核。

以上为肾结核的常见典型表现，但有相当一部分不典型病例可能没有上述表现。不典型肾结核可能仅表现为腰痛，发生率为49.2%。此类患者膀胱刺激症状并不明显，其症状无特异性，临床上不易早期准确诊断，有报道称误诊率高达68.9%。这类不典型病例根据临床表现及一般化验检查不易做出诊断，尚需进一步做全面系统的检查，以确定诊断。

二、诊断

肾结核初起症状轻微，无明显结核病中毒症状，早期诊断困难。患者大都在出现尿频、尿急、尿痛等膀胱刺激征后就诊，因此，肾结核的诊断不能忽视上述临床表现。符合下列3项中任何一项即可确诊肾结核：①尿结核分枝杆菌培养阳性；②病理证实结核病变；③膀胱镜和（或）X线尿路造影有结核病典型表现，并结合临床症状和实验室检查综合分析做出诊断。

（一）实验室诊断

1.尿液检查

（1）尿常规检查。尿常规对肾结核的诊断有决定性意义，在早期诊断中占重要地位。肾结核早期可无任何症状，只在尿常规检查时发现异常。尿常规检查显示红细胞、白细胞多见，严重者可见大量脓细胞，并且尿红细胞形态为均一性，尿蛋白少见。国内外学者报道肾结核患者尿常规异常者占40%～90%，但缺乏特异性。因此，临床上尿常规表现为红细胞、白细胞多见，临床表现为膀胱炎症状，常规抗感染治疗效果欠佳者，应考虑肾结核的可能。

（2）尿结核分枝杆菌检测。这是诊断肾结核的关键。连续3天24小时尿沉渣涂片抗酸染色阳性，即可考虑为泌尿系统结核。本方法简便易行、快速价廉，50%～70%的病例可找到抗酸杆菌，是诊断泌尿系统结核的重要方法之一。但是由于NTM等抗酸染色也呈现阳性，临床上要注意鉴别。尿结核分枝杆菌培养时间较长，需4～8周，同时能做菌群和菌种鉴定，准确性高，是诊断肾结核的重要方法，也是诊断泌尿系统结核的金标准之一，阳性率可高达70%～90%，特异性可达100%。但是因培养时间较长，不利于指导临床开展早期有效的治疗。

（3）尿PCR结核分枝杆菌 DNA和RNA检测。其为肾结核的快速诊断开辟了一条新的途径。Bennanis等报道，连续3天晨尿PCR结核分枝杆菌 DNA检测阳性率为72.2%。近年来，随着分子生物学技术在结核领域的广泛应用，肾结核等肺外结核诊断的灵敏度和特异性大大提高。例如，韩纪勤应用荧光定量PCR检测标本TB-DNA的特异性为97.7%，灵敏度为59.8%，阳性预测值为98.5%。但尿PCR结核分枝杆菌DNA检测存在明显的局限性，即易污染、假阳性率高、无法区分活菌和死菌。尿PCR结核分枝杆菌 RNA检测可以作为尿PCR结核分枝杆菌DNA检测的补充，因其只有在活菌时才能检测出阳性结果，准确性高，但其操作要求较高，这也限制了其在临床的推广应用。对于尿沉渣PCR TB-DNA阳性的标本可以通过尿PCR方法鉴定结核分枝杆菌还是NTM感染，也可通过Gene Xpert 和基因芯片检测其耐药性，指导临床开展早期有效的治疗。

临床诊治过程中，推荐应用尿PCR诊断肾结核，但该方法不能作为唯一的诊断方式，要在传统尿抗酸染色涂片和培养方法的基础上，进行尿液结核分枝杆菌DNA和RNA检测，再与临床表现、影像学检查等相结合，做出综合判断。

2.免疫学诊断

（1）TST。该方法是我国最常用的结核分枝杆菌感染筛查方法，成本低廉、简单易行。TST所使用的结核菌素纯蛋白衍生物（purified protein derivative，PPD）是从结核分枝菌素中粗提的抗原混合物，对菌阴肺结核和肺外结核的诊断有一定的帮助。肾结核的阳性率为88%～100%，如为阴性，需要结合临床表现和辅助检查综合判定。

（2）结核抗体检测。根据抗原抗体间特异性反应原理，检测血清及尿中的特异性抗体，有助于肾结核的诊断。有报道用ELISA测定结核分枝杆菌抗体诊断肾结核，与病理诊断的符合率为82%；如果同时测定抗原和抗体，阳性率可达到96.5%，与结核分枝杆菌培养方法接近。Araujo等报道结核分枝杆菌38kD抗原的灵敏度和特异性高达77.4%和97%。董梅等报道，抗LAM和抗38kD抗体联合检测，肾结核患者阳性检出率达88.5%。结合抗体检测与传统方法相比，具有快速、简便、无污染等优点。

（3）T-SPOT.TB。该方法可检测经结核分枝杆菌特异性抗原ESAT-6或CFP-10刺激后释放IFN-γ的细胞数量，且不受BCG接种和NTM的影响，与TST相比，具有较高的灵敏度和特异性。该方法现已被广泛用于肺结核及肺外结核的诊断。曾春艳等采用T-SPOT.TB和TST对44例确诊为肾结核的病例进行评估，与临床诊断相比较，T-SPOT.TB对肾结核诊断的灵敏度为95.5%，特异性为92.6%，准确率为93.8%，特异性和阳性预测值均高于TST。这提示T-SPOT.TB在肾结核检测方面的价值优于TST，在辅助肾结核诊断方面具有很高的应用价值。

（二）影像学诊断

尿液中查到结核分枝杆菌虽可明确肾结核的诊断，但具体病变的位置、范围的大小、单侧或双侧病变以及治疗方案的选择均有赖于进一步的影像学检查。

1.超声检查　该方法对于诊断早期肾结核意义不大，但对已有空洞形成及肾积水的肾结核的诊断有很大帮助。典型的肾结核超声影像特点如下。

（1）结节型。肾实质局部肿胀，多呈单发或多发性低回声结节，边界模糊，似肾肿瘤。这代表早期干酪样结核结节伴有坏死，很少出现血流信号。

（2）空洞型。干酪样结核结节进一步液化坏死，肾乳头和肾盏进一步破坏，形成结核空洞，与肾盏相通，看不到肾乳头，皮质变薄或消失。结核性空洞似囊肿，呈无回声或低回声。

（3）肾积水型。轻者局部肾盂、肾盏显著扩张，重者可有中度或重度积水，体积增大，外形不规则，断面多呈多房囊性改变，囊液常呈“云雾”状低回声。此型与肾积水不同之处在于，肾盂、肾盏壁不均匀增厚，肾盂输尿管结合部管壁不规则增厚甚至管腔狭窄，这代表结核性肾积脓或肾积液。

（4）纤维硬化型和钙化型。纤维硬化型结核的肾外形不规则，包膜不规则增厚或结节状，肾内回声增强，结构不清，其中可见团块状或弧形强回声，伴有大片声影。此型的典型表现为“油灰肾”或“自截肾”。

（5）混合型。肾脏大小不一，表面不光滑，包膜不规则，肾实质回声紊乱，其内可见多个无回声区及斑片状或团块状强回声，部分伴声影，肾盂及肾盏扩张为无回声或分布密集的、大小不等的光点，可伴输尿管扩张，但在临床上不同类型可混合存在。超声诊断肾结核的准确性与医生的经验、超声仪器以及病情阶段等因素有关，故超声对肾结核的诊断符合率各家报道不一，低者为24.19%，高者达91.8%。Rui等回顾性分析258例肾结核，超声诊断符合率为58.9%（152/258）。肾结核的超声表现错综复杂，易造成误诊、漏诊。特别是早期肾结核，超声很难发现异常，常需结合其他影像学检查提高诊断符合率。但超声检查无损伤、方便，可多次反复检查，对于抗结核药物治疗期间监测肾脏病变情况和膀胱容量变化有很大意义。肾结核行患肾切除后，定期超声监测对侧肾脏是否发展为肾积水，与静脉尿路造影（IVU）及CT检查相比，既经济又安全。

2.肾脏CT和MRI检查　CT和MRI检查对早期肾结核的诊断有一定困难，但对晚期肾结核的观察有明显优势，分辨率较高，可观察双肾轮廓、大小、位置和腰大肌的影像，以及肾、输尿管、膀胱有无结石及钙化或异物。肾结核钙化多不规则，密度不均。干酪空洞型结核常见围绕空洞壁的钙化，且钙化呈圆形或半圆形，多位于肾实质。CT和MRI检查亦可显示纤维化管壁增厚的肾盂及输尿管，后者为肾结核的病理特点之一，却难以被其他现有检查方法发现。CT和MRI检查还可观察到肾实质厚度，为决定手术方式提供参考，因肾实质厚度反映结核病变破坏程度。肾结核CT有以下特征性改变：空洞表现为低密度区；由于纤维化的存在，空洞呈向心性排列，故其断面呈囊状、花瓣状排列；多发者围绕肾盂排列；增强扫描常可发现所谓“调色板”样的特征性改变。输尿管增粗、壁厚，也具有一定的特异性。当肾盂造影不显影或不能做增强CT扫描时，MRI可作为协助诊断的方法。MRI具有非侵袭性、无须造影剂、无肾功能依赖性、能较好地显示上尿路解剖结构等优点，对肾结核诊断准确率较高。此外，肾结核难以与肾内病变鉴别及肾结核合并肾肿瘤时，肾脏增强CT和MRI检查具有较大优势，特别是螺旋CT 3D重建，可替代 IVU，肾结核诊断准确率可达93.3%。

3.静脉尿路造影　该方法不仅可以显示肾脏、输尿管的破坏情况，且可了解对侧肾功能状况。肾结核早期肾盂边缘不整，如虫蚀样，肾盏失去杯口形状。严重时肾实质干酪样坏死，形成空洞，肾盏颈部可因结核性纤维化而狭窄，甚至肾盏颈部完全梗阻未显影。局限性结核脓肿可压迫肾盂，使肾盂变形出现压迹。若肾脏全部破坏或输尿管因病变完全梗阻，则患肾可不显影，表现为患肾“无功能”，但不能显示该肾的破坏程度。输尿管结核时显示为输尿管膀胱连接部以上的输尿管扩张，若病变严重则表现为输尿管僵硬和多发节段性狭窄。通过IVU可了解膀胱情况，如有无膀胱挛缩或膀胱痉挛。大剂量造影剂IVU是研究泌尿系统疾病的一个重要进展，可大大减少逆行肾盂造影在诊断泌尿系统结核中的使用率。若在IVU中辅以断层技术，则可使诊断更为准确。此外，可在电视下动态观察输尿管，了解输尿管蠕动情况及狭窄的部位与长度，观察输尿管膀胱连接部及肾盂输尿管连接处有无梗阻。Yazdani等报道，33例肾结核中，行IVU 者26例，显示异常者16例（61.5%）。Ardalan等报道，25例肾结核中，IVU显示输尿管狭窄或扩张者占52%，累及膀胱者占52%，肾自截者占48%，肾实质钙化者占40%，最常见的是输尿管狭窄、扩张伴同侧 肾自截和膀胱不规则的混合表现。对IVU不显影的肾脏可行逆行造影。如超声提示有积水，亦可在超声引导下经皮肾穿刺造影。

4.超声引导下经皮肾穿刺造影　近来认为，超声引导下经皮肾穿刺造影为肾结核的重要诊断方法，尤其对于IVU不显影的无功能肾脏病患者，欲了解其梗阻部位以上尿路情况，此方法更为适宜。在肾脏增大病例中，经皮肾穿刺造影有取代逆行肾盂造影之趋势，可穿刺入扩大肾盂内并注入造影剂，以显示肾盂及输尿管，还可抽出尿液行常规检查及涂片检测，并可测定结核空洞内化疗药物浓度。此外，通过该技术可直接注入抗结核化疗药物进行治疗。但此方法有出血、腹膜后感染等并发症。

（三）膀胱镜检查

膀胱镜检查不仅能直接看到膀胱内的典型结核变化，而且可以直接取活检做病理学检查而确立诊断。早期膀胱结核可见黏膜充血、水肿及结核结节，病变多在患侧输尿管口周围，并向三角区和其他部位蔓延。较严重的膀胱结核可见黏膜广泛充血、水肿、结核结节和溃疡，输尿管口呈洞穴样。在做此检查的同时可做两侧逆行插管，收集肾盂尿行镜检和结核分枝杆菌培养。由于这些是不同肾脏检查数据，故其更具诊断价值。此外，还可行逆行肾盂造影以了解双肾情况。若膀胱结核严重，膀胱挛缩，容量小于50ml时，不宜进行此项检查。

张劲松等比较B超、腹平片（KUB）、IVU、CT和MRI诊断肾结核的阳性率，发现CT的准确率较高，其次是MRI；对于肾脏形态的改变包括局部的变形，MRI有较高的阳性率（69%）；对于肾实质的改变（低密度空洞等），CT有较高的阳性率（43.6%）；对于肾区的钙化，亦是CT阳性率最高（41%），其次是KUB（18.6%）；对于肾盂、肾盏变形（包括壁的厚度），CT阳性率最高（62.8%）；对于输尿管的改变，CT、MRI均有较高的阳性率（分别为68%和67.9%）。一组69例肾结核病例分析显示，超声检查、IVU、逆行肾盂造影、CT、MRI、膀胱镜检查明确提示肾结核的阳性率分别为63.2%、46.9%、85.7%、64.3%、90.9%和10%。因此，在高度怀疑肾结核时，当一种影像检查未发现异常时，要综合其他影像，以便明确诊断。

三、鉴别诊断

（一）肾盂肾炎

肾盂肾炎表现为尿频、尿急、尿痛等膀胱刺激症状，伴血尿和腰痛。症状多呈间歇性反复发作，无持续性低热。尿的普通细菌培养可发现致病菌。红细胞沉降率一般正常，PPD试验阴性。尿中无抗酸杆菌。

（二）急性膀胱炎

急性膀胱炎表现为明显的尿频、尿急、尿痛等膀胱刺激症状，常伴有下腹部及会阴部坠胀不适感，但无发热等全身症状。经抗生素治疗后通常症状可以消失。

（三）肾结石伴积水

肾结石继发感染时可表现为尿频、尿急、尿痛，伴有发热、腰痛，但无持续性低热，有时可发生剧烈的肾绞痛。KUB可发现不透光影。红细胞沉降率一般正常，PPD试验阴性。尿中无抗酸杆菌。

（四）肾肿瘤

肾肿瘤可表现为腰痛、血尿及腰腹部肿块，但尿频、尿急、尿痛等膀胱刺激症状不明显。尿中无白细胞。B超检查、X线检查及CT检查可发现肾脏有占位性病变。

第二节　肠结核

肠结核主要是由结核分枝杆菌感染肠道而引起的一种特异性的慢性传染性疾病，是肺外结核中较常见的一种。感染途径主要有以下3种。

（1）肠道感染。多数由开放性肺结核患者吞咽含有结核分枝杆菌的痰液，使肠道感染结核分枝杆菌所致。也可能是因与肺结核患者共进饮食，未采取消毒隔离措施，致使结核分枝杆菌直接进入肠道而引起。而饮用被结核分枝杆菌污染的牛奶所致的原发性肠结核较少见。

（2）血行播散。肠外结核可经血行播散，引起肠结核。

（3）直接侵犯。女性的生殖系统结核可以直接侵犯肠道引起肠结核。

大多数肠结核患者早期缺乏特异性表现，其临床表现与很多肠道疾病表现相似，故容易误诊。半数以上患者查体可触及腹部包块。腹部包块常位于右下腹，位置较深，质地硬，表面不平，有压痛，相对固定。肠结核合并肠梗阻、肠穿孔、局限性腹膜炎时可出现相关体征，如肠鸣音亢进、肠型、腹部压痛及反跳痛等，继发结核性腹膜炎时可有腹水。

一、临床表现

（一）腹痛

因病变常累及回盲部，故疼痛最常见于右下腹，触诊时可发现局限性压痛点。疼痛亦可位于脐周，系因回盲部病变牵引所致。疼痛一般较轻，呈隐痛或钝痛，亦有表现为间歇性疼痛者，常于进餐时或餐后发作。进餐时疼痛为进食引起胃回肠反射或胃结肠反射所致。餐后疼痛因病变的肠曲痉挛或蠕动增强所致，疼痛常伴有便意，便后疼痛可缓解。增生型肠结核并发肠梗阻时，腹痛主要为绞痛，并有肠梗阻的相应症状。

（二）腹泻与便秘

腹泻是溃疡型肠结核的主要症状之一，这是因肠曲炎症和溃疡的刺激使肠蠕动加速、排空过快所致。排便一般每日2～4次，多为糊状便，轻者仅含少量黏液；严重者每日腹泻可多达10余次，便中有黏液及脓液，血便较少见。此外，还可发生便秘，粪便呈羊粪状，或腹泻与便秘交替出现。

（三）腹部肿块

主要见于增生型肠结核，多因肠壁局部增厚所致。当溃疡型肠结核和周围组织粘连或并发肠系膜淋巴结核等，均可形成肿块而被扪及。肿块常位于右下腹，中等硬度，可有轻压痛，有时表面不平，移动度小。

（四）全身症状

溃疡型肠结核常有结核病中毒症状，如午后低热、不规则热、弛张热或稽留热，伴有盗汗，可有乏力、消瘦、贫血、营养不良性水肿等症状和体征，并可有肠外结核，特别是结核性腹膜炎、肺结核等有关表现。增殖型肠结核多无结核病中毒症状，病程较长，全身情况较好。女性患者可出现月经失调。

二、诊断

（一）实验室诊断

1.血液检查　溃疡型肠结核可有中度贫血，无并发症时白细胞计数一般正常。红细胞沉降率多明显增快，可作为估计结核病活动程度的指标之一。

2.粪便检查　溃疡型肠结核的粪便多为糊状，一般无肉眼黏液和脓血，但显微镜下可见少量脓细胞与红细胞。粪便浓缩涂片和PCR检测阳性者有助于诊断，但仅在痰液检查阴性时才有意义。

3.PCR结核分枝杆菌DNA检测　随着PCR技术的不断进展，结核分枝杆菌DNA 的检测目前已广泛应用于结核病的临床诊断，通过特异性体外扩增结核分枝杆菌DNA 片段达到诊断的目的，提高了诊断的灵敏度，较结核分枝杆菌培养耗时明显缩短。陈瑜君等通过检测结肠石蜡包埋标本中结核分枝杆菌DNA 诊断肠结核，灵敏度为32%，特异性为100%。顾清等通过检测石蜡包埋及新鲜肠黏膜标本中结核分枝杆菌DNA 的表达，发现其诊断肠结核的灵敏度为63.89%，特异性为83.33%。赵纯成等报道肠黏膜组织结核分枝杆菌DNA 检测诊断肠结核的灵敏度为73.6%，特异性为100%。但该项检测必须通过手术或结肠镜取得肠道黏膜组织才能获得结果。无论是肠镜活检还是腹腔镜手术活检，活检组织均可以进行免疫组化。对于抗酸染色阳性的标本可以进一步通过PCR检测是结核分枝杆菌感染还是NTM感染，也可通过Gene Xpert 和基因芯片检测其耐药性。

4.免疫学检测　免疫学检测包括PPD试验、抗结核抗体及T-SPOT.TB。PPD试验阴性或血PPD抗体阳性有助于诊断，但阴性不能排除该病。有报道显示肠结核患者血结核抗体IgG阳性率为23.7%，IgM阳性率为18.4%，诊断阳性率较低限制其用于肠结核的诊断。T-SPOT.TB是近年来发展起来的用于诊断结核病的一种新方法。T-SPOT.TB使用结核分枝杆菌特异性抗原刺激PBMC分泌 IFN-γ，用酶联免疫斑点技术检测分泌细胞因子的细胞，从而检测抗原特异性T 淋巴细胞的应答反应，确定结核分枝杆菌感染状态。有报道显示，T-SPOT.TB 在肠结核组中的阳性率明显高于非肠结核组，T-SPOT.TB诊断肠结核灵敏度和特异性分别是85.7% 和81.1%，这提示T-SPOT.TB检测可作为肠结核与非肠结核鉴别诊断的一种方法。梁飚绵等报道T-SPOT.TB 诊断肠结核的灵敏度、特异性、阳性预测值和阴性预测值分别为86.2%、92.5%、86.2% 和92.5%，高于TST的58.6%、73.6%、54.8%和76.5%。赵纯成等对比分析了T-SPOT.TB与肠黏膜组织结核分枝杆菌DNA检测在肠结核诊断中的应用价值，结果显示，T-SPOT.TB诊断肠结核的灵敏度为90.3%，特异性为91.1%；结核分枝杆菌DNA 检测的灵敏度为73.6%，特异性为100%。T-SPOT.TB 诊断肠结核的灵敏度高于结核分枝杆菌DNA检测，但其特异性低于结核分枝杆菌DNA检测；两种方法检测的阳性率在不同病理表现的肠结核患者中无显著差异。

（二）影像学检查

1.X线检查　X线胃肠钡餐造影对肠结核的诊断具有重要价值。在并发肠梗阻时，钡餐检查要慎重，以免加重肠梗阻，必要时可用稀钡做检查。该检查需要肠道准备，检查时间长，因此，目前已较少运用X线作为诊断肠结核的首选方法。除进行钡餐检查外，宜常规进行加钡剂灌肠检查或结肠镜检查以寻找可能同时存在的结肠病变。在溃疡型肠结核，钡剂于病变肠段呈现激惹征象，排空很快，充盈不佳，而在病变的上、下肠段则钡剂充盈良好，称为X线钡影跳跃征象。病变肠段如能充盈，则显示黏膜皱襞粗乱、肠壁边缘不规则，有时呈锯齿状；也可见肠腔变窄、肠段缩短变形、回肠盲肠正常角度消失。

2.CT检查　CT 检查受扫描方向、肠道活动、肠道准备等因素影响，不易判断十二指肠水平段及空回肠病灶和较小的肠结核病变。肠结核CT检查的表现多为肠壁环形增厚，少数见盲肠内侧偏心性增厚，回盲瓣增厚，可呈肠道跳跃性改变，增强后以均匀强化为主。CT 亦可发现合并的腹内肠外结核，特别是淋巴结结核，其表现为环状或多环状强化的肿大淋巴结，少数见钙化性淋巴结，这有助于肠结核的诊断。CT诊断标准为以下几项：①可见肠结核病变段肠管壁增厚，增强扫描后病变段肠壁明显强化；②如并发腹腔淋巴结结核，可见肿大淋巴结呈环状强化；③肠结核可侵犯肠管周围组织，平扫可表现为周围脂肪间隙模糊、密度增高，伴有干酪样坏死组织时密度不均匀，周边明显强化，干酪样坏死组织不强化或强化较差，肠系膜淋巴结肿大、钙化。多排螺旋CT（multislice computed tomography，MSCT）具有快速及扫描图像层薄、空间和密度分辨率高、无创无痛、能同时观察肠腔内外等优点，是目前诊断肠结核非常有效的检查方法。任露等报道，与手术或病理结果对照，MSCT发现28例病变位于回盲部的肠结核病例，定位诊断准确率为90.3%，定性诊断准确率为88.2%。

（三）结肠镜检查

根据病理改变，肠结核可分为炎症型、溃疡型、增生型和混合型。结肠镜可以对全结肠和回肠末段进行直接观察，对本病诊断有重要价值。炎症型表现为黏膜充血水肿、血管纹理模糊，可见到点状或片状糜烂灶，表面附黄白色黏稠渗出物或霜样白苔。溃疡型可见大小不等的溃疡，可单发或多发，大的环肠壁半周，多不规则，呈椭圆形或类圆形，以横形走向多见，与肠轴垂直，底部覆黄白色苔，部分可见肉芽组织生长，溃疡界限多不分明，周围黏膜呈炎性改变。增生型特点为增生性结节，呈铺路石样改变，大的可形成不规则肿物样隆起，质地脆，色红，触之易出血。混合型有不同程度的肠腔节段性狭窄。活检组织如能找到干酪样坏死性肉芽肿或结核分枝杆菌则具有确诊意义。结肠镜对肠结核的定位及定性诊断有重要价值，但结肠镜是有创检查，有相关禁忌证，检查前需行肠道准备，不能同时观察肠腔外病变，且当肠腔局部狭窄时结肠镜无法到达病变部位进行观察和活检，容易造成漏诊、误诊。

（四）腹腔镜探查

对于不明原因的腹痛、腹腔积液以及诊断困难的腹部包块可采用腹腔镜探查进行诊断，同时可以进行治疗。

三、鉴别诊断

（一）克罗恩病

本病与肠结核临床表现和病理改变极其相似，易造成误诊。两者的主要区别如下。

（1）肠结核常并发肺结核。

（2）不完全肠梗阻、肠瘘、脓肿在克罗恩病中比在肠结核中更多见。

（3）克罗恩病病程长，抗结核治疗无效。

（4）克罗恩病和肠结核的病变都以回盲部和升结肠最常见；X线检查肠结核多见回盲部肠段的缩短，而克罗恩病少见；结肠镜检查肠结核多见环形溃疡而克罗恩病多见纵行溃疡。

（5）肠结核组织病理活检可见干酪样坏死性肉芽肿或结核分枝杆菌，克罗恩病无此发现。

（二）溃疡性结肠炎

本病与肠结核临床表现相似，容易混淆。溃疡性结肠炎疼痛较轻，以脐周、右下腹为主。病变主要在直肠和乙状结肠，主要依靠X线检查和纤维结肠镜检查做出诊断。镜下其黏膜表现为慢性炎症，可见充血、水肿和灶性出血，但无结核性环形溃疡和瘢痕狭窄。溃疡性结肠炎主要是直肠变形。

（三）结肠癌

本病发病年龄较高，无结核病中毒症状，消瘦、贫血等全身症状严重。腹部包块为其主要表现。早期查体腹部包块可以活动，无明显压痛，质地硬，表面不光滑，易发生肠梗阻。X线造影检查可见充盈缺损，肠腔狭窄，黏膜破坏，累及范围较局限，不侵犯回肠。结肠镜或手术探查活组织病理可确定诊断。

第三节　淋巴结结核

淋巴结为肺外结核的好发部位，据统计淋巴结结核的发病率居肺外结核的首位。儿童和青少年发病较多，女性多于男性，好发于颈部、腋下及腹股沟淋巴结。初期一般进展较慢，因此，很容易错过治疗的最佳时机，导致淋巴结结核继续发展形成冷脓肿或溃疡，久治不愈，或治愈后易复发的后果。按病理形态，淋巴结结核可分4种类型：干酪型、增生型、混合型和无反应型。按病程进展，临床亦分4种类型：结节型、浸润型、脓肿型和溃疡瘘管型。

一、临床表现

淋巴结结核根据发病部位，主要有以下两大类：浅表淋巴结结核和深部淋巴结结核。颈部淋巴结结核、腋窝淋巴结结核、腹股沟淋巴结结核为常见的浅表淋巴结结核。腹腔淋巴结结核、纵隔和肺门淋巴结结核为常见的深部淋巴结结核。淋巴结结核的发病部位不同，其临床症状也不同。

（一）颈部淋巴结结核

本病最为常见，占整个淋巴结结核患者的90%。女性多于男性，据资料统计，男性以30岁年龄组最多，女性以50岁年龄组最多。其临床表现主要为：①颈部一侧或双侧出现肿块；②不痛痒，按压边缘可滑动，无明显压痛；③逐渐增大，肿块周围皮肤变紫，最终破溃流出水样脓液，并排出黄浊干酪样脓液，可见反复溃烂；④部分患者可见低热、盗汗、食欲缺乏、消瘦等全身中毒症状。

（二）纵隔淋巴结结核

本病常伴有肺门淋巴结结核，一般起病较缓，少数患者可急性起病，主要症状为全身中毒症状及纵隔淋巴结的压迫症状。慢性起病者可有午后低热、乏力、盗汗、精神萎靡等常见的结核病中毒症状；急性起病者表现为寒战、高热，体温可高达40℃以上，伴有头痛、周身酸痛等症状，往往被误诊为上呼吸道感染、流行性感冒、败血症、淋巴瘤等。根据纵隔内各淋巴结组群的不同及受累后病变的严重程度可产生不同的压迫症状。

（1）气管旁、气管及支气管淋巴结肿大可压迫气管和主支气管引起呼吸困难，尤其是幼儿症状更为明显，表现为吸气性呼吸困难、发绀，重者出现“三凹征”。气管及支气管长期受压，局部黏膜充血、水肿，气管壁缺血、软化、坏死，或淋巴结脓肿直接穿破气管壁而形成气管、支气管淋巴瘘；若瘘口较小表现为刺激性咳嗽，可咳出干酪样坏死物，瘘口较大，大量干酪样物质溃入气管可引起窒息。另外，主支气管受压可以引起全肺不张，叶、段支气管受压可引起肺叶不张或节段性肺不张。

（2）食管旁淋巴结肿大压迫食管可引起吞咽困难；食管钡餐检查为外压性狭窄。长期压迫可发生食管穿孔。干酪样物质经食管排出后，压迫症状可随之缓解。

（3）肿大的淋巴结或脓肿压迫喉返神经可引起同侧声带麻痹，出现声音嘶哑；压迫膈神经可出现顽固性呃逆；压迫交感神经则可出现霍纳综合征。

（4）压迫大血管可出现上腔静脉压迫综合征；压迫主动脉可以形成假性动

脉瘤。

纵隔淋巴结结核有时可向上蔓延引起颈部淋巴结结核；脓肿穿破纵隔胸膜可形成脓胸，穿破胸骨或剑突下皮肤形成慢性窦道，经久不愈。

（三）腹腔淋巴结结核

本病一般是由于全身播散或在肠结核和结核性腹膜炎的基础上形成的。多数患者病程长、进展慢，也可急性起病，临床表现差异较大，可以全身表现为主，缺乏腹部体征，伴有不同程度发热、盗汗等表现；也可以腹部表现为主，腹痛、腹部压痛，部分可触及肿块，并伴有消化系统症状，如肠梗阻、肠瘘、消化道出血。临床上以肠系膜淋巴结结核多见。肠系膜淋巴结结核好发于儿童和青少年，发病较慢，多与肠结核、结核性腹膜炎、盆腔结核同时存在。当仅有肠系膜淋巴结结核而无肠结核、结核性腹膜炎、盆腔结核时，局部症状常以腹痛、腹泻为主，疼痛多位于脐周围、左上腹、右下腹，为固定性隐痛、钝痛或绞痛，阵发或间歇性发作。伴有肠结核时可有腹泻与便秘交替出现，也有仅表现为便秘者。由于钙化或肿大的淋巴结融合团块压迫肠管，可引起肠梗阻等一系列并发症，相互粘连则可触及肿块，不易移动，有压痛；合并腹腔积液时有移动性浊音；如继发感染形成混合型脓肿，则易破溃到腹腔，出现急腹症表现。

二、诊断

（一）实验室诊断

1.细菌学诊断　细菌学诊断是诊断淋巴结结核的金标准。临床上将结节型、浸润型淋巴结细针穿刺获取的标本和对脓肿型和溃疡瘘管型淋巴结穿刺抽取脓液或溃疡面渗液的标本，分别送实验室行结核分枝杆菌抗酸染色涂片及结核分枝杆菌培养。有文献报道称，有学者对淋巴结获取组织进行涂片检查抗酸杆菌或培养分枝杆菌，并对其与组织细胞学之间关系进行深入研究，发现淋巴结结核分枝杆菌中耐药菌较多见。肖玉梅等对临床怀疑为结核性淋巴结炎的患者采用细针取活检标本做细菌学培养，评价其诊断价值及耐药发生率，74 例患者经组织细胞学及细菌学检查被诊断为结核性淋巴结炎，其中14例患者（18.9%）标本分离培养到结核分枝杆菌。14例患者中12例为人型结核分枝杆菌，2例为牛型结核分枝杆菌。大多数患者对4种常规抗结核药物敏感，4例（28.5%）患者对一种或多种药物产生耐药。朱苏宝等应用该方法对51例淋巴结结核患者进行结核分枝杆菌培养检查，18 例（18/51）患者分离出结核分枝杆菌，细菌培养显示了极高的灵敏度（35.3%）。

2.免疫学诊断　TST是我国最常用的结核病感染筛查方法。该方法成本低廉，简单易行。TST所使用的PPD是从结核分枝杆菌中粗提的抗原混合物，对肺外结核的诊断有一定的帮助。目前，淋巴结结核的诊断仍主要借助于TST和结核抗体检测。但因所用试剂、检测方法以及检测病例等的不同，结核抗体的检测结果难有可比性。TST虽是目前临床最常用的淋巴结结核筛查方法，但假阳性率高，且易受患者身体状况影响。国内有文献报道称，免疫低下患者TST的阳性率仅为20%～30%。张国英应用PPD和结核抗体对61例淋巴结结核患者进行检测，阳性率分别为47.5%和41.0%，其灵敏度和特异性均不理想。应用T-SPOT.TB检测其灵敏度和特异性分别为80.3%和96.7%，与传统的涂片镜检、结核抗体检测和TST相比，阳性率显著提高。

3.分子生物学诊断　李加平对74例淋巴结结核患者在细针吸取细胞学检查诊断的基础上联合PCR 方法检测结核分枝杆菌 DNA，52例阳性，阳性率为70.3%（干酪型为51/62，阳性率为82.3%）；与传统的抗酸染色阳性率43.2%相比，阳性率显著提高。细针吸取细胞学技术对于怀疑由结核性病变引起的淋巴结肿大的诊断有独特的优势，有报道称其阳性率为68%，而与PCR结合可使诊断准确率更高。车南颖等对48例淋巴结结核组织标本和21例其他淋巴结疾病组织标本进行了相关检测。结果显示，免疫组织化学、PCR技术及抗酸染色检测的灵敏度分别为52.1%、62.4%和27.1%；免疫组织化学及PCR技术的灵敏度分别比传统的抗酸染色检测提高25%和33.3%。张瑞应用实时荧光定量PCR对20例浅表淋巴结结核穿刺液进行TB-DNA检测，阳性率为50%。另外，无论浅表或深部淋巴结结核穿刺活检组织，还是穿刺针吸脓液，均可以进行PCR TB-DNA检测，如果阳性，可行PCR结核分枝杆菌RNA检测、结核/非结核分子菌种鉴定和Gene Xpert检测。

（二）影像学诊断

1.颈部淋巴结结核

（1）X线检查。发现淋巴结钙化，肺部或其他部位的结核病变有助于诊断。

（2）B超检查。B超表现为低回声结节，常多发，多个圆形或椭圆形淋巴结集聚融合成团，成囊性，其中可有较高强回声；干酪样坏死液化，周围水肿，可表现为周围轮廓不清，如形成冷脓肿则质地不匀，呈现出不均匀低回声区。李玉平等报道不同类型淋巴结结核超声声像图特征，典型的颈部淋巴结结核超声声像图特征主要有以下几个。①结节多为椭圆形或类圆形，低回声或混合回声或无回声；部分结节存在团状强回声，为结核钙化造成。②淋巴结门偏移，不清晰，结节有融合现象而形成不规则肿块。③结节内无血流信号或明显减少。④同一例患者可见不同病理阶段的结节，表现为不同声像特征。虽然淋巴结结核具有一些声像图特征，但应与淋巴结炎、淋巴转移癌和恶性淋巴瘤进行鉴别。淋巴结炎的声像图特征为：淋巴结形状多为圆形或椭圆形，低回声、边界清晰，血流信号无变化或增多，血流信号多集中在淋巴结门处。淋巴转移癌的声像图特征为：淋巴结形状多为圆形或椭圆形，低回声、边界模糊、血流信号丰富。恶性淋巴瘤的声像图特征为：淋巴结形状为类圆形，体积偏大、回声极低，其是由于肿瘤细胞克隆性增生，排列紧密，细胞间质受压迫缩小所引起的；结节周围血流信号丰富，与肿瘤浸润导致淋巴结门血管系统被破坏、淋巴周围组织及血管血供增加有关。

（3）CT检查。增强CT能清晰显示病变的数目、部位及不同强化类型。强化类型有均匀等密度强化、薄环状周边强化及不均质强化，且各类型可同时存在。影像学特点为“三多”，即病变数目多、侵犯区域多、多种病理改变同时存在。

2.纵隔淋巴结结核

（1）X线检查。纵隔淋巴结结核的X线胸片表现：①肿块多位于中纵隔，常为单侧，右侧多见；②肿块呈结节状，部分可有钙化灶；③可同时伴有肺结核病灶；④上纵隔淋巴结肿大在后前位胸片常只发现纵隔影增宽；⑤气管、气管旁淋巴结肿大时肿块呈半圆形或梭形，纵径大于横径；⑥隆突下淋巴结肿大时可见气管分叉角度增大。由于多种疾病均可以引起纵隔淋巴结肿大，故单凭X线影像诊断纵隔淋巴结结核较为困难。

（2）CT检查。淋巴结肿大部位多为上腔静脉后与气管之间的间隙内、主动脉弓旁、气管分叉上下及肺门部。增大的淋巴结为单发或多发，可融合，呈不规则状；平扫时淋巴结密度较均匀，可见中心部较周围密度低；增强时较小的淋巴结均匀增强，较大的淋巴结有环状强化。李雯等报道44例纵隔淋巴结结核患者的CT表现为边缘清晰或者不清晰、密度均匀或不均匀的淋巴结肿大；增强扫描显示特征性薄壁或者厚壁环状强化；当淋巴结坏死破溃时可表现为薄壁环状强化壁结构不完整，纵隔脂肪间隙结缔组织条索状增强。

3.腹腔淋巴结结核

（1）X线检查。腹部平片显示弥漫斑点状和斑块钙化灶，或局限性斑点状钙化灶，以及肠梗阻表现、空回肠多个阶梯样气液平面。肝、脾、胰、肾、肾上腺等脏器结核，或伴有结核性腹膜炎，有助于诊断。

（2）B超检查。钙化型淋巴结结核表现为斑点、斑块状强回声。非钙化性淋巴结结核多表现为多发淋巴结肿大，病灶小者呈均匀低回声，病灶大或多个淋巴结融合者，呈不均匀回声，亦可发现无回声区。

（3）CT检查。CT平扫可发现腹内淋巴结受累的范围及分布情况，明确淋巴结周边情况和融合情况，发现钙化性淋巴结。增强CT对诊断更有价值，对病变及其受累范围、分布以及淋巴结周围情况、融合改变和病灶的继发征象显示得更为清楚。淋巴结环状强化或花环状强化为腹内淋巴结结核较典型的表现，为主要的诊断依据。小于1cm的淋巴结结核多为均匀强化，大于1cm的淋巴结结核多为环状强化，少数也可以是轻度均匀或不均匀强化。

（三）病理学诊断

颈部淋巴结结核多数较表浅，可以在B超引导下穿刺抽取淋巴结脓液或穿刺活检，取得活组织进行病理学诊断。而怀疑纵隔淋巴结结核时，肿大的淋巴结压迫气管、支气管或形成气管瘘时，积极进行支气管镜检查意义较大，不仅可以直接观察到肿大的淋巴结压迫气管和支气管引起的外压狭窄，而且可以经支气管镜行淋巴结穿刺活检和穿刺抽出淋巴结脓液，以取得细菌学和病理学诊断结果。另外，也可以通过纵隔镜活检取得病理学诊断依据。对于已经形成寒性脓肿的患者还可以借助纵隔镜切开引流。腹腔淋巴结结核以B超或CT引导穿刺淋巴结可取得较高的诊断成功率。经腹腔镜行腹内淋巴结活检病理学检查或剖腹探查获取病理学检查的指征应为经各种检查方法诊断不能明确、不能除外肿瘤的腹部肿块及其他有手术指征者。活检组织的抗酸染色和结核分枝杆菌培养是临床医生不能忽视的诊断手段。

三、鉴别诊断

（一）慢性非特异性淋巴结炎

当颈淋巴结结核处于增殖阶段（结节型）时易与慢性颈部淋巴结炎相混淆。慢性颈部淋巴结炎常累及颌下颈部浅层数个淋巴结，体积较小，多能找到感染病灶，如头部病灶可波及耳后和乳突淋巴结，口腔、咽部病变可使颌下、颏下淋巴结肿大。淋巴结活检或针吸行病理及细胞学检查可确诊，如为结核可有结核病理改变，如为非特异性慢性淋巴结炎可见中性粒细胞、单核细胞、浆细胞浸润。

（二）结节病

本病是一种原因不明的多系统肉芽肿疾病，可引起浅表淋巴结肿大，如颈部、滑车上、腋窝等处淋巴结肿大，有时可达核桃大小，质硬，永不软化，与皮肤无粘连。诊断依据：①多器官损害的临床表现；②X线检查显示结节样肺泡炎、肺浸润，可伴有肺门、纵隔淋巴结肿大；③病理学检查发现上皮样细胞肉芽肿，但无干酪样变；④皮肤Kviem试验阳性，TST阴性。

（三）恶性淋巴瘤

恶性淋巴瘤分为霍奇金病及非霍奇金淋巴瘤两大类，均以无痛性、进行性淋巴结肿大，早期无粘连，可活动为特征。本病好发于颈部、纵隔及腹膜后淋巴结，质地中等偏硬如橡皮。随病情发展，侵及范围极广，很快融合成块，无移动性，此时触诊有软骨样感觉。霍奇金病患者可伴有周期性发热、盗汗、皮肤瘙痒等全身症状及明显肝大。可因肿大淋巴结压迫邻近脏器出现相应压迫症状，如声嘶、呼吸困难、霍纳综合征等。外周血液及淋巴结病理检查发现Reed-Sternberg细胞是其主要的诊断依据。非霍奇金淋巴瘤以无痛性淋巴结肿大为主，多发生于颈部淋巴结，继之累及腋下和腹股沟淋巴结。如起病于结外淋巴组织（胃肠道、扁桃体、鼻咽部、肺部、脾脏、肝脏、骨骼、皮肤等），早期易误诊。深部淋巴结肿大时，也可早期出现相应压迫症状。约1/3的患者伴发热、盗汗、体重减轻、贫血等全身症状。非霍奇金淋巴瘤晚期可侵犯骨髓、肝脏、皮肤甚至中枢神经系统并引起相应的临床表现。病理活检是确诊非霍奇金淋巴瘤的主要依据。当仅有纵隔、腹腔淋巴结肿大时，可依靠CT或超声波引导下穿刺活检，必要时可做胸腔、腹腔探查手术（见第八章）。

（四）淋巴结转移癌

对年龄较大而原因不明的淋巴结肿大，应特别注意某些原发肿瘤的转移。癌转移的淋巴结一般不超过3cm，质地坚硬，生长快，无压痛，与基底粘着，活动性差，表面凹凸不平。颈部无痛性淋巴结肿大应注意鼻咽癌、甲状腺癌的转移。乳腺癌常首先转移至腋窝淋巴结。锁骨上淋巴结转移癌可来自胃、支气管、食管、纵隔、胰腺等脏器肿瘤。一般而言，右锁骨上淋巴结转移癌多来自呼吸系统肿瘤，而左锁骨上淋巴结转移癌多来自消化系统肿瘤，并且常为晚期征象。腹股沟淋巴结转移癌多来自泌尿生殖系统肿瘤。利用X线、CT、MRI、B超、放射性核素扫描及某些血清学试验如甲胎蛋白、CEA等可帮助寻找原发肿瘤，但确诊仍需要组织病理学依据。

（五）非结核性分枝杆菌淋巴结炎

本病主要侵犯下颌及上颌附近的淋巴结，多由瘰疬分枝杆菌所致。特别好发于5岁以下儿童，往往不伴有肺内结核病变，常须与颈淋巴结结核的结节型和溃疡型相鉴别。在美国NTM淋巴结炎比结核性淋巴结炎更为多见，是颈部淋巴结炎的重要原因。在美国，NTM淋巴结炎患者比典型的结核性淋巴结炎多10倍。本病肿大淋巴结不红也不痛，即使淋巴结增大达3cm以上也能移动。抗结核治疗效果较结核性淋巴结炎差，久治不愈。其诊断主要依据细菌学检查，并做细菌分类。

（梁建琴）

参考文献

1. 徐遵礼,徐立伟,张前兴,等.肾结核155例诊治分析.传染病信息,2015, 28(2):105-108.
2. 何莎,周伟,张五星. 现行结核菌检测技术应用于泌尿系统结核诊断的研究进展. 中华临床医师杂志(电子版),2015,9(2):320-324.
3. Merchant S, Bharati A, Merchant N. Tuberculosis of the genitourinary system-Urinary tract tuberculosis:Renal tuberculosis part I. Indian J Radiol Imzging ,2013,23(1):46-63.
4. Vijayaraghavan SB. Ultrasonography of genitourinayytuberculosis. Ultrasound Clinics,2010,5(3):367-378.
5. 马玙,朱莉贞,潘毓萱.结核病.北京:人民卫生出版社,2006.
6. 肖玉梅,朱苏宝,张建平. 74例结核性淋巴结炎针吸活检标本结核菌培养临床分析. 临床肺科杂志,2009,14(1):65-66.
7. 陈力.彩色多普勒超声在浅表淋巴结结核诊断中的应用价值.河北医学, 2015,2(1):125-128.
8. 聂红军,王志敢.颈部淋巴结核的彩超诊断价值探讨.中外医学研究,2013,11(2):62.
9. 张瑞. 实时荧光定量PCR在疑似肺外结核诊断中的应用价值. 国际检验医学杂志,2016,37(2):239-241.
10. 张国英,钮晓红,夏厦. 酶联免疫斑点技术在淋巴结核病快速诊断中的临床应用. 中国卫生检验杂志,2013,23(12):2639-2654.
11. 赵纯成,周钢,李远洪,等.T细胞斑点实验与结核杆菌DNA 检测对肠结核的诊断价值. 西南国防医药,2014,24(9):955-958.
12. 金英虎,王锡山.肠结核的诊断与治疗.中华结直肠疾病电子杂志,2015,4(2):57-58.
13. 梁飚绵,刘德良,吴小平,等.结核感染T 细胞斑点试验诊断肠结核价值研究.Chinese Journal of Practical Internal Medicine,2014,34(11): 1106-1106.

第十五章
儿童结核病

儿童结核病临床表现缺乏特异性、痰含菌量少、标本采集困难。这些因素使儿童结核病诊断面临着巨大的挑战。儿童尤其是婴儿和5岁以下的儿童潜伏性结核分枝杆菌感染，具有进展为活动性结核病的高风险，容易发生结核性脑膜炎、结核全身播散甚至死亡等严重情况。只有关注儿童结核病的快速准确诊断、合理治疗，加大投入力度，才可能实现“儿童结核病零死亡率”的愿景。

儿童结核病流行形势严峻。据2016年WHO最新报告，全球每年约有100万名儿童新患结核病。尽管结核病是可治之病，但据WHO估计每天全球至少有400名儿童死于该病。值得一提的是，因为统计数据的局限性，实际的儿童结核病死亡例数可能远比目前报告的要高。在儿童高死亡率的国家中，结核病通常是引起5岁以下幼儿死亡的主要病因。

WHO认为儿童结核病可反映某一地区或国家近期结核分枝杆菌感染现状，并可作为远期结核病疫情的预测指标。儿童结核病如果能得到及时合理的诊治，大多数的死亡是可以努力避免的。为此，2014年WHO首次提出了“全球儿童结核病零死亡率规划蓝图”（childhood tuberculosis toward zero deaths）。在我国结核病高发背景下，儿童结核病疫情不容乐观，且儿童重症结核病，如结核性脑膜炎、重症肺结核等并不少见。然而，我国绝大多数儿童医院不收治儿童结核病患者，而结核病专科医院多侧重诊治成人结核病，医疗工作者对儿童结核病的特点及诊治认识不足，加上儿童结核病诊断的复杂性，使儿童结核病的诊治以及改善预后面临巨大挑战。

第一节　儿童结核病疾病特点

一、儿童潜伏性结核分枝杆菌感染特点与诊断

LTBI是指体内存在结核分枝杆菌，但没有结核病的症状、体征、影像学异常及病原学证据的一种状态。据WHO统计，全球每秒钟就有1人感染结核分枝杆菌，全球现有1/3的人群感染。儿童LTBI比成人LTBI 更容易发展为严重的结核病，有研究表明，如不进行化疗，40%～50%的婴儿和15%的年长儿在感染结核分枝杆菌后的1～2年可进展为活动性结核病。这是因为儿童初次感染结核分枝杆菌时，机体对结核分枝杆菌具有较高敏感性，淋巴系统广泛受累，易发生全身播散。因此，儿童LTBI与儿童活动性结核病同样是全球结核病负担的重要部分，治疗儿童LTBI的获益甚至超过对成人的治疗。

目前儿童LTBI的检测方法有：TST和IGRAs，后者包括QFT 和T-SPOT.TB。TST硬结直径大于或等于10mm，在5 岁以下的儿童及暴露于结核分枝杆菌感染高危成人的婴儿、儿童、青少年中被认定为阳性。由于IGRAs不受BCG保护的影响，在儿童结核病的诊断方面优于TST，但目前仍缺少其在5 岁以下儿童中的研究数据，且其对结核分枝杆菌的免疫应答存在年龄差异，故在儿童LTBI的诊断中，IGRAs存在局限性，尤其是在5岁以下的儿童中需联合TST检查等其他资料共同诊断LTBI。

二、儿童结核病临床类型

原发肺结核及其演变是儿童结核病的主要临床类型。原发综合征患儿的胸部X线片表现为常同时出现肺门、纵隔、肠系膜及腹膜后淋巴结肿大等广泛淋巴结病变；纵隔及肺门淋巴结肿大时可出现支气管受压症状，如痉挛性咳嗽、气促和喘息，且年龄越小症状越明显。病情严重时可出现呼吸困难甚至窒息。肠系膜及腹膜后淋巴结肿大可出现腹痛、腹胀症状，部分患儿可进展为结核性腹膜炎或肠结核。

儿童尤其是5岁以下儿童及婴幼儿的结核分枝杆菌感染具有进展为活动性结核病的高风险，容易发生结核性脑膜炎、粟粒性肺结核、干酪性肺炎以及严重的肺外结核等，其发生与患儿年龄成反比，越年幼的患儿病情越重、病死率越高。部分儿童由于先天性免疫功能低下，可引起全身播散性结核病。很多常见的儿童疾病如麻疹，可引起短暂的免疫抑制，从而导致活动性结核病的发病和进展。

第二节　儿童结核病诊断难点与新进展

快速准确的诊断依然是儿童结核病面临的最主要挑战。病原学检查为结核病的确诊依据，成人肺结核可通过痰标本抗酸染色涂片或分枝杆菌培养寻找结核分枝杆菌诊断，然而儿童肺结核痰含菌量少，大多数儿童痰涂片或培养结果是阴性的，且年龄较小的儿童不会吐痰，导致痰涂片及痰培养阳性率低。文献显示不足15%的儿童结核病患者有痰抗酸杆菌涂片阳性的结果，痰结核分枝杆菌培养的阳性率在30%～40%，故在缺乏微生物学确诊依据的情况下，大多数的儿童结核病诊断采用临床诊断标准，如结核病密切接触史、TST或IGRAs阳性、与结核病相符合的放射学和临床表现或结核病诊断评分表等。然而，儿童结核病临床表现无特异性；其与许多儿科常见疾病如肺炎、营养不良等的临床表现相似；医师对儿童结核病影像学的特点认识不足；目前的结核病诊断评分表仍远不够精准 。这一系列因素造成临床诊断存在很大的局限，容易漏诊和误诊，部分儿童结核病是在病重或尸检时才发现。

尽量采集多部位的临床标本进行结核分枝杆菌检测是提高确诊率的重要手段之一。常见的方法及其结核分枝杆菌培养阳性率为：高渗盐水雾化诱导痰，20%～30%；清晨空腹状态下胃液，40%～92%；支气管肺泡灌洗液，4%～43%；咽拭子，27%～63%；鼻咽部的吸取物，24%～30%。

IGRAs作为新一代的免疫检测技术，避免了传统TST与BCG交叉反应导致的假阴性，且具有较高的灵敏度和特异性，能区分结核分枝杆菌感染与大部分的NTM感染， 但依然不能区分LTBI与活动性结核病。

现在鼓励对结核病患儿诊断方法基于传统手段进行革新，如痰液标本采集和更加迅速的分子诊断技术等。WHO在《国家结核病规划关于儿童结核病处理指南（第二版）》中对儿童肺外结核的非呼吸道标本，推荐将Gene Xpert MTB/RIF作为传统涂片和培养及病理检查等方法的替代手段；强烈推荐怀疑结核性脑膜炎患儿的脑脊液标本优先运用Gene Xpert MTB/RIF快速诊断。

因此，我们依然需要对诊断方法进行进一步研究，以获得突破性进展。未来研发方向主要集中在提高诊断灵敏度、发明儿童易接受的采样方式以及提高诊断方法在资源匮乏地区推广的可行性等方面。

第三节　卡介苗的不良反应

被誉为“新生儿第一针”的、有90多年历史的BCG依然是目前唯一的肺结核临床用婴儿期预防疫苗，可以预防和减轻儿童的重症结核病（如结核性脑膜炎、血行播散性结核病）。2009年的数据显示全球范围有包括中国在内的159个国家和地区使用BCG，全球婴儿BCG接种率高达88%。但是其作为婴儿期疫苗保护时间短，仅保存5～10年，既不能预防原发性结核分枝杆菌感染，也不能完全预防成人肺结核，对成人肺结核的预防作用从0～80%不等，因此，BCG不能显著降低结核病的传播。

近年来，人们对疫苗安全性的关注度逐渐提高，但应该客观科学地对待BCG接种发生的不良反应，正确引导，积极处理。

皮内接种BCG后，通常90%以上的受种者于2周左右在局部出现红肿，接着出现化脓或形成溃疡，在8～12周后结痂，形成卡疤，一小部分人无卡疤。低于3%的人在接种后4～12周出现接种同侧腋下淋巴结肿大，4～8周可自行消退。以上情况均无需特殊处理，注意观察随访即可。少数人在接种后出现接种部位局部脓肿或溃疡，或接种部位及同侧腋下和同侧颈部淋巴结明显肿大、脓肿、破溃、窦道形成，愈合时间超过3个月。脓肿或淋巴结穿刺液抗酸染色涂片可找到抗酸杆菌，结核分枝杆菌培养阳性，菌型鉴定为牛型结核分枝杆菌，PCR扩增为PCNA区缺失，鉴定为BCG株。

极少数人在接种BCG后出现全身播散感染，称播散性BCG病。本病多累及远处淋巴结、脏器、骨骼等。这部分患儿往往存在先天免疫缺陷，比如慢性肉芽肿病、重度联合免疫缺陷、高IgE综合征、高IgM综合征、单基因遗传分枝杆菌易感性疾病（MSMD）等。因此，对考虑播散性BCG病的患者应筛查免疫缺陷。

总之，构建高水平、快速、准确的诊断存在困难依然是改善患儿预后的主要绊脚石。儿科医师是儿童结核病患者的首诊者，在结核病防治战略中发挥着重要作用。因此，临床医师特别是儿科医师应当充分学习儿童结核病的特点，与结核病专科医师共同努力，利用现有资源将多种诊断方法联合起来。也可以尝试建立一个得到微生物培养金标准验证的、精准的结核病临床评分体系来协助临床诊断并推广应用于诊断资源匮乏的地区。做到儿童结核病早发现，提高临床确诊率，从而及时有效地治疗儿童结核病，最终改善其预后，实现儿童结核病零死亡率。

（李 涛 卢水华）

参考文献

1. World Health Organization. Global tuberculosis control: WHO report 2016.Geneva: World Health Organization,2016.
2. World Health Organization.Global tuberculosis control: WHO report 2012. Geneva:World Health Organization,2012.
3. World Health Organization. Guidance for national tuberculosis programmes on the management of tuberculosis in children.2nd edition. Geneva: World Health Organization,2014.
4. World Health Organization. Childhood TB training toolkit. [R/OL].WHO/HTM/TB/2014.14. Geneva: World Health Organization,2014.
5. Surendra K, Sharma MD, Sandeep Mohanan, et al. Revelance of Latent TB Infection in Areas of High TB Prevalence .CHEST,2012,142(3): 761-773.
6. 席秀红, 卢水华. 54例儿童结核病诊治及误诊分析. 微生物与感染,2009,4(3):137-139,164.
7. Amanatidou G, Syridou M, Mavrikou M, et al. Latent tubeuculosis infection in children: diagnostic approaches. Eur J Microbiol Infect Dis, 2012,31(7):1285-1294.
8. Mazurek GH, Jereb J, Vernon A,et al. Updated guidelines for using Interferon Gamma Release Assays to detect Mycobacterium tuberculosis infection - United States, 2010.MMWR Recomm Rep, 2010,59(RR-5):1-25.
9. Perez-Velez CM, Marais BJ. Tuberculosis in children. N Engl J Med ,2012, 367(16): 348-361.
10. Cruz AT, Starke JR. Clinical manifestations of TB in children. Pediatr Respir Rev,2007,8:107-117.
11. Graham SM. The use of diagnostic systems for tuberculosis in children. Indian J Pediatr,2011,78(3): 334-339.
12. Coulter JB. Diagnosis of pulmonary tuberculosis in young children. Ann of Trop Paediatr,2008,28(1):3-12.
13. Tao Li, Lei Bao, Wenhong Zhang,Shuihua Lu et al. Influencial factors of the performance of interferon-r release assays in the diagnosis of childhood tuberculosis. Clin Exp Med,2014,15:303-309.
14. Pai M, Denkinger CM, Kik SV, et al. Gamma interferon release assays for detection of Mycobacterium tuberculosis infection. Clin Microbiol Rev,2014,27(1):3-20.
15. 卢水华,李涛,席秀红,等.播散性卡介菌病23例分析.中华传染病杂志,2013,31(7):417-421.
16. 王黎霞,成诗明,赵顺英,等.中国儿童结核病防治手册.北京:人民卫生出版社,2011:69-71.

第十六章 老年结核病

“老年”在WHO、西方一些发达国家是指年龄≥65周岁，我国官方是指年龄≥60周岁。在结核病疫情发展趋势中，结核病流行高峰移至老年，这一特征是全球结核病流行的普遍现象。2010年全国第五次结核病流行病学调查显示，≥60岁人群的肺结核患病率最高，活动性、涂阳、菌阳肺结核的患病率分别为1097/10万、177/10万、323/10万，老年肺结核患者占成人肺结核患者的48.8%。近年来结核病患病率随年龄增长逐渐升高，老年人群结核病的患病率是非老年成年人群的3倍；老年结核病患者占所有结核病患者一半以上，其临床特征和诊断复杂，应予以重视。

老年结核病大多数是在幼年、青少年阶段感染了结核分枝杆菌并以相对平稳状态潜伏下来，进入老年后潜伏感染再活动的内源性“复燃”；或既往结核病复发，迁延不愈的复治、慢性结核病延续到老年；少数是老年阶段的外源性再感染所致。

第一节　老年结核病疾病特点

一、临床表现

老年肺结核以男多于女、症状常不典型为特征之一，以咳嗽、咳痰、乏力、盗汗、低热、消瘦为常见症状，其次为咯血、胸痛、胸闷、气短，也可有恶心、呕吐、腹痛、腹泻、头晕、头痛等症状。近年来发现老年人的血行播散性肺结核、肺门纵隔淋巴结结核、结核性胸膜炎、其他肺外结核比较多见，临床表现也不典型。

我国学者对照分析198例老年肺结核患者与150例中青年肺结核患者发现，老年患者的疲劳、食欲不振、精神萎靡等症状的出现频率均高于中青年患者。赵勇对比分析145例老年肺结核患者与110例中青年肺结核患者发现，老年组的临床症状以食欲缺乏及呼吸困难为主，中青年组以发热、盗汗、咯血为主。李智越分析62例老年血行播散性肺结核患者发现，以咳嗽、咳痰、发热、咯血、倦怠乏力、食欲缺乏为主要临床表现合并肺外结核者42例，以肺外结核临床表现首诊者33例。上海市肺科医院研究显示，老年结核性胸膜炎患者以气急、胸痛症状较多见，青年结核性胸膜炎患者发热明显，而痰血或咯血、盗汗、消瘦、食欲缺乏等症状无明显差异。

老年肺结核患者的体征可无异常，少数复治肺结核患者可发现胸廓塌陷、气管移位，甚至脊柱侧凸。老年肺外结核患者的体征与发病部位有关，因其起病更隐匿、病程长而表现各异。国内有研究显示，老年性喉结核、口腔颌面部结核等肺外结核患者的症状与体征多不典型。

二、并发症

老年肺结核的并发症一般较重，甚至决定患者的命运。此为老年肺结核的特征之一，老年肺结核的并发症以咯血、气胸、呼吸衰竭、肺部继发感染、肺不张、结核性支气管扩张、慢性肺源性心脏病等多见。

老年肺结核患者咯血可发生于病灶已经钙化或陈旧时，或继发于结核性支气管扩张，常因无力延迟咯出，咯血量易被低估，易引起呼吸困难、窒息或休克。国内有研究显示，老年肺结核患者咯血20～150ml即可发生窒息，此与病程长、肺结核较重、心肺功能差有关；咯出的血中90%～95%来自支气管循环。

老年肺结核并发自发性气胸临床表现不典型，往往为原发病所掩盖，一般症状重、病情发展快，甚至很快危及生命。部分患者肺组织弹性和肺功能差，肺内病损严重，往往肺压缩不到20%时就已经出现严重肺功能障碍，很快出现I型呼吸衰竭或慢性呼吸衰竭，从而出现进行性低氧血症。

老年结核病并发呼吸衰竭或多脏器衰竭（MOF）是一个慢性过程，年龄越大发病机会越多，衰竭器官越多，病死率越高。老年重症结核病由于食欲缺乏、恶心、呕吐、发热，体液大量丢失，可引起低血容量性休克，使器官由于灌流量不足而临界于衰竭状态，若进一步发展，则重要器官缺血缺氧、组织细胞变性坏死而引起MOF。

三、合并疾病（基础疾病）

老年肺结核患者合并疾病多，比中青年患者高几倍，此为老年肺结核的特征之一。我国学者研究显示89.9%的老年肺结核患者合并有各种基础病。北京胸科医院研究显示老年肺结核的合并疾病发生率为82.8%，显著高于中年组（44.%）及青年组（28.6%）。老年肺结核合并的疾病中以呼吸系统疾病较常见，如肺部感染、慢性支气管炎、肺气肿、呼吸衰竭、肺癌、尘肺病等；其次为心脑血管疾病，如高血压、动脉硬化、冠心病、脑卒中及血管畸形等；其他还有贫血、甲状腺功能减退症、慢性肝病、肾病、胃病、肠梗阻、老年痴呆、精神病等，总计达数十种之多，严重影响诊断治疗。国内有研究显示，老年肺结核合并慢性阻塞性肺疾病（COPD）患者无特征性临床表现，且易合并细菌感染，重者可出现感染中毒性休克，引起MOF；老年肺结核合并糖尿病患者的症状也不典型，可出现酮症酸中毒，具有病情恢复慢等特点。

另外，老年肺结核合并肺外结核多见，肺外结核是老年肺结核治疗失败的危险因素，此亦为老年肺结核的特征之一。北京胸科医院研究显示，382例老年肺结核患者合并肺外结核者占10.2%，包括合并结核性脑膜炎、胸膜炎、腹膜炎，骨、肾、肠、附睾及淋巴结结核，脓气胸等患者。上海市肺科医院研究显示，老年结核性胸膜炎合并肺结核、慢性支气管炎、肺气肿者多见。

总之，老年肺结核患者具有起病隐匿、病程长、临床表现不典型、病情相对较重、恢复慢、合并疾病多等特点。

第二节　老年结核病诊断方法

一、影像学诊断

老年肺结核胸部X线表现缺乏特异性，各家分析所获结论不甚一致。较多研究认为老年肺结核X线表现不典型，呈非典型部位的多样化病灶，病灶范围广泛。CT检查较X线敏感，可表现为以大片实变、小叶片状渗出性病灶、空洞病灶及肿块病灶为主的改变，常伴有渗出、增殖、干酪样坏死、广泛纤维化、同侧及对侧支气管播散病灶。MRI检查对中枢神经系统结核、颈部淋巴结结核、骨关节结核等肺外结核的早期表现、组织异常更具发现价值。

老年初治肺结核患者X线多表现为以渗出、干酪样病变为主，偶可见空洞。老年复治肺结核患者由于病程长、反复恶化，故X线多表现为新老病灶同时存在，病灶以纤维化为主，其次为干酪样病变、纤维空洞、支气管播散病灶、胸膜增厚、肺气肿等。

Morris等发现老年肺结核患者的病灶位于中下肺野者占48%，而非老年肺结核患者的病灶仅有7%左右在中下肺野。张宜文回顾分析395例老年肺结核显示，胸部X线/CT检查有空洞者94例（23.80%）；病灶在1个肺野者66例（16.71%），其他为病灶在2个以上肺野者（83.29%）；合并肺外结核者16例（4.05%）；毁损肺者14例（3.54%）；为血行播散型肺结核者5例（1.27%）；合并浆膜腔积液者38例（20.25%）；合并结核性脑膜炎者5例（1.27%）。有研究显示，老年肺结核合并糖尿病患者以干酪渗出性病灶多见，且病灶多在中下肺野。

朱尔梅对初治老年肺结核患者与中青年肺结核患者做X线对比，发现两者有以下不同。初染的肺门淋巴结肿大及粟粒结核仅见于中青年组，老年组多见重度病变。老年组慢性纤维空洞明显多于中青年组，有空洞者占半数，且多为两个空洞或多个空洞；胸膜增厚、横膈牵拉、纵隔及气管移位、肺动脉增宽、心影改变等表现，老年组较中青年组多见。此外，肺气肿、肺炎、胸膜下大疱、两肺纹理及网织样阴影明显增多、肺不张等表现，老年组明显较青年组多见。也有报道称老年肺结核以纤维空洞型、浸润型多见，中青年肺结核以浸润型及结核性胸膜炎为主。

北京胸科医院报道62例老年结核性胸膜炎患者胸部CT提示胸膜粘连、肥厚明显，有胸膜粘连、肥厚的患者占所有患者的58.1%。但较多的报道提示，老年肺外结核患者的影像学表现不典型，或被其他疾病掩盖。

二、实验室诊断

痰结核分枝杆菌检查为明确诊断老年肺结核的依据。张宜文回顾分析395例老年肺结核患者发现，痰抗酸杆菌涂片阳性218例（51.19%），初治抗酸杆菌涂片阳性122例（30.88%），复治抗酸杆菌涂片阳性96例（24.30%），初治抗酸杆菌涂片阴性102例（25.82%），复治抗酸杆菌涂片阴性75例（18.99%）。山东省结核分枝杆菌耐药流行状况分析显示，5542例耐药结核病患者中60岁及以上的患者有2132例，在各年龄组所占病例最高。陈勇报道上海市1310例完成结核分枝杆菌经培养分离和药物敏感性试验的老年肺结核患者中，至少耐一种一线抗结核药物的患者为212例（16.1%），其中62例（4.7%）为MDR-TB；耐药情况多见于耐异烟肼和链霉素，其中耐异烟肼者占12.3%，耐链霉素者则占11.5%；复发结核病患者耐药情况较初发患者严重（8.5% *vs* 3.2%，$P<0.01$）。也有研究显示老年肺结核患者的抗酸杆菌涂片阳性率、结核分枝杆菌培养阳性率和耐药率与中青年肺结核患者差异无统计学意义，但耐多药率高于中青年患者。2010年全国结核病流行病学调查显示老年肺结核患者74.1%为菌阴肺结核，针对后者可进行痰PCR、BACTEC960、Gene Xpert、HainTest、DNA序列测定等检查。

上海市肺科医院研究显示，老年结核性胸膜炎血液及胸腔积液结核抗体阳性率较中青年结核性胸膜炎高；血性胸腔积液，老年患者多见。我国较多研究显示，结核分枝杆菌LAM、16kD和38kD等抗体可作为诊断老年早期结核病的重要参考指标，且各种抗体联合检测具有更高的灵敏度、特异性和准确率；T-SPOT.TB对于老年不典型肺结核是一种有效的辅助检查方法，其特异性优于结核抗体检测。而北京老年医院的研究显示两种IGRAs检测试剂（酶联免疫吸附法）对老年结核病患者的灵敏度分别为71.7%和70.0%，与对中青年结核病患者的灵敏度84.3%、82.4%比较，差异均有统计学意义（$P<0.05$），提示IGRAs对老年结核病的诊断价值相对较低。

老年结核病患者的细胞免疫和体液免疫功能均低于中青年结核病患者，故老年结核病患者PPD试验呈阴性及弱阳性者多见，在其诊断中不应过分强调PPD试验强阳性以及结核抗体阳性。另外，老年结核病患者常有红细胞沉降率增快、C

反应蛋白升高、白细胞中单核细胞百分比升高或核左移、贫血等，可作为诊断的参考指标。

国内有研究显示，噬菌体生物扩增法检测胸腔积液标本具有较高的特异性，对老年结核性胸膜炎的诊断及鉴别有一定的临床意义；血清磁共振氢谱分析老年肺结核患者血清中有活动性结核标志物蛋白存在，与其他非结核病患者血清对比分析，其浓度与疾病的发生和转归相关（$P<0.01$），对于临床症状不典型、交叉或方法学漏诊、误诊的老年肺结核患者更具实际应用价值；miRNA作为新型生物标志物在结核病诊断中具有潜在应用的可能性和优势等。

近年来研究表明，纤维支气管镜检查可提高老年不典型结核病的诊断率。孙晓等对51例不典型肺结核患者做纤维支气管镜检查，做活检及取支气管冲洗液，做下呼吸道分泌物涂片，镜检后留痰做痰菌检查，均可证明结核分枝杆菌感染或证明病理学上的结核改变。此法可作为菌阴肺结核的诊断方法，但高龄、体弱者慎用。

总之，老年结核病患者影像学检查缺乏特异性，抗酸杆菌涂片阳性率高低不一，耐多药率高于青年患者。

三、诊断与鉴别诊断

老年肺结核的诊断标准与其他人群相同。依据典型影像学改变、实验室检查或病理学检查结果，结合临床表现，诊断老年肺结核不甚困难。但老年肺结核中症状及体征欠典型、感染中毒症状不明显、并发症多、影像学表现不典型、细菌学检查阴性者，常诊断困难，易形成误诊、漏诊。据相关报道，老年肺结核误诊率可高达30%～81%，漏诊率则为9%～20%。

老年结核病患者起病时往往症状隐匿，合并疾病及并发症多，且易掩盖结核病的症状。要详细询问既往史，如是否患过肺结核或肺外结核，若曾患过要仔细询问诊断及治疗史（包括化疗方法、疗程、复发情况），还要询问有无糖尿病、职业病，以及使用激素或免疫抑制剂情况。要考虑老年患者可能难以准确提供既往肺结核病史、肺结核接触史等对诊断有帮助的线索。还要询问肺结核及肺外结核的全身与局部症状，并详细做全身体检，如获得阳性发现，对诊断可提供帮助。

老年患者有较长时间持续低热、咳嗽、咳痰、乏力、食欲缺乏者，反复感冒、感染用抗炎药物治疗无效者，体检有异常或在背部上方可听到水泡音者，应提高警惕，进行胸部X线及痰菌检查，必要时做痰PCR、DNA序列测定、结核分枝杆菌培养、Gene Xpert等检查。因老年患者体质较弱，可能不愿或不能接受纤维支气管镜检查和其他有创性检查，且自身免疫功能降低，影响结核杆菌免疫学检查结果，抗结核抗体（ATA）、IGRAs、 PPD试验呈阴性者多见，故诊断更为被动。因此，使用诊断性（试验性）治疗方法，结合患者全身情况综合分析就显得愈发重要。有研究者认为，长期使用激素或免疫抑制剂、器官移植、糖尿病肾病透析的患者，应警惕患结核病或陈旧结核病复发，必要时行预防性抗结核治疗；诊断不明者可诊断性（试验性）抗结核治疗，若症状好转、疗效肯定，可改用正规的化学疗法。

另外，还应注意老年肺结核与其他年龄组肺结核的临床表现有所不同，应根据患者自身的特点给予鉴别诊断。林媛研究发现，病程、吸烟、结核中毒症状、胸部X线及胸部CT表现、PPD、ATA、ESR、CRP等12个变量对老年初治肺结核的诊断有影响；多因素非条件Logistic回归分析提示病程、结核病中毒症状、双上肺野病灶、胸片呈典型结核多形性多部位多病灶改变、胸部CT提示结核改变、PPD、ATA等7个变量可以帮助预测肺结核，根据其B系数及ROC曲线来建立诊断评分系统；临床症状占6分，影像学表现占6分，实验室检查占7分，最高得分19分；≥10分为临床诊断肺结核，＜10分为非肺结核诊断，对建模样本诊断的正确率为89.8%（274/305），灵敏度为89.7%（175/195）、特异性为90.0%（99/110）。

最后，老年结核病还需注意与下列疾病鉴别。以肺门及纵隔淋巴结肿大为主要表现时，需注意与中心型肺癌或转移性淋巴结肿大、恶性淋巴瘤和结节病等鉴别；以双肺弥漫性点状结节性病变为主要表现时，需注意与弥漫性细支气管肺泡癌、转移性肺癌、伊氏肺孢子菌肺炎、播散性新型隐球菌肺炎、尘肺病、特发性肺间质纤维化等鉴别；以浸润渗出性病变为主要表现时，需注意与支原体、军团菌、克雷伯杆菌肺炎或其他细菌性、病毒性肺炎以及误吸而引起的厌氧菌性肺炎等鉴别；以球型及（或）空洞为主要表现时，需注意与周围型肺癌、良性肿瘤、慢性肺炎及肺脓肿、肺真菌病、NTM肺病等鉴别；以胸腔积液为主要表现时，需注意除外心功能不全、慢性肝肾疾病、低蛋白血症所致的漏出性胸液，还需注意与恶性胸腔积液、肺炎旁渗液鉴别。

（陈雪林）

参考文献

1. World Health Organization.Global tuberculosis control: WHO report 2013 [R].Geneva:World Health Organization,2013[2013-10-23].
2. 王黎霞,成诗明,陈朋亭,等.2010 年第五次全国结核病流行病学抽样调查报告. 中国防痨杂志,2012,34(8):485-508.
3. 马玙,朱莉贞,潘毓萱.结核病.北京:人民卫生出版社,2006:372-381.
4. 唐神结.结核病临床诊治进展年度报告(2013).北京:人民卫生出版社,2014:154-159.
5. 杨奕尤,陈必桂,谭海涛.老年人自发性气胸60例临床分析.临床和实验医学杂志,2010,9(3):178-179.
6. 李永文,李新,旭耿红.山东省结核分枝杆菌的耐药流行状况. 中华结核和呼吸杂志,2013,36(9):667-670.
7. 唐神结.结核病临床诊治进展年度报告(2014).北京:人民卫生出版社,2015:187-192.
8. 唐神结,高文.临床结核病学.北京:人民卫生出版社,2011:551-558.
9. 张瑾,周玺.老年肺结核合并2型呼吸衰竭的临床治疗分析.数理医药学杂志,2014,27(1):40-41.
10. 王仲元,苏锐,安慧茹.老年肺结核643例的临床特点.中华结核和呼吸杂志,2012,35(3):213-214.
11. Lin YS, Yen YF.Determinants of mortality before start of and during tuberculosis treatment among elderly patients: a population-based retrospective cohort study.Age Ageing,2015,44(3):490-496.

第十七章
肺结核合并糖尿病

第一节　肺结核合并糖尿病疾病特点

一、低血糖

（一）引起低血糖的常见原因

1.胰岛素或磺酰脲类药物过量　在开始治疗糖尿病时，应从小剂量开始，并逐渐加量，谨慎地调整剂量。

2.减少、延迟或忘记进食　患者应定时、定量地进食，如不能进食常规食量，就相应地减少治疗糖尿病的药物剂量。

3.体力活动增加　活动前应额外进食以预防低血糖的发生。

4.过量饮酒（尤其是空腹饮酒）　糖尿病患者不要饮酒过多。

5.老年人低血糖常表现为行为异常及其他一些不典型的症状　单用饮食治疗糖尿病，或只服用糖苷酶抑制剂或双胍类药物时，不发生低血糖。然而，它们与其他降糖药或胰岛素合用时就有可能导致低血糖。

（二）低血糖的临床表现

低血糖的临床表现与血糖水平以及血糖的下降速度有关，可表现为交感神经兴奋症状（如心悸、焦虑、出汗、饥饿感等）和中枢神经症状（如神志改变、认知障碍、抽搐和昏迷）。但老年患者发生低血糖时常可表现为行为异常或其他非典型症状。夜间低血糖常因难以发现而得不到及时处理。有些患者屡发低血糖后，可表现为无先兆症状的低血糖昏迷。

（三）低血糖的分类

1.严重低血糖　需要他人帮助，常有意识障碍，低血糖纠正后神经系统症状明显改善或消失。

2.症状性低血糖　血糖≤3.9mmol/L，且有低血糖症状。

3.无症状性低血糖　血糖≤3.9mmol/L，但无低血糖症状。此外，部分患者出现低血糖症状，但没有检测血糖，称可疑症状性低血糖，也应及时处理。

二、肺结核

（一）肺结核的临床表现

有下列表现应考虑肺结核，应进一步做痰菌和胸部X线检查。应注意约有20%的活动性肺结核患者无症状或仅有轻微症状。

（1）咳嗽、咳痰3周或以上，可伴有咯血、胸痛、呼吸困难等症状。

（2）发热（常午后低热），可伴盗汗、乏力、食欲缺乏、体重减轻、月经失调。

（3）结核变态反应引起的过敏表现，如结节性红斑、泡性结膜炎和蓬塞综合征等。

（4）患肺结核时，肺部体征常不明显。肺部病变较广泛时可有相应体征，有明显空洞，并发支气管扩张时可闻及中小水泡音。康尼峡缩小提示肺尖有病变。

（二）结核病分类（1999年结核病分类标准）

1.原发性肺结核　本病为原发性结核分枝杆菌感染所致的疾病，包括原发综合征及胸内淋巴结结核。

2.血行播散性肺结核　本病包括急性血行播散性肺结核（急性粟粒型肺结核）及亚急性、慢性血行播散性肺结核。

3.继发性肺结核　本病是肺结核中的一个主要类型，包括浸润型、纤维空洞型及干酪性肺炎等。

4.结核性胸膜炎　临床上已排除其他原因引起的胸膜炎。本病包括结核性干性胸膜炎、结核性渗出性胸膜炎、结核性脓胸。

5.其他肺外结核　按部位及脏器命名，如骨关节结核、结核性脑膜炎、肾结核、肠结核等。

原发性肺结核、血行播散性肺结核和继发性肺结核属于肺结核的三种类型。

肺结核是结核病的主要类型，是由于结核分枝杆菌感染入侵到人体的肺组织，并引起了肺组织相应的病理损伤所致。

原发性肺结核在X线上呈现肺部原发灶-引流淋巴管炎-肺门或纵隔淋巴结结核性炎症的三者组合的表现。原发性肺结核多见于儿童，成人有时也可见。其好发于上叶下部和下叶上部或中部靠肺的边缘部位。大多数肺部原发病灶、淋巴管炎和淋巴结炎较轻并可自愈，少数由于机体免疫力低下或结核分枝杆菌毒力强、数量大及机体剧烈变态反应，发展为原发性肺结核。胸内淋巴结包括纵隔及气管旁淋巴结、支气管隆突部位淋巴结和肺门部位各组淋巴结。胸内淋巴结结核淋巴结肿大，在儿童较成人明显。

血行播散性肺结核是全身结核病的肺部表现，是由于大量的结核分枝杆菌一次或多次反复进入血液循环，造成肺部病变，并产生相应的病理、生理学改变和临床表现的疾病。根据进入血液循环中的结核分枝杆菌的数量、毒力、途径、次数、间隔的时间和机体的免疫状态的不同，可分为急性、亚急性和慢性三种类型。

继发性肺结核是肺结核中常见的类型，可发生在任何年龄，以成人多见，也称成人型肺结核。临床上由于机体免疫状态的不同，而在病理上多种多样，其中以渗出性病灶、增生性病灶为主，在胸部X线上表现为斑片、结节、干酪样以及纤维索条样改变。

第二节 肺结核合并糖尿病诊断方法

一、糖尿病的诊断标准

1980年以来，国际上通用WHO的诊断标准，1997年美国糖尿病协会（ADA）提出修改糖尿病诊断标准的建议，1999年WHO专家委员会公布了协商性报告，其要点如下。

糖尿病诊断是基于空腹（fasting plasma glucose，FPG）、任意时间或口服葡萄糖耐量试验（oral glucose tolerance test，OGTT）中2小时血糖值（2h plasma glucose，2hPG）。空腹指8～10小时无任何热量摄入。任意时间指一日内任何时间，无论上一次进餐时间及食物摄入量。OGTT采用75g无水葡萄糖负荷。糖尿病症状为多尿、烦渴多饮和难以解释的体重减轻。FPG 3.9～6.0mmol/L（70～108mg/dl）为正常；6.1～6.9mmol/L（110～125mg/dl）为空腹血糖升高（IFG），2003年11月国际糖尿病专家委员会建议将IFG的界限值修订为5.6～6.9mmol/L；≥7.0mmol/L（126mg/dl）应考虑糖尿病。OGTT 2hPG＜7.7mmol/L（139mg/dl）为正常糖耐量；7.8～11.0mmol/L（140～199mg/dl）为糖耐量减低（IGT）；≥11.1mmol/L（200mg/dl）应考虑糖尿病。糖尿病的诊断标准为：糖尿病症状加任意时间血浆葡萄糖≥11.1mmol/L（200mg/dl），或

FPG≥7.0mmol/L（126mg/dl），或OGTT 2hPG≥11.1mmol/L（200mg/dl）。应在另一日中重复上述指标中任何一项，以确证糖尿病的诊断。1999年10月我国糖尿病学会采纳新的诊断标准。

2010年3月美国糖尿病协会对既往的指南做了更新，其中在诊断上，把糖化血红蛋白＞6.5%作为新的诊断指标。具体的诊断指标如下。

（1）糖化血红蛋白≥6.5%。诊断试验应使用一种经过国家糖化血红蛋白标准化计划（NGSP）认证的方法进行测定，同时经糖尿病控制和并发症研究结果（DCCT）进行标化。

（2）FPG≥7.0mmol/L（126mg/dl）。空腹指禁食至少8小时。

（3）OGTT 2hPG≥11.1mmol/L（200mg/dl）。试验应按照WHO的标准进行，葡萄糖负荷使用的是75g无水葡萄糖并溶于水中口服。

（4）患者表现为高血糖典型症状或高血糖危象，随机血浆葡萄糖≥11.1mmol/L（200mg/dl）。

临床工作中推荐采用葡萄糖氧化酶法测定血浆葡萄糖。

临床医生在做出糖尿病诊断时，应充分确定其依据的准确性和可重复性，对于无急性代谢紊乱表现，仅一次血糖值达到糖尿病诊断标准者，必须再按照上述3个标准之一复测核实，如复测结果为达到糖尿病诊断标准，应让患者定期复检，直至诊断明确为止。

儿童糖尿病诊断标准与成人相同。

二、低血糖的诊断标准

对非糖尿病患者来说，低血糖的诊断标准为血糖＜2.8mmol/L。而接受药物治疗的糖尿病患者只要血糖≤3.9mmol/L即属低血糖范畴。

三、肺结核的诊断标准

（一）肺结核的影像学诊断

细菌学检查是诊断肺结核的确切依据，但不是所有的肺结核都可得到细菌学证实。胸部X 线检查也是非常重要的。但是肺结核的胸部X 线表现并无特征性改变，须注意与其他肺部疾病鉴别。

1.一般而言，肺结核胸部X线表现可有如下特点

（1）多发生在肺上叶尖后段、肺下叶背段、后基底段。

（2）病变可局限也可侵犯多肺段。

（3）X线影像可呈多形态表现（即同时呈现渗出、增生、纤维和干酪样病变），也可伴有钙化。

（4）易合并空洞。

（5）可伴有支气管播散灶。

（6）可伴胸腔积液、胸膜增厚与粘连。

（7）呈球形病灶时（结核球）直径多在3cm以内，周围可有卫星病灶，内侧端可有引流支气管征。

（8）病变吸收慢（1个月以内变化较小）。

2.胸部CT 扫描对如下情况有补充性诊断价值

（1）发现胸内隐匿部位病变，包括气管、支气管内的病变。

（2）早期发现肺内粟粒状阴影。

（3）诊断有困难的肿块阴影、空洞、孤立结节和浸润阴影。

（4）了解肺门及纵隔淋巴结肿大情况，鉴别纵隔淋巴结结核与肿瘤。

（5）诊断少量胸腔积液、包裹积液、叶间积液和其他胸膜病变。

（6）囊肿与实体肿块的鉴别。

（二）肺结核的细菌学诊断

细菌学诊断对诊断肺结核至关重要，痰结核分枝杆菌培养阳性仍然是确诊肺结核的金标准，但无论是痰抗酸染色涂片还是痰结核分枝杆菌培养的阳性率都很低，不能满足临床需要。

1.痰抗酸染色涂片　涂片显微镜检查法按照涂片的制备方法不同分为直接涂片法和浓缩涂片法，常用的浓缩涂片法包括离心法和浮游法；依照染色方法和所使用的显微镜的差别，分为齐-内染色-光学显微镜法和荧光染色-荧光显微镜法。齐-内染色涂片的灵敏度相对较低（20%～40%），荧光染色的灵敏度比齐-内染色涂片提高10%。

2.培养法　培养法分为固体培养基培养法和液体培养基培养法，固体培养基培养法以改良罗氏培养法为代表，液体培养基培养法以BACTEC460、MGIT960和BacT/Alert 3D 全自动快速结核分枝杆菌培养检测系统为代表，液体培养基培养法较固体培养基培养法灵敏度高、培养获得结果的时间短，但价格昂贵。培养法的灵敏度为50%～70%。

（三）肺结核的诊断

肺结核的诊断是一个综合诊断过程。培养阳性肺结核的诊断需要通过菌型鉴定除外NTM感染；但菌阴肺结核的诊断较为复杂，需要结合结核病接触史、临床症状、胸部影像学特征、血清学检查等做出初步诊断，并结合临床上诊断性抗结核治疗有效，进一步明确诊断。肺结核通常采用如下的诊断流程（图17-1）。

（四）菌阴肺结核的诊断

菌阴肺结核为3次痰涂片及1次培养阴性的肺结核，其诊断标准如下。

（1）典型肺结核临床症状和胸部X线表现。

（2）抗结核治疗有效。

（3）临床可排除其他非结核性肺部疾患。

（4）PPD（5TU）强阳性；血清抗结核抗体阳性。

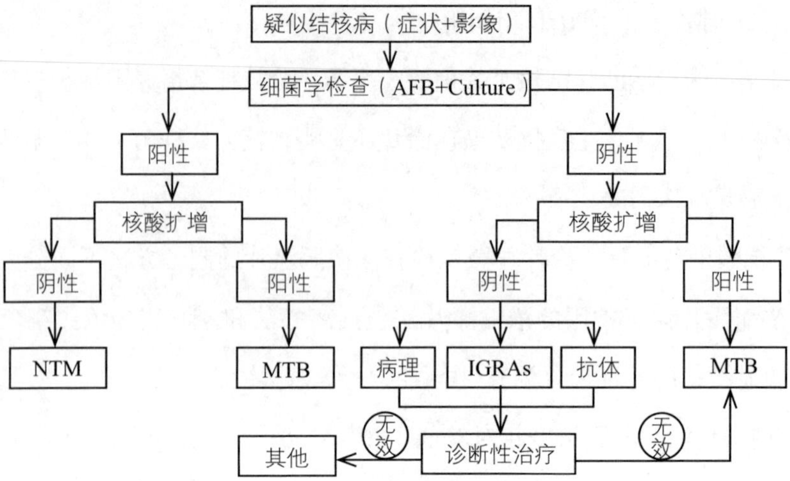

图 17-1　肺结核的诊断流程

AFB—抗酸染色；Culture—培养；MTB—结核分枝杆菌；NTM—非结核分枝杆菌；IGRAs—干扰素-γ 释放试验

（5）痰结核分枝杆菌PCR⁺探针检测呈阳性。

（6）肺外组织病理证实结核病变。

（7）支气管肺泡灌洗液检出抗酸分枝杆菌。

（8）支气管或肺部组织病理证实结核病变。

具备1～6中3项或7～8条中任何1项可确诊。

第三节　肺结核合并糖尿病诊断新进展

一、肺结核诊断新进展

肺结核的诊断进展主要集中在分子生物学检测，主要为以PCR为基础的DNA检测和以等温扩增为基础的RNA检测。前者以Gene Xpert为代表，后者以SAT-TB为代表。

（一）Gene Xpert MTB/RIF

Gene Xpert MTB/RIF是位于美国加州森尼韦尔的Cepheids公司开发的，集痰标本处理、NAATs检测利福平耐药基因（*rpoB*）靶序列是否突变于一体的全自动化检测技术。2010年，Boehme等报道在1462例药物敏感或耐多药肺结核患者的、每人留取3份共4386份痰标本中，两份痰标本应用*N*-乙酰半胱氨酸和氢氧化钠做前处理涂片，固体和液体培养以及Gene Xpert MTB/RIF检测；另一份标本未经前处理直接用芯片和Gene Xpert MTB/RIF检测，在561例涂阳标本中，Gene Xpert MTB/RIF检测的阳性率为98.2%（551/561）；171例涂阴标本中Gene Xpert MTB/RIF检测的阳性率为72.5%（124/171）；在609例非结核标本中，其特异性为99.2%（604/609）；在涂阴培阳标本中，三份标本检查的总阳性率为90.2%。Agrawal报道在170例疑似肺结核患者中，Gene Xpert MTB/RIF总的灵敏度和特异性为86.8%和93.1%，在涂阴标本中的灵敏度和特异性分别为79.1%和93.1%。因此，作者认为Gene Xpert MTB/RIF在呼吸道标本中的灵敏度明显优于涂片，在早期疑似肺结核患者中具有很好的价值。

（二）结核分枝杆菌RNA恒温扩增实时荧光监测技术

结核分枝杆菌RNA恒温扩增实时荧光监测技术（SAT-TB）是由两条引物介导的体外恒温扩增过程，以待检样本中特异性RNA 为检测靶标，通过恒温RNA扩增技术扩增靶标片段；荧光标记的探针与靶标片段扩增产物结合后释放出荧光信号，对荧光信号进行实时检测，从而快速、准确判断待检样本中是否有目标产物。该技术原理为同一温度下，首先通过M-MLV 反转录酶产生靶标核酸（RNA）的一个双链DNA 拷贝，然后利用T7 RNA聚合酶从该DNA 拷贝上产生多个（100～1000 个）RNA 拷贝；每一个RNA 拷贝再从反转录开始进入下一个扩增循环；同时，带有荧光标记的探针和这些RNA 拷贝特异结合，产生荧光。该荧光信号可由荧光检测仪器实时捕获，实时反映扩增循环情况。扩增反应均在42℃条件下进行，40～60分钟即可完成检测。

Cui等在387例痰标本中应用SAT-TB在253例肺结核和134例非结核患者中进行检测，与MGIT960培养的符合率为95.6%。其检测的灵敏度和特异性分别为67.6%和100%，在涂阳标本中的灵敏度达97.6%和95.9%，对临床疑似肺结核患者具有较大的诊断价值。Fan等在92例确诊结核病、112例临床诊断结核病和76例非结核病患者中，应用SAT-TB检测痰和支气管灌洗液标本，其灵敏度分别为93%和90%，特异性分别为98%和100%，获得结果的时间仅为半天。因此，SAT-TB能在早期快速诊断结核病。Yan等在3608例疑似肺结核患者中应用SAT-TB进行检测，其中2457例涂阳或病理确诊肺结核患者，灵敏度和特异性分别为75.8%和100%，SAT-TB技术检测的灵敏度高，价格便宜，且速度快。

二、糖尿病诊断新进展

糖尿病的诊断相对简单，根据糖尿病临床症状及空腹血糖、随机血糖值便可做出诊断。近年来的研究进展主要集中在基因诊断上。通过单基因和多基因检测来诊断某些特殊类型的糖尿病，比如青少年发病的成人型糖尿病（maturity-onset diabetes of the young，MODY）。MODY 是单基因突变型糖尿病首先发现的类型，是一组遗传异质性临床疾病，其特征为存在非酮症糖尿病、常染色体显性遗传模式、胰岛B细胞功能缺陷。根据突变基因可分为MODY1（HNF4A）、MODY2（GCK）、MODY3（TCF1）、MODY4（IPF1）、MODY5（TCF2）、MODY6（Neuro D1）、MODY7（KLF11）、MODY8（CEL）。此外，对于多基因突变采用全基因组连锁分析法。例如，转录因子7类似物2（TCF7L2）：利用全基因组连锁分析法精细定位标记后，发现在染色体10q25上，TCF7L2 的四核苷酸DG10S478与T2DM的发生密切相关，且TCF7L2是T细胞转录因子家族的成员之一。进一步的研究发现位于内含子3上的*rs7903146*是一个高度可复制的变异位点，*rs7903146*等位基因使2型糖尿病患病风险增加了约1.4倍。同时，TCF7L2在信号通路（WNT）中发挥重要作用，参与调节细胞的增殖和变异，在肠内分泌细胞，信号通路通过TCF7L2影响胰高血糖素样肽-1（GLP-1）的分泌。总之，糖尿病基因检测法的前提是明确基因突变与糖尿病的相关性，只有明确某些类型糖尿病与基因突变的具体关系后，才可以用目前的分子生物学或遗传学手段实现基因诊断。

（陈效友）

参考文献

1. 中华医学会糖尿病学分会. 中国2 型糖尿病防治指南(2013年版) .中国医学前沿杂志(电子版),2015,7(3):26-89.
2. Yang W, Lu J, Weng J, et al. Prevalence of Diabetes among Men and Women in China. N Engl J Med,2010,362(12):1090-1101.
3. Wild S, Roglic G, Green A, et al. Global prevalence of diabetes: estimates for the year 2000 and projections for 2030. Diabetes Care 2004,27:1047-1053.
4. World Health Organization (2007). Tuberculosis Fact Sheet. Fact Sheet No.104. Available:http://www.who.int/mediacentre/factsheets/fs104/en/print.html.Accessd 25 September 2007.
5. 中华医学会糖尿病学分会. 中国2型糖尿病防治指南(2013年版) .中国医学前沿杂志(电子版),2015,7(3):26-89.
6. 叶任高,陆再英.内科学. 6版.北京:人民卫生出版社,2004.
7. 马玙. 结核病.北京:人民卫生出版社,2006.
8. 许曼音.糖尿病学.上海:上海科学技术出版社,2003.
9. Moutschen MP, Scheen AJ, Lefebvre PJ. Impaired immune responses in diabetes mellitus: analysis of the factors and mechanisms involved. Relevance to the increased susceptibility of diabetic patients to specific infections. Diabetes Metab, 1992, 18:187–201.
10. 中华医学会结核病学分会.肺结核诊断和治疗指南.中华结核和呼吸杂志,2001,24(2):70-74.
11. Mboussa J, Monabeka H, Kombo M, et al. Course of pulmonary tuberculosis in diabetics. Rev Pneumol Clin,2003,59: 39–44.
12. Zhang Q, Xiao H, Sugawara I.Tuberculosis Complicated by Diabetes Mellitus at Shanghai Pulmonary Hospital. Jpn J Infect Dis,2009,62(5):390-391.
13. 向红丁.糖尿病的药物治疗.中华医学信息导报,2004,19(6).
14. Banerjee S, Banerjee M. Diabetes and tuberculosis interface. J Indian Med Assoc,2005,103:318-332.
15. Sen T, Joshi SR, Udwadia ZF. Tuberculosis and Diabetes Mellitus : Merging Epidemics. JAPI,2009,57:399-404.
16. Dooley KE, Chaisson RE.Tuberculosis and diabetes mellitus: convergence of two epidemics. www.the

lancet.com/infection, 2009,9:737-746.

17. 陆再英,钟南山. 内科学.7版.北京:人民卫生出版社,2009.
18. Boehme CC, Nabeta P, Hillemann D, et al.Rapid molecular detection of tuberculosis and rifampin resistance. N Engl J Med,2010,363(11):1005-1015.
19. Agrawal M,Bajaj A,Bhatia V,Dutt S. Comparative Study of GeneXpert with ZN Stain and Culture in Samples of Suspected Pulmonary Tuberculosis. J Clin Diagn Res,2016,10(5):DC09-12.
20. Cui Z, Wang Y,Fang L, et al. Novel real-time simultaneous amplification and testing method to accurately and rapidly detect Mycobacterium tuberculosis complex. J Clin Microbiol,2012,50(3):646-650.
21. Fan L, Zhang Q, Cheng L, et al. Clinical diagnostic performance of the simultaneous amplification and testing methods for detection of the Mycobacterium tuberculosis complex for smear-negative or sputum-scarce pulmonary tuberculosis in China. Chin Med J (Engl),2014,127(10):1863-1867.
22. Yan L,Tang S,Yang Y, et al. A Large Cohort Study on the Clinical Value of Simultaneous Amplification and Testing for the Diagnosis of Pulmonary Tuberculosis. Medicine (Baltimore),2016,95(4):e2597.
23. 吴斌,吴铿.2型糖尿病基因诊断的研究进展.中国医学创新,2015,12(34):150-153.

第十八章
艾滋病合并结核病

第一节　艾滋病合并结核分枝杆菌感染

艾滋病合并结核分枝杆菌感染造成全球结核病发病率明显上升，据WHO估算，2013年全球有900万新发结核病病例，其中110万是HIV感染者，这些感染者中已有36万人死亡。2005年以来，因采取抗逆转录病毒治疗（antiretroviral therapy，ART），艾滋病合并新发结核分枝杆菌感染的病例数开始缓慢下降，艾滋病合并结核病的死亡人数开始明显减少，从2004年高峰时期的50万人减少到2012年的32万人。

一、艾滋病和结核病的相互作用

（一）艾滋病对结核病的影响

HIV感染者随着免疫抑制的进展，其合并结核分枝杆菌感染的风险逐渐增高，感染第一年发病率可升高1倍，原因可能为针对结核分枝杆菌的特异性辅助性T细胞在HIV感染早期迅速耗竭所致；HIV感染者面临着LTBI进展为活动性结核病的风险；此外，HIV感染是结核病病情加速进展的高风险因素，艾滋病合并结核病亦可导致MDR-TB和XDR-TB的暴发；艾滋病合并结核病患者在经过成功抗结核治疗后仍有复发的可能，通常是外源性再次感染。

在艾滋病合并结核分枝杆菌感染患者中，与单纯结核病常常呈现的慢性病程相比，此类结核病更倾向于亚急性进展，常在尚未确诊期间即快速进展，一项研究证实了艾滋病合并结核分枝杆菌感染者的发病时间是非艾滋病合并结核分枝杆菌感染者的1/3。由于其发病时间短且痰涂片阴性比例高，也使得艾滋病合并结核分枝杆菌感染者传播结核分枝杆菌的风险减低，从而减小了HIV感染合并结核分枝杆菌感染者传染家庭成员的可能性。

（二）结核病对HIV感染的影响

结核病分枝杆菌感染增加了HIV感染进展到AIDS或死亡的风险，通常认为其机制包括以下几个方面。①结核分枝杆菌感染与血浆HIV病毒含量增加明确相关。这一点与其他的机会致病感染导致HIV病毒载量增加类似，HIV病毒载量通常在启动有效的抗结核治疗后开始下降。然而，基于一些未知的原因，有观察显示，在非洲的某些HIV感染合并结核分枝杆菌感染的患者中即使启动了有效的抗结核治疗，血浆中HIV病毒的含量仍然居高不下。②因为结核分枝杆菌感染导致的广泛性免疫活化，CD4细胞的比例上升，导致了HIV病毒攻击其特异性靶细胞的效应增强。③艾滋病患者感染结核分枝杆菌时HIV的共受体CCR5和CXCR4的表达增强。

（三）抗病毒治疗的效应

ART对HIV感染合并结核分枝杆菌感染有显著的影响。ART促进了患者免疫功能的恢复，从而提高了TST的阳性率。抗病毒治疗降低了结核病进展的风险，正如ART减少了其他机会致病微生物感染一样，但艾滋病人群中结核病的发病率仍然高于普通人群。①在海地的一项临床试验中，816例基线CD4细胞计数为(200 ~ 350) × 106/ L的HIV感染者被随机分成两组，早期抗病毒治疗组（入组后2

周内）和延迟抗病毒治疗组（出现AIDS症状或CD4细胞计数<200 × 106/ L）。所有患者接受异烟肼和复方新诺明预防结核病及耶氏肺孢子菌肺炎（PCP）。延迟抗病毒治疗组中出现了36例结核分枝杆菌感染，而早期抗病毒治疗组出现了18例（风险比为2.0，95% *CI* 1.2 ~ 3.6）。一项队列的*Meta*分析研究显示接受了ART治疗的艾滋病患者结核病的发病率下降了67%（95% *CI* 61% ~ 73%）。在南非的一项队列研究中，对正在接受抗病毒治疗、观察中位数为5年的1554例结核病患者进行观察，发现结核病的发病率和CD4细胞计数间存在着明显的相关性。在CD4细胞计数小于100 × 106/ L和大于700 × 106/ L的患者中，结核病的年发病率分别为25.5%和2.7%。然而，在CD4细胞计数＞700 × 106/ L的HIV感染者中，结核病的发病率仍然比同一社区的普通人群的发病率升高了4.4倍（但不排除在研究人群中，因为过度关注结核病导致过高地估计了发病率升高的倍数）。

抗病毒治疗明显降低了HIV感染合并结核分枝杆菌感染的发病率和病死率。但是需要注意抗病毒药物和抗结核药物在同时服用时的相互作用，以及因为免疫重建炎症反应综合征（IRIS）引起的结核病的恶化。

二、艾滋病合并结核病的临床表现

HIV感染者合并结核病的临床表现受免疫抑制程度的明显影响。

（一）艾滋病合并肺结核

早期，HIV感染合并肺结核患者与非HIV感染肺结核患者的症状类似，包括发热、咳嗽、体重减轻、盗汗及乏力。随着免疫力下降，肺空洞出现频率的下降造成咯血症状出现的频率也相应降低。

（二）艾滋病合并肺外结核

艾滋病患者随着免疫抑制状态的进展，发生肺外结核和播散性结核病的风险明显增高。肺外结核可发生在任何部位，最常见的是淋巴结结核和结核性胸膜炎。下述观察可以阐明HIV感染者中最常见的肺外结核分枝杆菌感染部位。

（1）有研究显示，18%～22%的患者有胸腔外淋巴结受累。最常受累的淋巴结包括颈部淋巴结（占84%）和腋窝淋巴结（占18%）。

（2）在一项464例肺外结核的研究中，HIV感染者（*n*=199）比HIV阴性患者更容易出现纵隔淋巴结增大或结核分枝杆菌播散，如泌尿生殖道结核或腹腔内结核。在HIV感染者中出现泌尿生殖道受累通常是结核分枝杆菌播散的表现。

（3）一项包含3019例结核病患者的病例-对照研究发现，与HIV阴性人群相比，HIV感染者的胸膜受累更加常见（11% *vs* 6%）。

（4）播散性结核病可以表现为长时间发热，但肺部症状缺如，播散性结核病是艾滋病患者住院后的常见死因。

（5）在一项320例肺外结核住院患者的回顾性研究中，合并HIV感染及CD4细胞计数低的患者更容易出现中枢神经系统结核分枝杆菌感染及播散性结核病。

三、亚临床结核病

在开展了强化痰培养或结核病患病率监测的医疗单位，亚临床结核的发现率增高。 在南非的一项涉及1429例艾滋病门诊患者的研究中，痰培养结核分枝杆菌阳性率为8.8%。接受抗病毒治疗的患者结核病的发病率较低，但是没有结核分枝杆菌症状而结核培养阳性的比例在接受抗病毒治疗的人群中更高。

四、影像学检查

（一）胸部影像学检查

艾滋病合并结核病的胸部影像学表现通常是上肺野受累，出现空洞高度提示肺结核。然而，随着免疫状态的进展，患者肺结核的影像特点逐渐不典型，包括非空洞型浸润及非上部肺野的其他肺野受累等。

纽约的一项评估了133例艾滋病合并结核病患者的研究显示：①典型的原发性结核病占36%，包括胸腔积液、胸腔内淋巴结肿大（纵隔和肺门淋巴结肿大），或中下叶肺部病变融合不伴有空洞；②继发性肺结核（再激活）占29%，包括上叶尖后段病变或是下叶背段病变（没有淋巴结肿大或胸腔积液），支气管播散性病变（肺泡炎或3～4mm阴影，与空洞及上叶病变较远），或有支气管扩张；③粟粒样病变表现占4%；④不典型结核病表现，比如可能提示肺孢子菌肺炎的弥漫性肺部浸润病变占13%；⑤微小病变占5%；⑥胸部影像正常者占14%。

大多数（55%）CD4细胞计数大于200×10^6/ L的患者表现为典型的继发性肺结核，仅有1例患者胸部X线片表现正常。相比较而言，CD4细胞计数小于200×10^6/ L的患者中有21%的患者表现为胸片正常，23%的患者表现为继发性肺结核。很多其他研究也报道了在CD4细胞计数小于200×10^6/ L的艾滋病合并肺结核患者中胸部X线片常表现为正常。因此，胸部CT扫描对于怀疑为肺结核但胸部X线片正常或只有非特异性表现的患者非常重要。

CT扫描可以发现更多病变，尤其对发现肺门和纵隔淋巴结肿大非常有帮助。艾滋病合并结核病患者的胸廓内淋巴结肿大在CT上有特征性表现。肿大的淋巴结密度比软组织低，边缘可以出现强化。尽管淋巴结肿大不是结核病的特征性病变，但是对于出现了结核病症状、在等待结核分枝杆菌培养结果的患者，淋巴结肿大足以作为开始进行试验性抗结核治疗的依据。

（二）腹部影像学检查

具有提示腹腔结核的临床表现，或疑似结核但是胸部X线片影像正常的患者，应该接受腹部CT扫描或腹部超声检查。最有提示意义的影像学发现是腹腔内淋巴结肿大，淋巴结中心有低密度改变，其他提示结核病的征象包括腹腔积液、腹膜增厚、小肠增厚以及脾脏密度降低等。

镓扫描对诊断有帮助，因为淋巴结结核在镓扫描下表现为“热区”。在一项研究中显示，镓扫描对淋巴结结核的诊断阳性预测值为73%，阴性预测值为93%。

五、诊断

在艾滋病患者疑似合并结核病的诊断中，最重要的诊断手段包括反复痰涂片、痰培养和必要时淋巴结穿刺。随着CD4细胞计数的下降，痰涂片阳性率降低。一项南非医院的尸解资料研究显示了艾滋病患者的结核病低诊断率：240例住院死亡病例中，94%为HIV感染，42%的结核分枝杆菌培养阳性患者没有接受抗结核治疗。如前所述，胸部X线影像正常并不能排除肺结核分枝杆菌感染的可能性，所以对于有结核病症状的患者，痰标本的微生物学诊断很重要。

对于存在肺外结核的患者，积极获取脑脊液标本、淋巴结组织或浆膜腔积液（腹腔积液、胸腔积液、心包积液）并进行微生物学检查是很重要的。对于CD4细胞计数低的患者（尤其当CD4细胞计数小于100×10^6/ L时），播散性结核病很常见，此时应该进行积极的血培养和尿培养，这些检查在CD4细胞计数低时往往有较高的阳性率。在一项针对艾滋病合并结核病的75例患者的研究中，约有1/3的患者血培养结核分枝杆菌为阳性。在CD4细胞计数小于100×10^6/ L的患者中更可达到49%的阳性率。但值得注意的是，非痰标本的结核分枝杆菌筛查通过增加送检次数而增加的阳性率是较低的。

目前主要的辅助诊断方法如下。

（一）TST

在HIV阳性人群中，硬结直径≥5mm 即被认为TST阳性。TST受到患者的免疫状态及当地的结核病患病率的影响。HIV感染者TST多为阴性，且与CD4细胞计数呈正相关。在结核病高流行区的一项系统性回顾研究中，CD4细胞计数小于200×10^6/L的患者，TST的阳性率为12.4%；CD4细胞计数为（200～499）$\times 10^6$/L的患者，TST的阳性率为28.4%；CD4细胞计数大于500×10^6/L的患者，TST的阳性率为37.4%。在结核病高流行区TST阳性并不意味着患者存在活动性结核病，因为在普通人群中TST阳性率也可能较高。在结核病低流行区，TST阳性结合临床症状、体征则更支持结核病的诊断。

在未接受抗病毒治疗的人群中，一旦排除了活动性结核病，TST阳性结果往往提示患者需要接受结核病的预防性治疗。

（二）痰涂片和痰培养

HIV感染者合并肺结核时痰涂片阴性的可能性很高。不同范围的抗酸染色阳性率都有过报道（31%～81%），反映了不同群体间的差异。在南非的一项包含584例HIV感染者的研究中，116例痰培养阳性的标本仅有1/3痰涂片阳性。在坦桑尼亚的一项研究中，疑似结核病、需要抗结核治疗的患者中只有少部分病原学阳性（痰涂片或痰培养）。

在HIV感染者中，痰涂片抗酸染色阳性对结核分枝杆菌特异性很强，甚至在鸟-胞内分枝杆菌复合群（MAC）感染率高的情况下，尽管MAC抗酸染色与结核分枝杆菌相同。例如，在旧金山总医院，271例痰涂片抗酸染色阳性的患者中，248例（占92%）同时有结核分枝杆菌培养阳性。涂片培养一致率与HIV阴性的人群比例大致相同。

在艾滋病患者疑似结核病时，至少要送检2份咳出的痰液标本，最好是不同日期的晨痰。一项东南亚的研究结果显示，增加送检痰标本的次数可以提高结核分枝杆菌检出的阳性率，虽然第3份痰涂片的阳性率仅提高了2%，但液体培养基的阳性率可提高10%。

对于无力咳痰或者痰涂片阴性的患者使用高渗盐水超声雾化导痰是有效的方法。在南非的一项疑似结核病的147例患者（119例为HIV阳性）的前瞻性研究中，这些患者或者自主咳痰涂片阴性，或者不能自主咳痰，使用导痰标本后，痰涂片的阳性率可达27%（33例），痰培养的阳性率可达72%（86例）。胸部X线片有肺部浸润或没有浸润的患者中上述阳性率相同。在巴西的一项包含44例HIV感染者的研究中，单份导痰标本与支气管肺泡灌洗液标本的抗酸染色阳性率一致性为98%，培养阳性的一致性为86%。在这项研究中，痰涂片阳性的结核分枝杆菌诊断阳性预测值为100%。这项研究显示导痰标本有可能取代支气管肺泡灌洗检查，尤其是在那些资源有限且结核病高流行区。在一项84例有结核性渗出的研究中，64例患者没有胸部X线实质改变，包括10例HIV感染者。64例患者接受诱导痰检查送结核分枝杆菌培养，其中42%阳性（27例），包括10例HIV感染者中的5例（50%）。

（三）支气管镜检查

支气管镜检查对诊断结核病非常敏感，但要注意防护，避免飞沫传播。对于半数患者，支气管分泌物涂片可立即诊断结核病，而支气管肺泡灌洗液培养的灵敏度可以达到100%。

（四）胸腔穿刺和胸膜活检

当有胸膜受累时，结核性胸膜病变可通过胸腔穿刺和胸膜活检诊断。与HIV阴性患者相比，HIV感染者胸腔积液及活检的结核分枝杆菌诊断阳性率更高：①胸腔积液涂片的阳性率分别为15%和8%（统计学无差异）；②胸腔积液培养的阳性率分别为75%和24%；③胸膜组织涂片的阳性率分别为69%和29%；④胸膜活检组织的培养阳性率分别为80%和56%。

胸膜结核患者中HIV感染者比HIV阴性患者的痰涂片和痰培养的阳性率更高。当诊断不确切时，应该考虑胸膜活检来加快诊断。胸膜活检显示69%的患者抗酸染色阳性，88%的患者存在肉芽肿性病变。通常在HIV感染者中肉芽肿少见。在结核病高流行区，胸腔积液细胞学发现淋巴比例升高时往往提示可以开始行经验性抗结核治疗。

（五）淋巴结穿刺

外周肿大淋巴结的细针穿刺活检方法简单，阳性率高，可以快速诊断结核。在一项外周淋巴结肿大的穿刺研究中，细针穿刺的阳性率为77%，活检培养的阳性率可以进一步提高到96%。

细针穿刺可以使用18号或19号穿刺针，使用2张玻片，一张固定用于细胞学检查，一张风干用于抗酸染色。75%的患者可以发现结核分枝杆菌抗酸染色阳性。

（六）其他部位

尽管在播散性结核病时即便没有脓尿表现，泌尿生殖系统也经常受累，但在肺外结核中泌尿生殖系统结核很少单独出现。例如，在一项研究中，79例合并肺外结核的HIV阳性患者中，61例患者（77%）尿液培养有结核分枝杆菌生长。尿标本容易获得，对诊断播散性结核病帮助较大。可以收集连续3天的晨尿标本做结核分枝杆菌培养。

粪便培养对诊断鸟分枝杆菌复合群感染有帮助，但是对诊断结核分枝杆菌感染帮助不大。

其他部位标本可以根据受累的症状、体征、累及的器官进行采样。播散性结核中，中枢神经系统通常受累。诸多机会性感染可以累及中枢神经系统，因此，应该常规采集脑脊液行相关检查。

在怀疑患者存在粟粒型结核而痰液检查阴性时，应该积极进行血培养及骨髓活检。49%的有播散性结核病变同时CD4细胞计数小于100×10^6/ L的HIV阳性者血培养结核分枝杆菌阳性。在HIV和结核分枝杆菌共感染的流行区，结核分枝杆菌是血行感染最常见的病原体。肝活检诊断播散性结核病也有很高的阳性率，但诊断结核病通常较少使用此种侵入性检查手段。

（七）荧光显微镜检查

使用荧光显微镜检查与常规的齐-内染色相比，特异性相同，但是灵敏度提高了10%。肯尼亚和乌干达的研究结果显示，这项检查灵敏度的增强有卫生经济学价值，并且提高了诊断的速度。

在资源有限的地区，已在探索使用低成本的LED（发光二极管）来改进荧光显微镜的使用，LED的半衰期可以超过5万小时。

（八）NAATs

NAATs可以检测标本中结核分枝杆菌的DNA。这项技术可以快速检测各类标本中的结核分枝杆菌，包括血液、痰液、尿液，对于不符合常规染色要求的小量标本也适用。在痰涂片阳性的患者中结核分枝杆菌核酸阳性高度提示结核分枝杆菌感染，然而，对于痰涂片阴性的结核病患者，使用NAATs的灵敏度要低一些。

（九）Xpert MTB/RIF 测试

Xpert MTB/RIF 测试是自动NAATs，能够快速检测是否有结核分枝杆菌感染及是否有利福平耐药。此项检测结果准确，适用于资源有限的地区以及HIV感染人群。一项回顾性研究结果显示，在痰涂片阳性以及痰涂片阴性但痰培养阳性的患者中，Xpert MTB测试的灵敏度分别为98%和67%；特异性为99%。对于利福平耐药检测，灵敏度达到95%，特异性达到98%。

Xpert MTB/RIF 测试能够明显缩短诊断时间以及开始有效抗结核治疗前的时间。测试需要稳定的电源和低于30℃的操作温度，这对于很多低收入国家来说是较难达到的。Xpert MTB/RIF 测试的局限性在于不能评估肺结核患者是否有痰涂片阳性，这一点往往用来指导感染控制、进行密切接触者调查以及治疗反应监测。检测能够产生定量的PCR循环阈值（CT值），CT值通常与*rpoB*基因的拷贝数呈负相关。在南非一项包含496例疑似结核病患者的研究中，CT值对除外痰涂片阳性有一定的指导意义（阴性预测值为80%），尽管临床上考虑痰涂片阳性的可能性也较低。该检测对于监测治疗反应没有价值，而且在之前接受过治疗的结核病患者中可能产生假阳性。

（十）尿抗原检测

可以使用尿标本检测结核分枝杆菌抗原。LAM可用于诊断血行播散性结核病。这种检查价格低廉，使用金标检测卡，可在床旁加入60 μ l的尿液至检测试纸条，结果在25分钟内可获取。该检查特异性很高（88%～99%），对HIV感染者尤其是CD4细胞计数低的患者最敏感（在一项*Meta*分析中可高达56%），而在

HIV阴性人群中尿抗原检测的灵敏度较低。

有研究表明，可以建议在CD4细胞计数≤100×10^6/ L，有结核分枝杆菌感染的症状、体征的HIV阳性的住院患者中，以及无论CD4水平如何的HIV感染且病情较重的患者中开展LAM的抗原检测。

在HIV感染的成人中使用LAM检测结核分枝杆菌可以降低死亡率。在非洲4个国家（南非、坦桑尼亚、赞比亚和津巴布韦）的一项关于2659例住院HIV感染者（至少有1项症状提示结核病）的研究中，患者随机接受LAM检测联合常规诊断（涂片镜检、Xpert-MTB/RIF及培养检测）或单独常规检测；使用联合检测来指导抗结核治疗，病死率从25%降至21%（相对风险降低17%，95% *CI*: 4%～28%）。但是患者和医疗人员在分组和检测上都没有设盲，造成了一定的偏倚风险。

（十一）药物敏感性试验

一旦结核分枝杆菌培养阳性，应该进行所有一线药物的药物敏感性试验。耐药检测可以优化治疗方案，减少耐药结核分枝杆菌的传播。

六、小结

（1）HIV和结核分枝杆菌的混合感染流行使全球结核病的发病率明显上升，导致某些区域的结核病死亡率明显上升。

（2）感染结核分枝杆菌的风险随着免疫抑制状态进展而增高。同样地，结核分枝杆菌感染对HIV感染进展不利，增加了进展到艾滋病及死亡的风险。

（3）抗病毒治疗降低了发生结核病的风险，尽管HIV感染者的结核病罹患率仍高于普通人群。

（4）HIV感染人群随着免疫抑制状态的进展，发生肺外结核及播散性结核病的风险明显升高。

（5）处于免疫抑制状态的HIV感染者感染结核分枝杆菌后的胸部X线片表现

不典型，包括无空洞的肺部浸润，肺上野为非好发部位，甚至胸部X线片可表现为正常。

（6）HIV感染者合并结核病的诊断，常用的检查手段包括：痰标本做痰抗酸染色及痰结核分枝杆菌培养；Xpert MTB/RIF检测；尿的LAM抗原检测。

（7）Xpert MTB/RIF检测是利用核酸扩增原理来快速检测结核分枝杆菌及对利福平的耐药性。

（8）尿的LAM抗原检测用于诊断累及肾脏的血行播散性肺结核。对于有结核病症状和体征的住院HIV感染者，CD4细胞计数≤100×10^6/L是有价值的指标，也适用于无论CD4细胞计数水平如何的病情严重的HIV感染者。

第二节　艾滋病合并潜伏性结核分枝杆菌感染

全世界大约1/3的人口感染了结核分枝杆菌，这些患者是进展为活动性结核病的重要储库，艾滋病与结核病的流行导致结核病发病率明显上升，预防性抗结核治疗可以降低HIV感染者患活动性结核病的风险，因此，对HIV感染者正确诊断LTBI并进行治疗干预是非常重要的。

一、定义

什么是LTBI？机体感染了可繁殖的结核分枝杆菌，但无临床症状和传染性，称为LTBI，通常处于非活动性状态，有时可以快速进展为活动性结核病。这些潜伏性结核分枝杆菌仍有繁殖力，可以在多年后重新活跃，引发临床症状，并导致结核病的传播。

HIV感染是LTBI发展为活动性结核病的首要危险因素。在结核病低流行地区，HIV阴性的LTBI患者终身进展为活动性结核病的风险为10%，而HIV阳性的

LTBI患者每年进展为活动性结核病的风险是5%～8%。因此，有必要在HIV感染者中预防结核病。

活动性结核病的罹患风险在HIV感染者中增高，在HIV感染的第一年增高了1倍，可能与肠道黏膜相关的$CD4^+$T细胞在HIV感染时快速耗损有关。因此，结核分枝杆菌感染的风险随着免疫功能的下降而逐渐升高。

二、诊断方法

（一）LTBI的筛查试验

LTBI的诊断主要包括TST和IGRAs，这两种试验方法都是基于机体对非特异性的（TST）或特异性的（IGRAs）结核分枝杆菌抗原的特异性细胞免疫检测方法。IGRAs目前有2个商品化试剂盒得到了FDA的批准，包括QuantiFERON-TB Gold In-Tube（Cellestis Limited）以及T-SPOT. TB（Oxford Immunotec）。由于缺乏对LTBI诊断的金标准，检查的灵敏度和特异性依赖于检查手段，以下讨论这两种检测方法在HIV感染者中的应用。

（二）TST

TST是通过皮内注射结核菌素蛋白（如PPD）诱导体内T细胞介导的迟发型超敏反应，48～72小时在接种部位出现硬结，通过测量硬结的大小来判断试验的结果。在HIV感染者中，硬结直径≥5mm被认为是阳性，可能与HIV感染造成T细胞针对结核分枝杆菌抗原刺激反应的增殖减弱、IFN-γ分泌减少导致TST的反应阈值降低有关；也可能与ART后，受损的T细胞尚未恢复对结核分枝杆菌抗原的反应性有关。TST在HIV阴性人群中，硬结直径>10mm被认为是阳性。

在除外活动性结核病后，HIV感染者TST阳性应该接受预防性抗结核治疗。TST假阳性的原因有NTM和既往曾接受BCG接种。不过，对于HIV感染者，潜在的假阳性并不影响采取预防性抗结核治疗，因为这组人群的活动性结核病风险确实增高了。临床试验结果显示，TST阴性的HIV阳性患者并不能从预防性抗结核治疗中获益，因此，不建议对TST阴性的HIV阳性患者进行预防性抗结核治疗。然而，如果HIV感染者近期有结核病暴露史，如与活动性结核病患者有密切接触史，则不论TST结果如何，均要考虑给予预防性治疗。随着HIV感染者免疫抑制的进展，如CD4细胞计数小于200×10^6/L，TST的结果可以呈现假阴性。在给予升高ART、CD4细胞计数的治疗后，应该再次行TST检测。TST假阴性的原因主要有试验操作不当或对试验结果的解读不正确。有研究者提出可以对HIV感染者的TST进行效能检测，主要的方法是以腮腺炎抗原或白色念珠菌抗原作为效能检测的对照抗原，来评估TST结果为真阴性或假阴性。如果对照抗原检测为阳性、TST为阴性，则被认为是真阴性。不过，对于重度免疫抑制的患者，其表现为对所有的抗原无反应，丧失细胞免疫反应，提示此类患者具有高死亡风险，有2个安慰剂对照的临床研究评估了对使用效能检测的HIV感染者进行预防性抗结核治疗的效果，没有任何临床试验结果显示在这组人群中进行结核病预防性治疗会使患者受益。基于这些研究，同时结合其他研究显示出了这种方法的局限性，因此，并不推荐使用效能检测的方法。

TST阳性和活动性结核病风险之间存在正相关，应用TST可将HIV感染者从在预防性抗结核治疗中获益的亚组患者中甄别出来。2010年的一项多中心的临床试验*Meta*分析中显示，在2378例TST阳性的HIV感染者中，预防性抗结核治疗降低了其中62%的人进展为活动性结核病的风险；然而，在2822例TST阴性的HIV感染者中，预防性抗结核治疗并没有带来临床获益。随后博兹瓦纳的一项包括1995例HIV感染者的安慰剂对照的临床试验也观察到了同样的结果。

正如TST提示的那样，对有结核病暴露史的患者，进展为活动性结核病的风险随着CD4细胞计数的下降而升高。这一点在意大利的一项2695例HIV感染者接受LTBI测试的观察性研究中得到充分证实，在这项研究的91周随访中，进展为活动性结核病的风险与TST的反应性明显相关，TST的反应性与机体的免疫力也明显相关。在TST阳性患者中，每年进展为活动性结核病的风险在CD4细胞计数

>350 × 10^6/L的患者中为2.6%，在CD4细胞计数为（200 ~ 350）× 10^6/L的患者中为6.5%，在CD4细胞计数<200 × 10^6/ L的患者中为13.3%。

（三）IGRAs

IGRAs是机体对结核分枝杆菌特异抗原的体外细胞免疫试验，主要用于LTBI的诊断，因其不能区分LTBI和活动性结核病，因此，不能用于诊断活动性结核病。IGRAs采集单份血标本即可，24 ~ 48小时可以出结果，与TST相比，不需要后续的结果判读。

IGRAs包括QuantiFERON-TB Gold In-Tube（QFT-GIT）检测（Cellestis Limited，卡内基，澳大利亚）以及T-SPOT.TB 检测（牛津免疫技术，Abingdon，英国）。QFT-GIT是一种使用3种结核抗原的酶联免疫吸附试验，作为定量检测，结果采用国际单位每毫升（IU/ml）显示。如果针对特异性结核抗原的INF-γ释放水平减去阴性对照孔中INF-γ释放水平超过了给定的阈值，则认为患者针对结核分枝杆菌感染的细胞免疫反应为阳性。T-SPOT.TB是使用分离计数的PBMC进行操作的ELISPOT，结果以能产生IFN-γ的T细胞数目（斑点形成细胞）显示。如果患者的阳性斑点形成细胞数减去对照孔中的细胞数超过了一定界限值，则认为患者对结核分枝杆菌的细胞免疫反应为阳性。IGRAs结果判读相对客观，而TST结果判断受观察者之间及内在偏倚的影响。与使用风险分层界值的TST不同（对HIV感染者来说5mm为最低的界值），QFT-GIT 和 T-SPOT.TB都没有使用风险分层。因此，不管HIV状态如何，阳性结果的界值是相同的，如果患者结果阳性，应该接受预防性抗结核治疗。同样，对于近期有活动性结核病密切接触的HIV感染者，无论IGRAs结果如何，均应该接受预防性抗结核治疗。

在来自中低收入国家的涉及5736例HIV感染者的37项临床研究中，HIV阴性人群T-SPOT.TB的灵敏度高于QFT-GIT（72% *vs* 61%，因LTBI缺乏诊断的金标准，其灵敏度数据来源于培养阳性的活动性结核病），在头对头比较中，没有任何IGRAs检测的灵敏度超过TST。个体化的研究结果显示，IGRAs的灵敏度

（尤其是T-SPOT.TB检测）受HIV相关的免疫抑制状况影响的程度小于TST；然而，*Meta*分析结果显示这些差别都比较小，而且不同研究中结果差异较大。因为IGRAs不受是否接种BCG的影响，在接种BCG人群中IGRAs仍是评价LTBI的有用工具。此外，IGRAs不受环境中其他NTM的影响，而这一点可以造成TST的假阳性。因此，IGRAs较TST而言特异性更高。有3项纵向研究评估了IGRAs阳性结果在HIV感染者中对发展为活动性结核病的预测价值，然而，由于总的病例数偏少及随访时间偏短，IGRAs对进展为活动性结核病的预测价值尚需进一步评估。

对于经TST和（或）IGRAs评估存在LTBI的HIV感染者，应接受预防性抗结核治疗。此外，有明确结核病暴露史的HIV感染者，不管TST和IGRAs结果如何，均应接受预防性抗结核治疗，治疗前应充分评估以排除活动性结核病。

三、不同地理区域和结核病流行情况下LTBI的检测

（一）筛查策略

1.资源富足地区　推荐所有新诊断HIV感染者都应接受LTBI筛查，包括结核病低流行地区的患者，甚至预测LTBI流行程度非常低的地区，不考虑患者的年龄。如果TST或IGRAs阴性，当患者CD4细胞计数水平较低（$<200\times10^6/L$）时，应在患者接受ART治疗后，免疫功能有所恢复改善后（如CD4细胞计数$>200\times10^6/L$）重复诊断试验，以避免因为免疫抑制状态所导致的假阴性结果。有高暴露风险的患者应该每年重复检查，包括监狱中的患者、聚集居住的人群、吸毒者、近期有结核病暴露史的个体。

2.资源匮乏地区　许多临床研究提示，针对TST阳性的HIV感染者进行预防性抗结核治疗可以使患者受益，因此，所有的HIV感染者都应该接受TST检测来评估哪些患者应该接受预防性抗结核治疗。对于不能开展LTBI筛查的资源匮乏地区的HIV感染者，无论CD4细胞计数水平如何，都应该接受针对LTBI的预防性抗结核治疗。

尽管没有临床试验数据证实联合使用IGRAs和TST，或是序贯使用两种检测方法对患者有益，许多资源富足地区对HIV感染者同时进行两种检查。例如，许多国家（葡萄牙、斯洛伐克、荷兰、韩国、克罗地亚和英国）支持同时开展两种检测（任何一项检测阳性就开始针对LTBI的治疗）。而有些国家仅在TST为阴性时推荐使用IGRAs检测，包括加拿大、意大利、爱尔兰、沙特和西班牙。瑞士、法国和比利时则推荐IGRAs为首选检查。在美国，CDC、国立卫生院和美国传染病学会艾滋病分会认为合并两种检查的预测价值不确定。

（二）筛查试验的选择

目前认为没有哪项针对LTBI筛查的试验是最优的。在预计结核病发病率低于100/10万的高收入或中高收入国家，WHO推荐TST和IGRAs两种都应用。

鉴于HIV感染造成的细胞免疫功能缺陷，无论是TST还是IGRAs，在HIV阳性人群中的灵敏度均低于HIV阴性人群。另外，研究显示在HIV阳性人群中，TST和IGRAs结果不一致程度较高。需要前瞻性的研究来确定到底哪种检测对于预测LTBI的获益更为理想。

选择不同的诊断方法时要考虑其相对的优势。TST的优势包括：不需要实验室操作，不需要特殊技能；有高质量的数据支持在HIV感染者中使用TST做临床判定；相对便宜和简便。IGRAs的优势包括：对于接受过BCG接种或NTM感染的患者假阳性率更低；检测更易标准化；不需要患者重复就诊来评估结果。

关于决定使用哪种检测还取决于资源、物流和国家的指南，英国指南推荐IGRAs，尤其是当TST没有试剂不能开展的时候。

（三）对活动性结核病的评估

TST和（或）IGRAs阳性的HIV感染者准备开始预防性抗结核治疗前要经过细致的临床评估来除外活动性结核病，以免对活动性结核病患者采取单药治疗导致治疗失败和诱导耐药。临床医生要注意：对于HIV感染存在免疫抑制的患者，可能活动性结核病的临床表现不典型，如纵隔淋巴结肿大、肺外结核病变，甚至是胸部X线片正常的亚临床感染。

1.资源富足地区　在预防性抗结核治疗前，要做胸部X线检查。如果存在任何症状，或是有胸部X线异常，应该进行痰涂片、痰培养和其他分子生物学诊断方法（如Xpert MTB，赛沛，美国）来除外活动性结核病。Xpert MTB/RIF检测能同时鉴定结核分枝杆菌感染和对利福平的耐药性，在HIV阳性人群中诊断结核病的效果优于痰涂片，因此，WHO推荐对于HIV感染者疑似结核病时应该首选Xpert检查。

2.资源有限地区　如果不能开展放射学检查、痰涂片、分子生物学检查，如果没有痰培养结果，WHO推荐对预防性抗结核治疗的患者应进行症状监测（有无咳嗽、发热、体重减轻和夜间盗汗）。推荐是基于来自12项研究共9626例患者的*Meta*分析结果。如果没有上述四种症状，活动性结核病的阴性预测值为98%（HIV感染者合并活动性结核病的流行率为5%）。这种症状监测的策略同样适用于孕妇。发热、咳嗽或体重减轻，胸部X线检查（如果可能）能提高活动性结核病的诊断率。然而，在服用抗病毒药物的患者中上述症状监测的灵敏度很低，因此，在具备相应条件时，还是要在开始预防性抗结核治疗前尽可能地做胸部X线检查和（或）痰培养。

四、小结及推荐意见

（1）结核分枝杆菌感染由感染了能繁殖的结核分枝杆菌引起，通常处于非活动性状态，称为LTBI，或有时快速进展为活动性结核病。LTBI的患者通常无症状，也没有传染性。然而，这些潜伏的结核分枝杆菌仍然有繁殖力，可能多年后再次“活化”，导致活动性症状，造成结核病的传播。

（2）有LTBI的HIV感染者发展为活动性结核病的风险明显升高，尤其是那些存在着免疫抑制的患者。

（3）针对LTBI的诊断测试方法包括TST和IGRAs。两种检查都是评价机体对结核分枝杆菌抗原的细胞免疫反应。

（4）TST是使用结核分枝杆菌抗原做皮内注射，刺激机体的迟发型超敏反应，可在48～72小时内导致皮肤硬结。在HIV感染者中，TST出现直径≥5 mm的皮肤硬结被认为是阳性。而在HIV阴性人群中，硬结直径>10mm被认为是阳性。

（5）IGRAs使用单份血标本即可完成。可在24～48小时获得结果，和TST相比，不需要随访来判读结果。IGRAs比TST更客观，无论HIV感染的状态如何，判读标准在所有患者中界值是统一的。

（6）当前证据提示，不论是IGRAs还是TST，针对HIV阳性的LTBI者预测活动性结核病的准确性都不高。

（7）鉴于免疫抑制患者的结核病高风险，所有新诊断的HIV感染者都应该接受LTBI的筛查。在资源有限的地区，WHO推荐在LTBI的治疗开始之前，应该检测LTBI。如果不能检测LTBI，对于所有HIV感染者都应该接受LTBI的治疗。

（8）因为当前没有数据支持在HIV阳性患者中诊断LTBI的检查方法哪种更好，具体使用哪种检测取决于可及性、费用及患者的便利性。有些国家，同时使用两种测试方法来克服因为免疫抑制造成的检测方法灵敏度下降。

（9）在任何有LTBI证据的HIV感染者中为了减少单一用药带来的耐药风险，必须要除外活动性结核病。在微生物学评估的同时，要评估胸部X线片，仔细查体。若资源有限，也应该做症状监测，保证抗LTBI治疗前患者没有咳嗽、体重下降、发热、夜间盗汗等提示活动性结核病的症状。

（王凌航）

参考文献

1. Chaisson RE, Martinson NA. Tuberculosis in Africa--combating an HIV-driven crisis. N Engl J Med, 2008,358(11):1089-1092.
2. From the Centers for Disease Control and Prevention. 1993 revised classification system for HIV infection and expanded surveillance case definition for AIDS among adolescents and adults. JAMA, 1993, 269(6):729-730.

3. World Health Organization. WHO case definitions of HIV for surveillance and revised clinical staging and immunological classification of HIV-related disease in adults and children. Geneva: Switzerland, WHO Press, 2006.
4. Jones BE, Young SM, Antoniskis D, et al. Relationship of the manifestations of tuberculosis to CD4 cell counts in patients with human immunodeficiency virus infection. Am Rev Respir Dis, 1993,148(5):1292-1297.
5. World Health Organization. Global Tuberculosis Report 2014. http://ezproxy- prd.bodleian.ox.ac.uk:2270/tb/publications/global_report/en/ (Accessed on July 07, 2015).
6. Holmes CB, Wood R, Badri M, et al. CD4 decline and incidence of opportunistic infections in Cape Town, South Africa: implications for prophylaxis and treatment. J Acquir Immune Defic Syndr, 2006, 42(4):464-469.
7. Badri M, Ehrlich R, Wood R, et al. Association between tuberculosis and HIV disease progression in a high tuberculosis prevalence area. Int J Tuberc Lung Dis ,2001, 5(3):225-232.
8. Wolday D, Tegbaru B, Kassu A, et al. Expression of chemokine receptors CCR5 and CXCR4 on CD4+ T cells and plasma chemokine levels during treatment of active tuberculosis in HIV-1-coinfected patients. J Acquir Immune Defic Syndr, 2005, 39(3):265-271.
9. Wolday D, Hailu B, Girma M, et al. Low CD4+ T-cell count and high HIV viral load precede the development of tuberculosis disease in a cohort of HIV-positive ethiopians. Int J Tuberc Lung Dis, 2003,7(2):110-116.
10. del Amo J, Moreno S, Bucher HC, et al. Impact of antiretroviral therapy on tuberculosis incidence among HIV-positive patients in high-income countries. Clin Infect Dis, 2012, 54(9):1364-1372.
11. Severe P, Juste MA, Ambroise A, et al. Early versus standard antiretroviral therapy for HIV-infected adults in Haiti. N Engl J Med, 2010,363(3):257-265.
12. Lawn SD, Wood R, De Cock KM, et al. Antiretrovirals and isoniazid preventive therapy in the prevention of HIV-associated tuberculosis in settings with limited health-care resources. Lancet Infect Dis, 2010, 10(7):489-498.
13. McIlleron H, Meintjes G, Burman WJ, Maartens G. Complications of antiretroviral therapy in patients with tuberculosis: drug interactions, toxicity, and immune reconstitution inflammatory syndrome. J Infect Dis,2007, 196 (Suppl 1):S63-S75.
14. Frye MD, Pozsik CJ, Sahn SA. Tuberculous pleurisy is more common in AIDS than in non-AIDS patients with tuberculosis. Chest ,1997, 112(2):393-397.
15. von Reyn CF, Kimambo S, Mtei L, et al. Disseminated tuberculosis in human immunodeficiency virus infection: ineffective immunity, polyclonal disease and high mortality. Int J Tuberc Lung Dis ,2011, 15(8):1087-1082.
16. Sterling TR, Pham PA, Chaisson RE. HIV infection-related tuberculosis: clinical manifestations and treatment. Clin Infect Dis, 2010, 50 (Suppl 3):S223-S230.
17. Lessnau KD, Gorla M, Talavera W. Radiographic findings in HIV-positive patients with sensitive and resistant tuberculosis. Chest, 1994, 106(3):687-689.

18. Pastores SM, Naidich DP, Aranda CP, et al. Intrathoracic adenopathy associated with pulmonary tuberculosis in patients with human immunodeficiency virus infection. Chest, 1993, 103(5):1433-1437.
19. Koh DM, Burn PR, Mathews G, et al. Abdominal computed tomographic findings of Mycobacterium tuberculosis and Mycobacterium avium intracellulare infection in HIV seropositive patients. Can Assoc Radiol J, 2003, 54(1):45-50.
20. Santín M, Podzamczer D, Ricart I, et al. Utility of the gallium-67 citrate scan for the early diagnosis of tuberculosis in patients infected with the human immunodeficiency virus. Clin Infect Dis, 1995, 20(3):652-656.
21. Monkongdee P, McCarthy KD, Cain KP, et al. Yield of acid-fast smear and mycobacterial culture for tuberculosis diagnosis in people with human immunodeficiency virus. Am J Respir Crit Care Med, 2009, 180(9):903-908.
22. Kerkhoff AD, Gupta A, Samandari T, Lawn SD. The proportions of people living with HIV in low and middle-income countries who test tuberculin skin test positive using either a 5 mm or a 10 mm cut-off: a systematic review. BMC Infect Dis, 2013, 13(1):1-9.
23. Conde MB, Soares SL, Mello FC, et al. Comparison of sputum induction with fiberoptic bronchoscopy in the diagnosis of tuberculosis: experience at an acquired immune deficiency syndrome reference center in Rio de Janeiro, Brazil. Am J Respir Crit Care Med, 2000, 162(6):2238-2240.
24. Conde MB, Loivos AC, Rezende VM, et al. Yield of sputum induction in the diagnosis of pleural tuberculosis. Am J Respir Crit Care Med, 2003, 167(5):723-725.
25. Salzman SH, Schindel ML, Aranda CP, et al. The role of bronchoscopy in the diagnosis of pulmonary tuberculosis in patients at risk for HIV infection. Chest, 1992, 102(1):143-146.
26. Relkin F, Aranda CP, Garay SM, et al. Pleural tuberculosis and HIV infection. Chest, 1994, 105(5): 1338-1341.
27. Luzze H, Elliott AM, Joloba ML, et al. Evaluation of suspected tuberculous pleurisy: clinical and diagnostic findings in HIV-1-positive and HIV-negative adults in Uganda. Int J Tuberc Lung Dis, 2001, 5(8):746-753.
28. Pithie AD, Chicksen B. Fine-needle extrathoracic lymph-node aspiration in HIV-associated sputum-negative tuberculosis. Lancet, 1992, 340(8834-8835):1504-1505.
29. Reid MJ, Shah NS. Approaches to tuberculosis screening and diagnosis in people with HIV in resource-limited settings. Lancet Infect Dis, 2009, 9(3):173-184.
30. Harries AD. Tuberculosis and human immunodeficiency virus infection in developing countries. Lancet, 1990, 335(8686):387-390.
31. Steingart KR, Ng V, Henry M, et al. Sputum processing methods to improve the sensitivity of smear microscopy for tuberculosis: a systematic review. Lancet Infect Dis, 2006, 6(10):664-674.
32. Hassim S, Shaw PA, Sangweni P, et al. Detection of a substantial rate of multidrug-resistant tuberculosis in an HIV-infected population in South Africa by active monitoring of sputum samples. Clin Infect Dis, 2010, 50(7):1053-1059.

33. Kivihya-Ndugga LE, van Cleeff MR, Githui WA, et al. A comprehensive comparison of Ziehl-Neelsen and fluorescence microscopy for the diagnosis of tuberculosis in a resource-poor urban setting. Int J Tuberc Lung Dis, 2003, 7(12):1163-1171.
34. Shea YR, Davis JL, Huang L, et al. High sensitivity and specificity of acid-fast microscopy for diagnosis of pulmonary tuberculosis in an African population with a high prevalence of human immunodeficiency virus. J Clin Microbiol, 2009, 47(5):1553-1555.
35. Schluger NW, Rom WN. The polymerase chain reaction in the diagnosis and evaluation of pulmonary infections. Am J Respir Crit Care Med, 1995, 152(1):11-16.
36. Aceti A, Zanetti S, Mura MS, et al. Identification of HIV patients with active pulmonary tuberculosis using urine based polymerase chain reaction assay. Thorax, 1999, 54(2):145-146.
37. O'Grady J, Bates M, Chilukutu L, et al. Evaluation of the Xpert MTB/RIF assay at a tertiary care referral hospital in a setting where tuberculosis and HIV infection are highly endemic. Clin Infect Dis, 2012, 55(9):1171-1178.
38. Boehme CC, Nicol MP, Nabeta P, et al. Feasibility, diagnostic accuracy, and effectiveness of decentralised use of the Xpert MTB/RIF test for diagnosis of tuberculosis and multidrug resistance: a multicentre implementation study. Lancet, 2011,377(9776):1495-1505.
39. Steingart KR, Schiller I, Horne DJ, et al. Xpert® MTB/RIF assay for pulmonary tuberculosis and rifampicin resistance in adults. Cochrane Database Syst Rev ,2014(1):CD009593.
40. Theron G, Zijenah L, Chanda D, et al. Feasibility, accuracy, and clinical effect of point-of-care Xpert MTB/RIF testing for tuberculosis in primary-care settings in Africa: a multicentre, randomised, controlled trial. Lancet, 2014, 383:424-435.
41. Nakiyingi L, Moodley VM, Manabe YC, et al. Diagnostic accuracy of a rapid urine lipoarabinomannan test for tuberculosis in HIV-infected adults. J Acquir Immune Defic Syndr, 2014, 66(3):270-279.
42. Lawn SD, Gupta-Wright A. Detection of lipoarabinomannan (LAM) in urine is indicative of disseminated TB with renal involvement in patients living with HIV and advanced immunodeficiency: evidence and implications. Trans R Soc Trop Med Hyg ,2016, 110(3):180-185.
43. Lawn SD, Wood R, Wilkinson RJ. Changing concepts of "latent tuberculosis infection" in patients living with HIV infection. Clin Dev Immunol 2011, 2011.
44. World Health Organization. Guidelines for Intensified tuberculosis case finding and isoniazid preventive therapy for people living with HIV in resource constrained settings. Geneva: WHO, 2011.
45. Akolo C, Adetifa I, Shepperd S, Volmink J. Treatment of latent tuberculosis infection in HIV infected persons. Cochrane Database Syst Rev,2010,1:CD000171.
46. CDC. Guidelines for the investigation of contacts of persons with infectious tuberculosis: recommendations from the National Tuberculosis Controllers Association and CDC. MMWR, 2005,54(RR-15):1-47.
47. Horsburgh CR Jr. Priorities for the treatment of latent tuberculosis infection in the United States. N Engl J Med, 2004, 350(20):2060-2067.

48. World Health Organization. Global Tuberculosis Control. Surveillance, Planning, Financing: 2010. Geneva:WHO, 2011 (WHO/HTM/TB/2010.362).

49. Harries AD, Zachariah R, Corbett EL, et al. The HIV-associated tuberculosis epidemic--when will we act? Lancet, 2010, 375(9729):1906-1919.

50. Holmes CB, Wood R, Badri M, et al. CD4 decline and incidence of opportunistic infections in Cape Town, South Africa: implications for prophylaxis and treatment. J Acquir Immune Defic Syndr, 2006, 42(4):464-469.

51. Luetkemeyer AF, Charlebois ED, Flores LL, et al. Comparison of an interferon-gamma release assay with tuberculin skin testing in HIV-infected individuals. Am J Respir Crit Care Med, 2007, 175(7):737-742.

52. Sutherland R, Yang H, Scriba TJ, et al. Impaired IFN-gamma-secreting capacity in mycobacterial antigen-specific CD4 T cells during chronic HIV-1 infection despite long-term HAART. AIDS, 2006, 20(6):821-829.

53. Farhat M, Greenaway C, Pai M, Menzies D. False-positive tuberculin skin tests: what is the absolute effect of BCG and non-tuberculous mycobacteria? Int J Tuberc Lung Dis, 2006, 10(11):1192-1204.

54. Gordin FM, Matts JP, Miller C, et al. A controlled trial of isoniazid in persons with anergy and human immunodeficiency virus infection who are at high risk for tuberculosis. Terry Beirn Community Programs for Clinical Research on AIDS. N Engl J Med, 1997, 337(5):315-320.

55. Whalen CC, Johnson JL, Okwera A, et al. A trial of three regimens to prevent tuberculosis in Ugandan adults infected with the human immunodeficiency virus. Uganda-Case Western Reserve University Research Collaboration. N Engl J Med, 1997, 337(12):801-808.

56. Chin DP, Osmond D, Page-Shafer K, et al. Reliability of anergy skin testing in persons with HIV infection. The pulmonary Complications of HIV Infection Study Group. Am J Respir Crit Care Med, 1996, 153(6Pt1):1982-1984.

57. Watkins RE, Brennan R, Plant AJ. Tuberculin reactivity and the risk of tuberculosis: a review. Int J Tuberc Lung Dis, 2000, 4(10):895-903.

58. Samandari T, Agizew TB, Nyirenda S, et al. 6-month versus 36-month isoniazid preventive treatment for tuberculosis in adults with HIV infection in Botswana: a randomised, double-blind, placebo-controlled trial. Lancet, 2011, 377(9777):1588-1598.

59. Adams LV, Waddell RD, Von Reyn CF. T-SPOT.TB Test(R) results in adults with Mycobacterium avium complex pulmonary disease. Scand J Infect Dis, 2008, 40(3):196-203.

60. Menzies D, Pai M, Comstock G. Meta-analysis: new tests for the diagnosis of latent tuberculosis infection: areas of uncertainty and recommendations for research. Ann Intern Med, 2007, 146(5):340-354.

61. Aichelburg MC, Rieger A, Breitenecker F, et al. Detection and prediction of active tuberculosis disease by a whole-blood interferon-gamma release assay in HIV-1-infected individuals. Clin Infect Dis, 2009, 48(7):954-962.

62. Clark SA, Martin SL, Pozniak A, et al. Tuberculosis antigen-specific immune responses can be detected using enzyme-linked immunospot technology in human immunodeficiency virus (HIV)-1 patients with advanced disease. Clin Exp Immunol,2007, 150(2):238-244.
63. Elliott JH, Vohith K, Saramony S, et al. Immunopathogenesis and diagnosis of tuberculosis and tuberculosis-associated immune reconstitution inflammatory syndrome during early antiretroviral therapy. J Infect Dis, 2009, 200(11):1736-1745.
64. Fisk TL, Hon HM, Lennox JL, et al. Detection of latent tuberculosis among HIV-infected patients after initiation of highly active antiretroviral therapy. AIDS, 2003,17(7):1102-1104.
65. Grant AD, Charalambous S, Fielding KL, et al. Effect of routine isoniazid preventive therapy on tuberculosis incidence among HIV-infected men in South Africa: a novel randomized incremental recruitment study. JAMA, 2005, 293(22):2719-2725.
66. World Health Organization. Guidelines on the management of latent tuberculosis infection. Geneva: WHO, 2015.
67. Rangaka MX, Wilkinson KA, Glynn JR, et al. Predictive value of interferon- γ release assays for incident active tuberculosis: a systematic review and meta-analysis. Lancet Infect Dis, 2012,12(1):45-55.
68. Hoppe LE, Kettle R, Eisenhut M, et al. Tuberculosis-diagnosis, management, prevention, and control: summary of updated NICE guidance. BMJ,2016, 352:h6747.
69. World Health Organization. Policy statement: automated real-time nucleic acid amplification technology for rapid and simultaneous detection of tuberculosis and rifampicin resistance: Xpert MTB/RIF system. Geneva: WHO, 2011.
70. Lawn SD, Brooks SV, Kranzer K, et al. Screening for HIV-associated tuberculosis and rifampicin resistance before antiretroviral therapy using the Xpert MTB/RIF assay: a prospective study. PLoS Med, 2011, 8(7):e1001067.
71. Nicol MP, Workman L, Isaacs W, et al. Accuracy of the Xpert MTB/RIF test for the diagnosis of pulmonary tuberculosis in children admitted to hospital in Cape Town, South Africa: a descriptive study. Lancet Infect Dis, 2011, 11(11):819-824.
72. Gupta A, Chandrasekhar A, Gupte N, et al. Symptom screening among HIV-infected pregnant women is acceptable and has high negative predictive value for active tuberculosis. Clin Infect Dis, 2011,53(10):1015-1018.

第十九章
尘肺病合并肺结核

第一节　尘肺病合并肺结核疾病特点

尘肺病合并肺结核作为一种独特的呼吸系统疾病，它必然同时具备结核病和尘肺病的临床表现，如同时合并有糖尿病，或是老年患者等，其临床表现又各具特点。具有共性的临床表现如下。

一、症状

（一）全身症状

发热，多为午后低热，每于午后或傍晚开始，次晨降至正常，可伴有倦怠、乏力、夜间盗汗。而有些患者由于年老体弱、免疫功能异常，常无自觉发热主诉，往往在入院后测体温才知其发热。当病灶急剧进展扩散时或合并感染时，则出现高热，呈稽留热或弛张热热型，可有畏寒，但很少出现寒战。在感染控制后，才表现出低热或午后低热。其他全身症状有食欲减退、体重减轻、妇女月经不调、易激惹、心悸、面颊潮红等轻度毒性和自主神经功能紊乱症状。

（二）呼吸系统症状

1.胸痛　胸痛症状要较单纯结核者明显，由于贰期以上尘肺病都合并有胸膜肥厚和粘连，而结核病灶的存在，将加剧其粘连等过程，使胸痛发生的频率大为增加。患者的胸痛多为钝痛，与呼吸运动及咳嗽等有关，胸痛持续时间较长。在结核稳定期或化疗有效者中，胸痛也常见。部位不定的隐痛为神经反射引起，故一侧的胸痛，并不一定提示该侧有尘肺病合并肺结核病灶。另外，经抗感染及对症处理，胸痛症状可不明显。

2.咳嗽、咳痰　咳嗽是最常见的症状，如伴有较长时间的咳灰黑色脓痰，常提示尘肺病合并肺结核进展或恶化。由于尘肺病合并肺结核患者不同程度地存在着粉尘性支气管炎，纤毛上皮细胞等结构被破坏严重，故可表现为干咳少痰或有痰不易咳出。合并支气管结核时则咳嗽加剧，可出现刺激性呛咳，伴局限的哮鸣音或喘鸣音。

3.呼吸困难　单纯尘肺病患者会在较早期就出现气短、胸闷等症状，且在上楼、爬坡等活动后加剧。单纯肺结核在中晚期才会出现呼吸困难。尘肺病合并肺结核相比单纯尘肺病或单纯肺结核呼吸困难的表现要严重得多，尤以贰期以上尘肺病合并肺结核为著。当合并有感染、肺源性心脏病、肺气肿、气胸、胸膜增厚、胸腔积液等，呼吸困难可加重或突然加剧。如救治措施不及时或有误，将产生不良后果。

4.咯血　尘肺病和肺结核都可各自引起咯血，尘肺病合并肺结核患者更易咯血。咯血的出现，一般都作为尘肺病合并肺结核进展或恶化的症状之一。出血来源，肺动脉和支气管动脉均有。痰中带血一般是尘肺病合并肺结核病变损伤毛细血管引起，随着累及血管直径的增加，出血量增加；若空洞壁的动脉瘤破裂则引起大咯血，特别是当曲霉菌感染，形成曲菌球时。大咯血窒息和低血容量休克是咯血严重的并发症。

（三）其他症状

盗汗、自汗、乏力、食欲不振、消瘦等结核病中毒症状可不同程度地存在。咯血的出现，一般都作为尘肺病合并肺结核进展或恶化的症状之一。当然，也有些患者，尤其是壹期尘肺病合并肺结核的患者，可表现为无症状，仅在体检中发现。据统计，无症状者可占30%，而症状出现频率最高的是胸痛，占65.5%。

二、体征

尘肺病合并肺结核的临床体征无特异性，取决于病变性质、部位、范围和严重程度。合并支气管扩张时，在肺部常可闻及固定的湿啰音。合并哮喘急性发作时，两肺闻及弥漫性哮鸣音，呼气相明显。更多的是类似于“老年性慢性支气管炎”、COPD患者的体征。肺气肿的体征主要是呼气相延长，肺大疱破裂发生气胸会出现患侧呼吸音消失、叩诊鼓音等，是临床经常遇到的、需要综合病史和X线检查等进行鉴别的重要临床问题，一旦处理不当，将给患者带来不必要的痛苦。另外，需要指出的是，有些晚期患者，移动较困难，发生气胸等急症时，往往不能马上进行X线检查，这就更要求临床医师应熟悉这些患者的体征及体征的变化，迅速做出初步诊断和处置，一味地等待X线检查结果，可能会延误抢救时机。

三、病理基础和发病机制

对于尘肺病合并肺结核的病理基础和发病机制有不同的解释，主要为：尘肺病是由长期吸入含二氧化硅的粉尘所致，粉尘颗粒入肺至淋巴管内被巨噬细胞吞噬，由于二氧化硅的毒性作用破坏巨噬细胞，削弱巨噬细胞吞噬和灭菌能力，而粉尘有增强结核分枝杆菌活力的作用，从而促进结核分枝杆菌在肺组织中生长及播散，同时破坏的巨噬细胞释放出大量细菌、破坏产物及矽尘，引起肺组织的炎性反应及成纤维细胞增生和胶原沉积，导致肺纤维化，同时矽尘能够抑制单核细胞和肺组织琥珀酸脱氢酶的活力，从而能使大量结核分枝杆菌繁殖。活化的巨噬细胞对二氧化硅吞噬最迅速，细胞自身溶酶体释放、崩解、死亡最快，从而释放多种致纤维化因子，加速尘肺进展；当尘肺病合并肺结核时，结核分枝杆菌的佐剂作用，又会加速尘肺病变的发展。

四、尘肺病合并肺结核的临床特点

（1）尘肺病与肺结核合并存在后，两种病变相互促进，加速恶化。肺结核病灶可促进尘肺结节融合和肺纤维化进程，并极易出现空洞。

（2）尘肺病合并肺结核的抗结核效果差，其主要表现为痰菌转阴率低，易复发，肺内病变吸收慢，空洞不易闭合，临床症状持续存在时间长。

（3）尘肺病合并结核病的患病率高，其合并率要高于全国平均水平。据统计，尘肺病患者的结核病合并率是普通人群的4～40倍或以上。而尘肺病患者肺结核的患病率也在5%～35%。另外，合并率除了随尘肺期别增高而递增外，还呈现出高龄化趋势。

（4）尘肺病合并肺结核的症状及并发症多且严重，如呼吸困难、肺部感染、咯血、气胸及纵隔气肿、肺源性心脏病等，多重于单纯尘肺病或单纯肺结核患者。此特点已被绝大多数文献所证实。导致患者死亡的主要原因依次为：感染导致的呼吸衰竭、结核病恶化、肺源性心脏病心力衰竭、咯血或窒息、气胸、肿瘤及心脑血管疾病等。

（5）尘肺病合并肺结核的严重程度与接尘种类有关。在硅沉着病、煤硅肺病、煤肺病三种常见的煤工尘肺病中，以硅沉着病合并肺结核的发病率最高，进展最快，而煤肺则一般较轻，赵宝珊1991年通过定群寿命表法分析认为，煤工尘肺病合并肺结核预后的严重性远比铁矿矽肺合并肺结核轻，如某铁矿此类患者的5年、10年和20年生存率分别为61.27%、37.28%和22.68%；而煤矿此类患者分别为89.29%、80.3%和60.22%。

（6）尘肺病合并肺结核的痰结核分枝杆菌阳性率并不高。尘肺病合并肺结核患者痰中变异的L型菌抗酸染色呈阴性以及肺部严重纤维化、支气管扭曲变形致痰液引流不畅均可造成尘肺病合并肺结核患者的漏检及误诊；这一结果已被多篇文献所证实。

五、尘肺病合并肺结核X线影像学特点

由于尘肺病合并肺结核的结核分枝杆菌检查和血清学检查等与单纯肺结核并无区别，尘肺病合并肺结核的X线影像表现具有一定的特点，因此，它不仅是诊断和鉴别诊断的重要依据，在疗效观察，预后判断、动态观察等方面都有极其重要的作用。

（一）好发部位

结核病变在尘肺病患者中的好发部位依次为：两中上肺、右肺、左肺；两肺的上野最多，中野次之，下野最少。

（二）形态特点

尘肺病合并肺结核在胸部X线片上可表现为片状影、团块影、空洞影、结节影、球形影和胸腔积液影等；也可多种形态混杂难辨。当遇到病变较广，且不易解释的X线表现，需充分了解职业史和动态胸片变化，出现以下情况应考虑为尘肺病合并肺结核。①结节的大小、分布不对称，在较短时间内，结节变大、不规则、密度增高。②在两肺中上野外带，对称发展的早期硅沉着病融合块状影，失去其平衡发展，其中一侧变大，密度不均，外形变化或出现透亮区。③尘肺大团块中出现空洞，并有卫星灶。④新近出现的不规则炎性阴影，且密度不均。⑤从时间上、形态上缺乏尘肺发展的规律，胸部X线片表现复杂多样。

（三）表现类型

有学者参照肺结核的分型将尘肺病合并肺结核分为：浸润型、团块型、空洞型、毁损型、胸膜炎型和血播型。但比较被认同的观点是：尘肺病与结核病分离

型和尘肺病与结核病结合型两种类型。尘肺病与结核病分离型：多见于壹期或贰期的尘肺病变中，结核病灶多在尖段、尖后段等尘肺结节尚未累及或较少累及的部位。也可见于播散于尘肺结节之间的结核病灶。此种结核病灶的X线表现与单纯肺结核的X线表现并无太大差别。尘肺病与结核病结合型：多见于贰至叁期的尘肺病患者。由于尘肺病变和结核病灶相互交织，有时在组织学上都很难区分，故不但对肺组织损坏严重，而且在X线上缺乏特征性。其X线影像既不能用单纯尘肺病来解释，又不能用单纯肺结核给予解释。往往是二者并存、互相影响，混乱复杂。

由于尘肺病合并肺结核的痰菌阳性率并不高于单纯肺结核，甚至更低，这就更凸显了X线影像学检查对于尘肺病合并肺结核诊断的重要性。另外，胸部CT检查是X线平片的有力补充，它在显示平片上看不出的尘肺病合并肺结核性空洞、隐匿的结核病播散灶、气管支气管结核、淋巴结肿大等方面有着明显的优势。近年在CT基础上发展的新技术，如胸部HRCT能够更清晰地显示早期肺间质改变，包括最早出现点影、小叶内核心线增厚、小叶间隔不规则增厚、胸膜下弧线影及实质带、蜂窝改变等；而CT的肺功能成像技术可以发现早期尘肺患者脏层胸膜病变和肺体积的减小；可以用于尘肺病高危人群的筛查和早期诊断。

第二节　尘肺病合并肺结核诊断方法

尘肺病合并肺结核的诊断，包括了要对两种疾病同时进行诊断，或是在一种症病的基础上，对另一种疾病进行诊断，甚至是鉴别诊断。肺结核的诊断要参照《肺结核诊断标准(WS 288—2008)》进行；尘肺病的诊断要依照新的国家标准——《职业性尘肺病的诊断（GBZ 70—2015）》，依法依规进行；由于其政策性强，法律法规要求多，临床实践中略不同于其他疾病的诊断。

诊断职业性尘肺病的基本条件是生产性矿物性粉尘接触史，包括工作单位、工种、不同时间段接触生产性粉尘的起止时间、接触粉尘的名称等。诊断尘肺病的主要依据是后前位X线胸片［高千伏及数字化摄影（DR）］的表现；而临床检查和实验室检查的重点是进行鉴别诊断，以排除X线胸片表现与尘肺病相类似的其他肺部疾病。由于尘肺病的影像学改变是一个渐变的过程，动态系列X线胸片能为诊断提供更为可靠的依据。因此，原则上两张以上间隔时间超过半年的动态胸片方可做出确诊。但特殊情况下，有可靠的生产性无机粉尘接触史和职业卫生学调查资料支持，有典型的尘肺病X线胸片表现，并有明确的临床资料可排除其他疾病，亦可考虑做出诊断。

职业性尘肺病的诊断原则是根据可靠的生产性矿物性粉尘接触史，以技术质量合格的X线高千伏或DR后前位胸片表现为主要依据，结合工作场所职业卫生学、尘肺病流行病学调查资料和职业健康监护资料，参考临床表现和实验室检查，排除其他类似肺部疾病后，对照尘肺病诊断标准片，方可诊断。劳动者临床表现和实验室检查符合尘肺病的特征，没有证据否定其与接触粉尘之间必然联系的，应当诊断为尘肺病。

尘肺病合并肺结核的诊断，多数情况下为尘肺病是否合并有结核病的诊断，即尘肺病在前合并结核病在后。由于肺结核是接尘作业的职业禁忌证，在职业健康检查工作比较规范的地方，在肺结核的基础上合并尘肺病是比较少见的。那么诊断的重点在于尘肺病合并的结核病是否是进展（活动）的。在已确诊尘肺病的基础上，痰菌涂片或痰菌培养检查阳性的患者即可确诊。如果怀疑为菌阴性肺结核则可通过2001年中华医学会结核病学分会制订的《肺结核诊断和治疗指南》进行确诊。其与单纯肺结核的区别或鉴别难点是：X线表现更为特殊，临床表现更为复杂。与肺结核病的诊断一样，尘肺病合并肺结核的诊断也是一种临床诊断，仅凭（一张）X线胸片就进行尘肺病合并（活动性）肺结核的诊断是武断和易发生误诊的；必须要有其他的临床资料辅助才可以做出最终的诊断。

关于诊断的书写，可分为两种情况。

一是在职业病诊断时，有职业病诊断资质的医师集体做出尘肺病合并活动性肺结核的诊断。

在《职业病诊断证明书》（图19-1）的“诊断结论”部分填写此次诊断的尘肺病种类和期别，即 “职业性＋具体尘肺病名称＋期别”，例如，职业性硅沉着病壹期；职业性煤工尘肺贰期等。在“处理意见”中书写此次诊断肺结核的类型，例如，继发性肺结核，并要同时指出须在结核病专业医疗机构进一步诊治。

职业病诊断证明书

<table>
<tr><td>姓名</td><td></td><td>性别</td><td></td><td>身份证号码</td><td></td></tr>
<tr><td>用人单位名称</td><td colspan="5"></td></tr>
<tr><td>用人单位危害接触史</td><td colspan="5"></td></tr>
<tr><td>诊断结论</td><td colspan="5"></td></tr>
<tr><td colspan="6">处理意见

诊断医师：　　　　　　　　诊断机构：
（签名）　　　　　　　　　（公章）
年　月　日　　　　　　　　年　月　日</td></tr>
</table>

注：如对本诊断有异议，可在接到本证明30日内向______________省（区、市）

________市（区）卫生计生委申请设区的市级职业病鉴定

图 19-1　职业病诊断证明书

另一种情况是，在临床工作中（主要是患者住院时）对尘肺病合并肺结核的诊断书写。由于目前并无统一的诊断书写规范要求，以下意见仅供参考。

对于已确诊为（职业性）尘肺壹期的肺结核病例，可记录为：①继发性肺结核；②……尘肺病壹期；③其他……。

A例　①继发性肺结核，右上中，涂阳，培阳，初治；

②职业性煤工尘肺壹期；

③非胰岛素依赖型糖尿病。

B例　①结核性胸膜炎，左侧，涂阴，胸腔积液；

②职业性硅沉着病壹期；

③慢性胃炎。

对已确诊为（职业性）尘肺病贰期、叁期的肺结核病例，由于其肺内结核病灶与尘肺病变互相掺杂、融合，不能分清，除胸膜炎外，可统一书写为尘肺病合并肺结核，不再分型。

C例　①职业性硅沉着病叁期合并肺结核，涂阳，复治；

②慢性肺源性心脏病；

③肺部继发感染。

D例　①职业性水泥尘肺病贰期合并结核，涂阴，培阳，初治；

②高血压病。

当然，任何一种分类或记录方式都不是完美的，都需要在以后的临床工作中加以总结完善。

由于职业性尘肺病与非职业性尘肺病在社会福利待遇上差别很大，稍有不慎就会引起不必要的纠纷。因此，到目前为止，没有职业病诊断资质的医疗机构，不能出具（职业性）尘肺病的诊断；具有职业病诊断资质的医师，依据可靠的资料，经集体讨论后多数同意（3人以上的单数）后方可诊断。

肺结核是国家法定传染病，一旦诊断为（尘肺病合并）肺结核，须立即按时限要求向当地CDC进行传染病上报工作，包括报卡和网络直报及专报。

（陈东进　李　月）

参考文献

1. 马玙,朱莉贞,潘毓萱.结核病.北京:人民卫生出版社,2006.

2. 高劲松,李凤,陈垒.煤工尘肺合并肺结核1130例分析.中国工业医学杂志,2014,27 (5):381-382
3. 吕向裴,王焕强.1178 例尘肺病及尘肺结核误诊病例分析.中华劳动卫生职业病杂志,2013,31(8):564.
4. 丁新平,崔风涛,许洁,等.某矿业集团1963—2010年尘肺并发肺结核病例分析.中华劳动卫生职业病杂志,2013,31 (11):851-852.
5. Sonnenberg P,Murray J,Glynn JR,et al. Risk factors for pulmonary disease due to culture-positive M.tuberculosis or nontubereu lousmy cobacteria in South African gold miners. Eur Respir J,2000,15(2):291-296.
6. 曾令志,杨章勇.多层螺旋CT冠状面重建图像用于尘肺诊断的标准与临床应用.现代医学影像学,2015,24(6):921-924
7. 张晖,陈胜利,方伟军,等.尘肺结核的胸部数字化X线摄影和螺旋CT表现分析.现代医用影像学,2013,22(4):272.
8. 张丽波,韩月,张伟东,等. 探究高分辨CT作为尘肺诊断标准的可行性研究.中国卫生标准管理.2015,33(2):149-150.
9. 陈效友.肺结核诊断的研究进展.中国临床医生.2013,41(3):12.

第二十章 非结核分枝杆菌病

第一节　非结核分枝杆菌病概述

非结核分枝杆菌（NTM）是指除结核分枝杆菌复合群（人型、牛型、非洲、坎纳和田鼠分枝杆菌）及麻风分枝杆菌以外的其他分枝杆菌。NTM占分枝杆菌类的绝大多数，在环境中普遍存在，在自然环境的水和土壤中，各种菌株均有发现。因其富含脂质外膜，具有疏水性，决定了其可形成气溶胶，表面黏附，形成生物膜，在消毒环境（饮用水）持续存在，具有抗消毒剂和抗生素耐药的特性。目前共已鉴别出175种和13个亚种，多数为腐生菌，仅少数可使人和动物致病。因环境中广泛存在，通常难以确定患者具体的菌株来源。虽然目前仍没有人与人、动物与人之间传播的直接证据，但作为一种机会感染的细菌，NTM在支气管扩张等慢性肺部疾病中越来越引起人们的重视。NTM患者长期排菌，理论上也存在感染他人的可能，并有文献报道了罕见的少数患者感染了相同的菌株，值得重视和研究。

一般认为，NTM并不在人与人之间直接传播，NTM的传播途径为直接接触感染，如外伤后局部分枝杆菌感染生长，多见于渔民等；医源性感染，由于消毒不彻底，近年来我国报道了多起医源性分枝杆菌感染，因污染的注射器、导管等感染人体，常见为脓肿分枝杆菌、龟分枝杆菌等；吸入感染，吸入含有NTM的气溶胶可引起肺部分枝杆菌感染；淋巴-血行播散，艾滋病或高度细胞免疫缺陷者，局部感染灶可通过淋巴-血行导致全身播散性NTM病。

NTM通过呼吸道、胃肠道、皮肤等途径侵入人体，可累及肺、淋巴结、皮肤、软组织等器官组织，其中尤以肺部多见，称为NTM肺病。如果没有菌种鉴定，NTM肺病与肺结核在临床症状、体征、影像学资料、痰菌、病理活检等方面都十分相似，按照结核病的规范治疗可能延误病情。因此，对一些年老的、具有肺部基础疾病（如COPD、支气管扩张等）、正规抗结核治疗疗效不佳的患者应考虑行菌种鉴定及药物敏感性试验，如有条件应对所有痰培养阳性的患者行菌种鉴定及药物敏感性试验，以便及早发现NTM感染所致的疾病。

既往研究发现，NTM菌株的分布也表现出较大的南北地域差异。Prevots报道了不同地区的分布差异，NTM发病的病例在科罗拉多州为1.4例/10万，加利福尼亚南部为6.7例/10万，显示很大的地域分布差异。Cassidy报道美国俄勒冈州的菌种分布为鸟-胞内分枝杆菌复合群占87.5%，脓肿分枝杆菌和龟分枝杆菌占6%，其他分枝杆菌占3.8%。Prevots报道南加州为鸟-胞内分枝杆菌复合群 80.1%，龟分枝杆菌和脓肿分枝杆菌占12.1%，偶发分枝杆菌为5.6%，堪萨斯分枝杆菌占5.5%。北京报道2008—2011年数据为：40%为胞内分枝杆菌，29%为脓肿分枝杆菌，8%为偶发分枝杆菌，8%为戈登分枝杆菌，7%为堪萨斯分枝杆菌，5%为鸟分枝杆菌。沈阳在2008—2012年72株临床分离株的菌株依次为胞内分枝杆菌（38.9%）、戈登分枝杆菌（16.7%）、龟分枝杆菌和脓肿分枝杆菌（13.9%）、堪萨斯分枝杆菌（11.1%）、鸟分枝杆菌（11.1%）和偶发分枝杆菌（8.3%）。上海近年在分枝杆菌培养阳性的患者中NTM分离率为5.9%，而2012年为8.5%，较2008年的3%明显上升。菌型鉴定依次为：堪萨斯分枝杆菌（45.0%）、胞内分枝杆菌（20.8%）以及龟分枝杆菌和脓肿分枝杆菌（14.9%）。台湾NTM临床分离株主要为鸟分枝杆菌复合群（35.3%）和脓肿分枝杆菌（21.1%）。

NTM病发病与年龄、性别、人种均有密切关系。随着年龄的增大，NTM发病进一步上升。Cassidy的报道估计俄勒冈州2005—2006年NTM病发病率为5.6例/10万，在大于50岁人群中增加至15.5例/10万，并可见女性（59%）高于男性，老年人更多见（中位年龄66岁），鸟-胞内分枝杆菌复合群更多见。Prevots同样发现60岁以上人群发病明显增加，由19.6例/10万（1994—1996）升至26.7例/10万（2004—2006）。在2个最近的使用美国国家数据库的研究中，Adjemian发现，在65岁以上人群，年发病率由平均的20例/10万人升至47例/10万人，美国西部和东南部的发病率最高，男女均增加，女性较男性更多。人种间的分布也有差异，美国数据显示90%的病例为白种人，亚洲人和太平洋岛民有大约2倍的NTM病风险，黑人有一半的风险。

NTM病发病与合并慢性呼吸系统疾病以及免疫系统受损密切相关。Claire Andréjak的研究表明，慢性呼吸系统疾病使NTM肺病风险增加16.5倍。COPD患者使用糖皮质激素吸入治疗，比值比（ORs）为29.1（95% *CI*：13.3～63.8），而无糖皮质激素吸入者仅为7.6（95% *CI*：3.4～16.8），并且风险与吸入激素剂量相关。作者认为慢性呼吸系统疾病，尤其是COPD与吸入糖皮质激素治疗，是NTM肺病强力的危险因素。研究发现，使用肿瘤坏死因子拮抗剂治疗，NTM病发病率由基础人群的4.1例/10万人升至105例/10万人。美国MedWatch 的数据显示1999—2006年使用肿瘤坏死因子拮抗剂治疗的239例患者，40%的病例可能有NTM肺病，52例检测到鸟-胞内分枝杆菌复合群，而鸟-胞内分枝杆菌复合群在肺部较肺外更为常见，肺外NTM感染以快速生长的分枝杆菌为主。东南亚国家在HIV阳性患者中，NTM发病较结核病更多，而菌型分布以堪萨斯分枝杆菌为主。邓晓军等调查发现在合并艾滋病的患者中NTM在痰分枝杆菌培养阳性的患者中比例达到41.7%，远高于正常患者的4.1%，并且与$CD4^+$有明显的相关性，随$CD4^+$水平的下降而上升。我国艾滋病诊疗指南指出艾滋病合并鸟分枝杆菌常见于晚期，并且常引起播散性分枝杆菌病。鉴于我国目前艾滋病已由高危人群开始向一般人群扩散，面临艾滋病发病高峰期，艾滋病合并NTM感染的问题尤其应引起重视。

NTM通过呼吸道、胃肠道、皮肤等途径侵入人体后致病，其过程与结核病基本相仿。中性粒细胞能捕捉并杀灭大部分NTM。剩下的NTM为巨噬细胞所吞噬，并在巨噬细胞内生长繁殖，在溶酶体酶的作用下部分NTM被溶解，其抗原产物及其菌体成分被运送至局部的淋巴结，在此通过一系列途径激活多种效应细胞释放多种细胞因子，从而产生了$CD4^+$T淋巴细胞等介导的免疫反应和迟发型变态反应。$CD4^+$T 细胞根据其分泌细胞因子的不同可分为两种功能不同的亚群，即Th1和Th2细胞。研究显示，NTM感染前幼稚$CD4^+$ T细胞可产生IFN-γ、IL-12等Th1型细胞因子；NTM感染后产生的Th1型细胞因子的活化和记忆$CD4^+$ T细胞增多，产生Th1/ Th2型细胞因子的$CD4^+$ T细胞相等，当Th1型细胞因子反应超过Th2型细胞因子反应20倍时便形成了潜伏期感染，表明Th1型细胞因子反应在抑制NTM生长繁殖中起重要作用。$CD8^+$T细胞和$CD4^+$T 细胞一样参与结核病免疫记忆反应，在NTM感染的同时，肺局部可迅速产生T淋巴细胞反应。Th1型细胞因子主要激活单核巨噬细胞，增强其灭杀NTM的活力，从而在NTM感染中起着保护性免疫应答的作用。Th2型细胞因子抑制Th1型细胞因子如IFN-γ的产生，降低巨噬细胞杀灭NTM的能力，从而削弱机体的免疫应答。Th1/Th2型细胞因子的动态平衡是机体有效控制NTM感染的根本保证，这种平衡一旦被打破，将导致NTM感染的发生与发展。

不少前炎症细胞因子参与NTM感染免疫发病过程，NTM感染的炎症反应程度与这些细胞因子有关，其中包括IL-6、IL-8、IL-1β、TNF-α)等。IL-6既往被认为是一种Th2型细胞因子。目前认为，IL-6是一种对多种靶细胞产生多种影响的多效性细胞因子，IL-6可促进T细胞和B细胞的分化与增殖，参与早期炎症反应。IL-8是一种强有力的中性粒细胞趋化因子，NTM及其细胞成分刺激巨噬细胞，上调IL-8基因表达，促进蛋白质分泌；而IL-4、IL-10等可使单核细胞分泌IL-8减少。TNF-α可激活其他细胞因子如IL-18、IL-1β，从而吸引炎症细胞聚集至病变局部。TNF-α可上调黏附分子（如ICAM-I）表达，增加同型和异型细胞间黏附作用；促进巨噬细胞活化、增强其吞噬作用；参与肉芽肿形成，从而在NTM感染中起到保护作用。然而，TNF-α也可导致组织坏死、空洞形成。IL-1β是由单核巨噬细胞产生的一种前炎症细胞因子，可导致全身症状如发热等，促进空洞形成；同时亦能增强巨噬细胞的杀菌作用。

第二节　非结核分枝杆菌病诊断方法

NTM病的诊断应通过临床表现、影像学表现、细菌学及病理检查结果进行综合判断。对于NTM病的诊断，无论是根据我国的指南还是根据近来年来发表的的专家共识，均强调在临床表现基础上的病原学检测的依据。对痰液等标本采取传统的分枝杆菌培养耗时较长，菌型鉴定方法繁杂，近年来随着分子生物学方法的逐步应用，也在NTM病的诊断与鉴别诊断中发挥越来越重要的作用。

一、NTM肺病

NTM肺病既有在健康肺组织上形成的原发感染如堪萨斯分枝杆菌肺病，又有在以往肺气肿、支气管扩张病变的基础上形成的继发感染，如瘰疬分枝杆菌和鸟-胞内分枝杆菌复合群等所致的肺病。

（一）临床表现

NTM肺病与肺结核的临床症状相似，缺乏特征性表现，但可能更多见于老年人，多有支气管扩张等基础疾病，合并咳嗽、咳痰等症状时间长，低热、消瘦等中毒症状可能不明显。

（二）影像学表现

影像学可见肺内空洞形成，可单发或多发，侵及两肺，位于胸膜下，以薄壁空洞为多见。NTM病亦可向肺部播散，肺内则呈弥漫性小分散灶。X线胸片显示炎性病灶及单发或多发的薄壁空洞，而纤维硬结灶、球形病变及胸膜渗出相对少见。胸部CT，尤其是高分辨CT可清楚显示NTM肺病的肺部病灶，可有结节影、斑片及小斑片样实变影、空洞（尤其是薄壁空洞）影、支气管扩张、树芽征、磨玻璃影、线状及纤维条索影、胸膜肥厚粘连等表现，且通常以多种形态病变混杂存在。

（三）病理学表现

NTM肺病的组织病理学所见多与结核病变相同，是以淋巴细胞、巨噬细胞浸润和干酪样坏死为主的渗出反应；类上皮细胞、郎汉斯巨细胞肉芽肿形成为主的增殖性反应；浸润细胞消退伴有肉芽细胞的萎缩，胶原纤维增生为主的硬化性反应等三种组织病理学变化。

（四）实验室检查

1.细菌学检测　分枝杆菌涂片检查仍采用齐-内染色法和荧光镜检法。具有操作简便、更易于观察、受检面积大、阳性率高、效率高等优点。但涂片检查法不能区分结核分枝杆菌和NTM，对诊断的参考价值有限。

NTM的培养是将标本接种于改良罗氏培养基和丙酮酸培养基上，并同时接种对硝基苯甲酸（PNB）和噻吩-2-羧酸肼（TCH）鉴别培养基，37℃培养1～8周，根据生长速度和菌落特征做出诊断。Bactec 960系统是一种分枝杆菌快速培养技术，与普通培养相比显著缩短分离培养、菌种鉴定和药物敏感性试验结果报告时间。其他临床可见的还有噬菌体生物扩增法、高效液相色谱法（HPLC）等近年来发展的NTM快速细菌学鉴定技术。分枝杆菌噬菌体能特异性感染待检标本中活的分枝杆菌，并在菌体内增殖。噬菌体在感染的菌体内大量增值，并将菌体裂解，释放子代噬菌体。释放出来的噬菌体可感染随后加入的指示细胞（一种快速生长的分枝杆菌），并将其裂解。指示细胞裂解后在琼脂平板上表现为透亮的噬菌斑。噬菌体生物扩增法检测分枝杆菌具有灵敏度高、特异性好、省时、方便的优点，但也存在一些不足。高效液相色谱法则是基于在不同种的分枝杆菌细胞壁中分枝菌酸的不同对其进行鉴定。

2.分子生物学检测　近年来分子生物学技术发展迅速，其可快速、敏感、特异地对NTM进行诊断，不仅可鉴别结核分枝杆菌与NTM，有的检测还可检测基因耐药突变情况，快速获得菌株对多个抗分枝杆菌药物的耐药情况，从而第一时间指导临床用药。常见的有聚合酶链反应（PCR）技术、PCR-直接测序法、PCR-限制性片段长度多态性（RFLP）技术、PCR-单链构象多态性分析（SSCP）技术、PCR-核酸探针技术、基因芯片技术、结核分枝杆菌多位点数目可变串联重复序列（MIRU-VNTR）技术等。目前用于NTM分类鉴定的靶基因主要包括*16S rRNA*、*16S-23S rRNA*、*IS6110*、*oxyR-ahpC*、*rpoB*、*hsp65*等。

新型分子生物学检测技术的涌现大大缩短了菌种鉴定时间，给NTM的快速诊断带来了新的希望，但其也有自身的一些局限性。例如，NTM菌种繁多，无法对每种菌种进行鉴定；很多分子生物学检测技术不成熟，尚未实现商品化，无法广泛用于临床。但相信未来随着分子生物学技术的发展，将分子生物学技术和传统的鉴定方法相结合，发挥各自的优势，是NTM实验室诊断的一个重要方向。随着分子生物学技术的不断发展，其在NTM的快速诊治中将发挥更大的作用。

（五）诊断标准

根据我国的诊断指南及专家共识， NTM肺病的诊断标准如下。具有呼吸系统症状和（或）全身症状，经胸部影像学检查发现有空洞性阴影、多灶性支气管扩张及多发性小结节病变等，已排除其他疾病，在确保标本无外源性污染的前提下，符合以下条件之一者可做出NTM肺病的诊断：①痰NTM培养2次均为同一致病菌；②支气管肺泡灌洗液中NTM培养阳性1次，阳性度为（++）以上；③支气管肺泡灌洗液中NTM培养阳性1次，抗酸杆菌涂片阳性度为（++）以上；④经支气管镜或其他途径的肺活组织检查，发现分枝杆菌病的组织病理学特征性改变（肉芽肿性炎症或抗酸染色阳性），并且NTM培养阳性；⑤肺活组织检查发现分枝杆菌病的组织病理学特征性改变（肉芽肿性炎症或抗酸染色阳性），并且痰标本和（或）支气管肺泡灌洗液中NTM培养阳性1次或以上。

二、NTM淋巴结病

NTM淋巴结病多见于儿童，常见于上颈部和下颌下淋巴结，耳部、腹股沟和腋下淋巴结也可受累，单侧多见，双侧少见，也是儿童中最常见的 NTM 病。主要菌种为鸟分枝杆菌复合群、嗜血分枝杆菌，次要菌种为瘰疬分枝杆菌、猿猴分枝杆菌、戈尔登分枝杆菌、龟分枝杆菌、偶发分枝杆菌、堪萨斯分枝杆菌和玛尔摩分枝杆菌。

大多数患者无全身症状和体征，仅有局部淋巴结受累的表现，与淋巴结结核较为类似，可有轻度压痛，累及的淋巴结粘连成串、肿大、质韧，可形成纤维化、钙化，亦可迅速软化、溃破形成慢性窦道。病理可见早期形成以淋巴细胞、类上皮细胞、朗格汉斯细胞为主的肉芽肿，伴干酪样坏死，可形成纤维化、钙化，或导致组织软化、脓肿、破溃，形成慢性窦道。分枝杆菌抗原皮肤试验对儿童NTM淋巴结病的诊断具有重要价值，多数NTM淋巴结病患儿的PPD试验结果呈弱阳性，而NTM抗原皮肤试验为强阳性。

彩色多普勒超声显示局部多发淋巴结肿大，单侧多见，成串排列，部分可粘连成团，淋巴结内可见坏死性低密度区，窦道形成时可见管道状低回声区。颈部增强CT和磁共振显示非对称性肿大的淋巴结，中央密度减低，边缘强化，其周围组织炎症反应较轻。

NTM淋巴结病的诊断仍需完善相关检查，发现有无肺外组织、器官病变，并排除其他疾病，在确保标本无外源性污染的前提下，病变部位组织中NTM培养阳性，即可做出诊断。

三、NTM皮肤病

NTM皮肤病指NTM引起的皮肤及皮下软组织病变。最易侵犯真皮和皮下脂肪组织，其次为深层肌肉组织，局部引流区域淋巴结也可受累。主要病理表现为肉芽肿性病变和非特异性慢性化脓性炎症病理改变。肉芽肿以淋巴细胞、类上皮细胞、朗格汉斯细胞为主，伴干酪样坏死，包括渗出、增生和坏死性病变，新旧病灶常在同一病例体内交替存在。NTM可引起皮肤及皮下软组织病变，最常见为沿海居民、渔民或从事渔牧养殖业的人员，如海分枝杆菌皮肤病。局部脓肿多由偶发分枝杆菌、脓肿分枝杆菌和龟分枝杆菌引起，多发生在针刺伤口、开放性伤口或骨折处，往往迁延不愈。医院内发生的皮肤软组织NTM病也常由这些快速生长的分枝杆菌引起。1999年福建南平曾报道59例肌内注射后偶发分枝杆菌暴发感染，事后调查证实为诊所清洗注射器的水污染造成。2003年张志谦等曾报道河北34例肌内注射造成的龟分枝杆菌臀部感染。类似病例还有多个个例报道。采集伤口脓液进行分枝杆菌培养及分子生物学检测证实为NTM对诊断有重要意义。

四、播散性NTM病

播散性NTM病主要见于免疫功能受损患者，最多见于HIV感染者。器官移植、长期应用皮质类固醇和白血病等免疫功能受损者也可发生。引起播散性病变的主要菌种有鸟-胞内分枝杆菌复合群、堪萨斯分枝杆菌、脓肿分枝杆菌、嗜血分枝杆菌等。病菌可侵犯淋巴结、皮肤软组织、骨骼、肝脏、胃肠道、心内膜、心包和脑膜、脑实质等几乎全身所有脏器。肉眼可见肝脏、脾脏和淋巴结肿大，其上可有柠檬色肉芽肿，小肠、心脏和肾脏均有灶性肉芽肿。镜下可见受累器官弥漫性肉芽肿，肉芽肿边缘模糊，由具有特征性纹状组织的细胞所组成，仅少数患者表现为由纤维化、坏死及类上皮细胞组成的典型肉芽肿结节。

其临床表现多种多样，多表现为慢性或亚急性进展、迁延不愈、此消彼起的组织破坏。全身症状有持续性或间歇性发热、进行性的体重减轻、盗汗。发生淋巴结病变表现为淋巴结肿大和化脓，甚至破溃；皮肤软组织病变表现为多发性结节或脓肿；骨骼病变表现为骨关节肿胀、疼痛、活动障碍等，骨骼和周边软组织可坏死、脓肿形成；胃肠道症状表现为轻度或持续性腹痛、反复腹泻和消化不良、腹部压痛及肝脾大等体征；心包侵犯者表现为心包膜增厚缩窄、心包积液、心包填塞导致胸闷、气促、胸腔及腹腔积液等；脑膜脑炎者表现为头痛、头晕、恶心、呕吐，甚至意识障碍、精神异常等。实验室检查显示全血细胞减少，$CD4^{+}$T细胞降低，血清碱性磷酸酶和乳酸脱氢酶升高，可有肝功能异常，血液、体液、粪便、骨髓、淋巴结穿刺活检物和上消化道内窥镜抽吸液涂片或培养的抗酸染色多为阳性，穿刺物培养NTM阳性。脑膜脑炎者颅脑磁共振和腰椎穿刺脑脊液检查可以得到诊断。

五、其他NTM病

NTM可引起滑膜、滑囊、腱鞘、关节、手深部、骨和骨髓病变，以海分枝杆菌和鸟-胞内分枝杆菌复合群引起的为多，其次为脓肿分枝杆菌、偶发分枝杆菌、龟分枝杆菌、嗜血分枝杆菌和堪萨斯分枝杆菌；土分枝杆菌可引起手或腕部的滑膜慢性病变；偶发分枝杆菌、龟分枝杆菌可引起牙龈病变；鸟-胞内分枝杆菌复合群可引起泌尿生殖系统疾病；偶发分枝杆菌可引起眼病；林达分枝杆菌可引起胃肠道疾病。

总之，NTM肺病需在症状及影像学改变的基础上完善痰标本及支气管灌洗液的菌株检测及菌型鉴定。肺外NTM病的诊断需要具有局部和（或）全身性症状，经相关检查发现有病变，并排除其他疾病，有相应的病理学表现，在确保标本无外源性污染的前提下，病变部位组织中NTM培养阳性，即可做出肺外NTM病的诊断。随着分子生物学等检测技术的发展与进步，在临床表现、病理改变、分子生物学诊断依据的基础上，排除其他疾病，也可以做出肺外NTM病的诊断。无论NTM肺病还是肺外NTM病，或是播散性NTM病，均需进行NTM菌种鉴定。

（刘一典　沙　巍）

参考文献

1. III JO F. Surrounded by mycobacteria: nontuberculous mycobacteria in the human environment. J Appl Microbiol, 2009, 107(2): 356-367.
2. Andréjak C,Nielsen R,Thomsen VØ , et al. Chronic respiratory disease, inhaled corticosteroids and risk of non-tuberculous mycobacteriosis . Thorax, 2013, 68(3): 256-262.
3. Bryant JM,Grogono DM,Greaves D,et al. Whole-genome sequencing to identify transmission of Mycobacterium abscessus between patients with cystic fibrosis: a retrospective cohort study. Lancet, 2013, 381(9877): 1551-1560.
4. Aitken ML, Limaye A, Pottinger P, et al. Respiratory outbreak of Mycobacterium abscessus subspecies massiliense in a lung transplant and cystic fibrosis center. American Journal of Respiratory & Critical Care Medicine, 2012, 185(2): 231-232.
5. 马玙. 关注非结核分枝杆菌肺病的诊断与治疗. 中华结核和呼吸杂志, 2011, 34(8): 566-568.
6. Prevots DR, Shaw PA, Strickland D, et al. Nontuberculous mycobacterial lung disease prevalence at four integrated health care delivery systems. American Journal of Respiratory & Critical Care Medicine, 2010, 182(7): 970-976.
7. Cassidy PM, Hedberg K, Saulaon A, et al. Nontuberculous mycobacterial disease prevalence and risk factors: a changing epidemiology. Clinical Infectious Diseases, 2009, 49(12): e124-e129.
8. Wang X, Li H, Jigng G, et al. Prevalence and drug resistance of nontuberculous mycobacteria, northern China, 2008-2011. Emerging Infectious Diseases, 2014, 20(7): 1252-1253.
9. 张娟, 孙炳奇, 孙秀华, 等. 2008～2012年沈阳地区非结核分枝杆菌感染及耐药情况分析. 山东医药, 2013, 53(35): 49-51.
10. Wu J, Zhang Y, Li J, 等. Increase in nontuberculous mycobacteria isolated in Shanghai, China: results from a population-based study. Plos One, 2014, 9(10): 033502-033505.
11. Chen CY, Chen HY, Chou CH, et al. Pulmonary infection caused by nontuberculous mycobacteria in a medical center in Taiwan, 2005–2008. Diagnostic Microbiology & Infectious Disease, 2012, 72(1): 47-51.
12. Adjenian J, Olivier KN, Seitz AE, et al. Prevalence of nontuberculous mycobacterial lung disease in U.S. Medicare beneficiaries. American Journal of Respiratory & Critical Care Medicine, 2012, 185(8): 881-886.
13. Somoskovi A, Salafinger RM. Nontuberculous Mycobacteria in Respiratory Infections : Advances in

Diagnosis and Identification. Clinics in Laboratory Medicine, 2014, 34(2): 271-295.
14. Winthrop K L, Baxter R, Liu L, et al. Mycobacterial diseases and antitumour necrosis factor therapy in USA. Annals of the Rheumatic Diseases, 2012, 72(1): 37-42.
15. 邓晓军, 张峣, 杨炼, 等. 艾滋病合并非结核分枝杆菌感染的流行病学调查与临床特征分析. 中外医疗, 2013, 32(24): 53-54,56.
16. 中华医学会感染病学分会艾滋病学组. 艾滋病诊疗指南(2011版). 中华临床感染病杂志, 2011, 04(6): 321-330.
17. Griffith DE, Aisamit T, Brownelliott BA, et al. An Official ATS/IDSA Statement: Diagnosis, Treatment, and Prevention of Nontuberculous Mycobacterial Diseases. American Journal of Respiratory & Critical Care Medicine, 2007, 175(4): 367-416.
18. 肖和平. 非结核分枝杆菌病诊断与处理指南. 中华结核和呼吸杂志, 2000, 23(11): 650-653.
19. 中华医学会结核病学分会. 非结核分枝杆菌病诊断与治疗专家共识. 中华结核和呼吸杂志, 2012, 35(8): 572-580.
20. 中华医学会结核病学分会. 非结核分枝杆菌病实验室诊断专家共识. 中华结核和呼吸杂志, 2016, 39(6): 438-443.
21. 林蓉金. 59例偶发分枝杆菌医院感染患者的护理. 护理学杂志, 2004, 19(05): 28-29.
22. 张志谦, 高侃, 齐运通. 34例龟分枝杆菌臀部感染临床分析. 中国现代医学杂志, 2003, 13(16): 98-99.
23. 曹烨, 宋言峥, 钱雪琴, 等. 穴位注射致皮肤软组织结核分枝杆菌感染11例临床报告. 中国防痨杂志, 2015, 37(9): 979-980.
24. 陈春华, 李明哲, 杨雨果. 针灸及穴位注射致非结核分枝杆菌感染的临床研究. 中华医院感染学杂志, 2014, 24(14): 3539-3541.
25. 秦思, 温炬, 郑荣昌. 游泳池肉芽肿. 临床皮肤科杂志, 2013, 42(4): 232-234.
26. 王德春, 黄梁浒, 徐元斌,等. 肌肉注射引起偶发分枝杆菌局部感染的细菌学鉴定. 中华检验医学杂志, 2001, 24(01): 58.
27. 魏宏莲, 杨靖, 温海楠, 等. 耻垢分枝杆菌引起臀部肌肉感染一例并文献复习. 中华检验医学杂志, 2013, 36(8): 752-754.